Annette Hünnekens

Der bewegte Betrachter

Theorien der interaktiven Medienkunst

Wienand Verlag

Zur Autorin:
Annette Hünnekens ist Literatur- und Kunsthistorikerin mit dem Spezialgebiet »Simulation als Kulturtechnik«. Im Anschluß an ihre dreijährige wissenschaftliche Tätigkeit am ZKM | Zentrum für Kunst und Medientechnologie Karlsruhe im Bereich des Medienmuseums recherchierte sie in Kooperation mit dem Sonderforschungsbereich »Hybridkultur« der Universität GH Siegen das Thema »Interaktive Medienkunst«. Sie lebt und arbeitet als freie Autorin in Köln.

Die Deutsche Bibliothek – CIP-Einheitsaufnahme
Hünnekens, Annette: Der bewegte Betrachter :
Theorien der interaktiven Medienkunst /
Annette Hünnekens. – Köln : Wienand, 1997
ISBN 3-87909-514-0

Editorische Betreuung der Reihe Wienand. Medien: Petra Kruse
Lektorat: Thomas Donga
Redaktion: Heike Tekampe
Gestaltung: Julia Schäfer
Lithographie: Zentralsatz Noe
Gesamtherstellung: Druck- & Verlagshaus Wienand, Köln

Printed in Germany
ISBN 3-87909-514-0

Umschlagabbildung: Agnes Hegedüs, Between the Words, 1995
(Foto: © Markus Hauser, Hamburg)

Inhalt

Vorwort

Wird die avantgardistische Utopie der Verschmelzung von Kunst und Leben jetzt, am Ende des 20. Jahrhunderts, noch wahr? Diese Frage stellt sich angesichts neuer Technologien, die erstmals die direkte Kommunikation zwischen Betrachter und Kunstwerk ermöglichen und auf diese Weise die bislang als unüberbrückbar geltende Distanz zwischen Rezipient und künstlerischer Arbeit, zwischen Subjekt und Objekt überwindbar erscheinen läßt.

Die Rolle des Kunstbetrachters war bislang vor allem von einer passiven, kontemplativen Haltung gegenüber dem Kunstwerk geprägt. Die Kunst wurde ihrerseits von zwei sich widersprechenden Kräften bestimmt: Einerseits bestand der Wunsch, die Kunst in das Leben zu integrieren beziehungsweise den Alltag in die Kunst zu überführen, andererseits aber auch das Bedürfnis der Künstler nach einer deutlichen Abgrenzung vom philiströsen Leben und dem Diktat eines mittelmäßigen Massengeschmacks. Das allgemeine Kunstverständnis ist in der Tat von der Differenz zwischen Kunst und Leben geprägt. Zwar wird lange nicht alles, was nicht alltäglich erscheint, als Kunst akzeptiert, doch das Alltägliche steht per se im Gegensatz zu dem, was als Kunst gilt. Schon in den sechziger Jahren hätte die tatsächliche Durchsetzung der avantgardistischen Vision der Verschmelzung von Kunst und Leben die Selbstauflösung der Kunst und mithin der Avantgarde bedeutet, die sich selbst als geistige und kulturelle Elite verstand und versteht. Es hätte den schmerzlichen Abschied vom Geniegedanken zur Folge gehabt, von dem erhebenden Selbstverständnis des Künstlers als Menschen, der sich gerade durch seine Distanz zur Masse von ihr abhebt. Nicht zuletzt dieser Zwiespalt führte zu immer komplizierteren ästhetischen Diskursen und zu einer Kunstproduktion, in der sich Theorie und künstlerische Praxis zunehmend ineinander verschränkten und die als Metakommentar zur Kunst nur noch von Kunstinteressierten und Experten rezipiert wurden. Selbst den Versuch, die Kunst zu rekontextualisieren, indem gesellschaftliche, politische, ökonomische und ökologische Probleme im Zusammenhang der »Kontext-Kunst« veranschaulicht und damit die formalen, sozialen und ideologischen Rahmenbedingungen der Kunstproduktion, Distribution, Präsentation und Rezeption selbst thematisiert wurden, betrachtete das Publikum größtenteils mit achselzuckender Ratlosigkeit: Zwar befreite sich die Kunst dadurch von der Selbstreferentialität der Concept Art, doch war und ist auch die Kontext-Kunst zu kommentarbedürftig, ihre Rezeption zu zeitintensiv und ästhetisch zu weit von dem Gewohnten entfernt, um von einer breiteren, kunsttheoretisch nicht geschulten Masse als Kunst akzeptiert zu werden.

In diese scheinbar festgefahrene Situation brachte ein den Sozialwissenschaften entlehnter Begriff neue Bewegung und eröffnete ungeahnte Perspektiven, um den Rezipienten aus der erstarrten, intellektuell überfrachteten Haltung der Kontemplation zu lösen, ohne den Begriff des Künstlers zwangsläufig aufzugeben: »Interaktion« – dieser Terminus prägt die zeitgenössische Kunstproduktion an der Schwelle zu einem neuen, kommunikationstechnologischen Zeitalter entscheidend mit.

Die technischen Möglichkeiten der heutigen und zukünftigen Generationen von Computern, die immense Datenmengen in immer kürzerer Zeit verarbeiten können und immer ausgefeiltere Interfacetechniken hervorbringen, ermöglichen den »Einstieg« in die virtuelle Realität der Rechnerwelten, die seit ihren Anfängen auch und gerade von Künstlern genutzt und weiterentwickelt wurden. Dabei kristallisiert sich auch ein neuer Typus des Künstlers heraus, bei dem die Grenzen zwischen technischen Wissenschaften, Informatik und der philosophisch-ästhetischen Ausrichtung des Kunstschaffenden zunehmend verschwimmen. Die Unterscheidung zwischen dem mathematisch-technisch operierenden Ingenieur und dem ästethisch-kreativ arbeitenden Künstler läßt sich angesichts der Werke der interaktiven Medienkunst kaum noch aufrechterhalten: Im gleichen Maße, wie Wissenschaftler auf Medienkunstfestivals ihre Arbeiten ausstellen, entwickeln Künstler in Forschungslabors neue Hard- und Software, die wiederum ihre Anwendung in wissenschaftlichen oder alltäglichen Bereichen finden. Wissenschaftler, Künstler und PC-User verwenden die gleichen Technologien, deren Potentiale lediglich unterschiedlich genutzt werden. So schwinden auch auf der logistischen Ebene des Mediums die Berührungsängste mit einer Kunst, deren »Handhabung« dem Rezipienten aufgrund seiner eigenen Erfahrungen mit Computern mehr oder weniger vertraut ist. Auf diese Weise läßt die interaktive Medienkunst den Rezipienten nicht länger nur Betrachter oder Zuschauer sein, sondern nimmt einen Dialog mit ihm auf, in dessen Verlauf er zum Benutzer, zum »User« des Kunstwerks wird, das er (innerhalb vorgegebener Grenzen) selbst gestalten kann – nicht durch externe Betrachtung, sondern durch interne, dialogisch ablaufende Manipulation vollendet sich das Kunstwerk. Der Rezipient muß aktiv werden, um das Kunstwerk mit Leben zu erfüllen und es zu »begreifen«.

In ihren Anfängen wurde die interaktive Medienkunst oft wegen ihres Spielcharakters spöttisch als »Computerkunst« abgewertet, doch ist sie inzwischen aus dem Schatten der kanonisierten Kunstgattungen herausgetreten und entwickelte sich innerhalb der letzten Jahre zu einer der meistdiskutierten Kunstformen, in denen sich die vielschichtigen Phänomene und Probleme einer im technologischen und mentalen Umbruch befindlichen Gesellschaft widerspiegeln. Ebenso vielfältig und unterschiedlich wie die einzelnen Werke sind demnach auch die theoretischen Positionen der Künstler, Kritiker und Theoretiker. Das komplexe Phänomen der »interaktiven Medienkunst« wird äußerst kontrovers diskutiert, die Bandbreite reicht von euphorischem Zuspruch bis hin zur emphatischen Ablehnung. Die kunsthistorische Einordnung einer neuen Gattung ist ein komplizierter Prozeß, bei dem altgediente Begriffe Umdeutungen oder Aktualisierungen erfahren und so mancher neue Terminus erst geschaffen werden muß. Das vorliegende Buch erläutert auf der Suche nach einer Begriffsbestimmung der interaktiven Medienkunst die unterschiedlichen Positionen und verdeutlicht sie anhand konkreter Beispiele.

Thomas Donga

Dank

Mein herzlicher Dank gilt dem ZKM | Zentrum für Kunst und Medientechnologie Karlsruhe, dem Ausgangspunkt der Untersuchung, und dort insbesondere Heinrich Klotz, Hans Peter Schwarz, Jeffrey Shaw, Michael Obermeier und Manuela Abel für ihre Offenheit und ihre ideelle, sachkundige und materielle Unterstützung.

Dank sagen möchte ich gleichermaßen Irmela Schneider und Christian W. Thomsen von der Universität Gesamthochschule Siegen, die als Initiatoren gewissermaßen die Schirmherrschaft übernahmen und die finanzielle Grundvoraussetzung für die Realisierung des Projektes schufen. Ich danke ferner Michael Wienand vom Druck- & Verlagshaus Wienand, Köln, für sein verlegerisches Engagement, Thomas Donga für das sorgfältige Lektorat und seinen persönlichen Einsatz sowie Heike Tekampe für die redaktionelle Betreuung. Ausdrücklicher Dank gilt Petra Kruse als Initiatorin der Reihe Wienand Medien.

Besonders herzlich bedanke ich mich schließlich bei Ina Bertges, Alexandra und Ludger Hünnekens, die mich liebevoll begleiteten, sowie bei Kirsten Bohlig vom Institut für Soziologie der Universität Karlsruhe und nicht zuletzt bei allen Künstlern und Institutionen, die mir bei der Recherche und Bildbeschaffung für dieses Buch behilflich waren.

Annette Hünnekens

Einführung*

Die zahlreichen Mutmaßungen und Spekulationen der Theoretiker, Kritiker und Kunsthistoriker hinsichtlich der kunsttheoretischen Einordnung und Deutung interaktiver Kunst basieren vor allem auf der digitalen Struktur dieser neuen Generation von Kunstwerken. Seit der Erfindung der Mikroprozessoren in den achtziger Jahren trat die Medienkunst als »electronic art« aus der Phase ihrer mechanisch-hydraulisch-thermischen oder elektrisch-magnetischen Untersuchungen in das Stadium ihrer Digitalisierung und löste gleichzeitig die Vorstellung von der alles durchdringenden Elektronik ab. Das digitale Werk ermöglicht erstmals eine wesentlich komplexer gestaltete dialogische Kommunikation und sinnliche Einbeziehung des Betrachters, wie sie früher zwar bereits konzeptuell gedacht, aber technisch noch nicht realisiert werden konnte. Unter Verwendung des Computers als prozessualem Medium der Steuer- und Dialoggestaltung wandeln sich nicht nur das Bild des Künstlers und die Rolle des Betrachters, sondern vor allem auch der Werkbegriff. Er läßt sich maßgeblich an den neuen Eigenschaften computerieller Interaktivität festmachen, die die Grundstrukturen der »electronic art« aufnehmen und um ein Vielfaches potenzieren. Angesichts der rasanten technischen Enwicklung der Möglichkeiten des Computers, mit Botschaften zu verfahren oder diese mit einem großen raumzeitlichen Freiheitsgrad auch dreidimensional zu erzeugen, scheint die Kunst der Aufgabe, ihre Mittel zu transzendieren, nur schwerlich gewachsen, denn die Digitalisierung läßt die Grenzen zwischen Kunst und Leben zunehmend fließend werden. So sind die Absichtserklärungen der Fluxusbewegung und der Performance Art, die Kunst in das Leben zu überführen, offenbar obsolet geworden und lediglich aus historischer Perspektive verständlich. Sollte die Kunst nach wie vor auf dem zentralen Begriff der Differenz beharren, so steht sie angesichts der neuen Medien, der Vielfalt digitaler Netze und der Möglichkeiten einer totalen Wiederholung und Reproduktion des sogenannten »kulturellen Erbes« vor einer großen Herausforderung: Die neuen Medien haben der »realen Welt« nicht nur künstliche Rechnerwelten hinzugefügt, sondern diese auch gemischt und sie bis in ihre Bausteine und Erzählstrukturen hinein verfügbar gemacht, wodurch jede zeitlich-mediale Fixierung tendenziell aufgehoben und somit nicht mehr nachvollziehbar wird. Die gegenwärtige mediendurchdrungene Lebenswelt bewegt sich entlang einer Stufenfolge von Realitätsentwürfen, deren extreme Formen von Echtzeit-Szenarien der sogenannten »erhöhten (rechnerunterstützten)

Wirklichkeit« bis zur »erhöhten virtuellen Realität«, das heißt mit Realbildern oder O-Tönen unterstützten »Rechnerrealität« reichen. Dabei wird der Grad der Erhöhung beziehungsweise der Grad der »Hybridation« (Vermischung) wie auch der Grad der Einbeziehung des Betrachters jeweils durch das Bezugssystem bestimmt.

Je nach Komplexität der künstlerischen Gestaltung solcher Regelkreise vermittelt sich ein Bild der Wirklichkeit oder eine Auffassung von Realität, die entweder an der Abbildbarkeit und Übertragung festhält, sie als historisches Zitat wiederholt und technisch verdeutlicht oder das mimetische Prinzip der Nachahmung von Natur hinter sich läßt. Dabei wird das Bild der Wirklichkeit sukzessiv in eine Hyperrealität überführt und derart modifiziert, daß es sich in universale Dimensionen auflöst.

Denkmodelle, die den Menschen als einen in sich abgeschlossenen Bestandteil seines eigenen Erkenntnisprozesses betrachten, als sogenanntes »autopoietisches« System, sind nur eine unter vielen wissenschaftlichen Erkenntnissen und theoretischen Vorgaben für künstlerische Thesen, Vermutungen und Phantasien, die solche Entwürfe unmittelbar am Objekt sinnlich erfahrbar machen und die Rückbezüglichkeit sich selbst organisierender Systeme bis an ihre Grenzen treiben. So versucht gerade die interaktive Medienkunst auf subtile Weise die Vielfalt der Erkenntnisprozesse zu transzendieren und erlebbar zu machen: Durch unterschiedliche technische Realisierungsweisen der Medienwerke werden die Kernprozesse und Funktionen von Computer und Gehirn für den Betrachter miteinander in Beziehung gesetzt und verdeutlicht.

In internationalen Medienlabors wird mit der möglichen Vielfalt fiktiver Realitätsentwürfe und Anwendungsformen experimentiert, wobei im Vorfeld häufig Künstler an der Entstehung der noch nicht in die Lebenswelt überführten Techniken beteiligt sind. Ihre Entwürfe und Experimente, die die Bedingungen der menschlichen Wahrnehmung in Verbindung mit Realitätssetzungen und Orientierungsparametern erkunden, geben als interaktive und reaktive Systeme gegenwärtig Anlaß zu einer intensiven Diskussion unter Künstlern, Theoretikern, Wissenschaftlern, Kuratoren und Journalisten.

Zur Klärung der Maßstäbe für Gliederungsprinzipien, die Künstler und Wissenschaftler in unterschiedlicher Diktion einer Einteilung der interaktiven Medienkunst zugrundegelegt haben, sind auch die Vorläufer oder Wurzeln beziehungsweise die »Klassiker« dieser jungen Kunst von Interesse. Um diese Frage von mehreren Seiten zu beleuchten, werden jeweils zwei unterschiedliche Quellen betrachtet: Ausgehend von den internationalen Katalogpublikationen zu Ausstellungen und

Festivals bis Mitte der neunziger Jahre, wie etwa der *ars electronica* in Linz, der *MultiMediale* des ZKM | Zentrum für Kunst und Medientechnologie in Karlsruhe, des *Interactive Media Festival* in Los Angeles, der Biennale *artifices* in Saint-Denis oder der *Media Passage* des InterCommunication Center in Tokio, in denen die interaktive Medienkunst eine zunehmend wichtige Rolle spielt, werden sowohl die ausführlichen Kommentare der Künstler als auch die Ausführungen von Wissenschaftlern, Kuratoren und Kritikern untersucht. Dadurch heben sich einerseits theoretisch versierte Künstler wie Roy Ascott, Jean-Louis Boissier, Fred Forest, Edmond Couchot, Myron Krueger, Jeffrey Shaw oder Peter Weibel hervor, die sich schon seit Jahren intensiv mit den Phänomenen der interaktiven Medienkunst auseinandersetzen und ihre Akzente und Standpunkte auch in ihrer künstlerischen Arbeit überzeugend herausarbeiten. Andererseits erfahren die entsprechenden Arbeiten durch die wissenschaftlichen Begleittexte etwa von Heinrich Klotz, Frank Popper, Söke Dinkla, Derrick de Kerckhove, Erkki Huhtamo, Roger Malina, Itsuo Sakane oder Florian Rötzer eine kritische Konturierung, Bestätigung oder Ergänzung sowie eine historisch fundierte Kontextuierung.

Die in der Bibliographie angeführten Handbücher, Kataloge der großen Festivals und spezifischen CD-ROM-Editionen geben einen allgemeinen Einblick in das mittlerweile schon sehr weite Feld der Medienkunst, die sich in immer speziellere Bereiche ausdifferenziert. Die vielen Einzelbeiträge von Künstlern und Wissenschaftlern sind neben diversen Sammelpublikationen in Auswahl aufgeführt und werden hier insofern besonders berücksichtigt, als sie zum Kontext der interaktiven Medienkunst Wesentliches beizutragen haben.

Bei der Untersuchung der künstlerischen Begleittexte werden unterschiedliche Ansätze der Selbstbegündung und Bezugnahme zu anderen Bereichen wie »Kunst«, »Medien«, »Kultur« deutlich, die sowohl von Künstlern als auch von Wissenschaftlern behandelt wurden. Es zeichnet sich vor allem eine Leitlinie der Selbstbegründung seitens der Künstler ab, die trotz ihrer Verschiedenheit bezüglich ihres Interesses und ihrer Methode auf die Kurzformel einer »Krise des Bildes« hinsichtlich seiner Fähigkeit zur Repräsentation gebracht werden kann. Offenbar ist diese Krise eine der wichtigen Voraussetzungen für die Entstehung interaktiver Medienkunst. Folglich wird der gesamte Bereich der sogenannten »Live-Elektronik« hier kaum berücksichtigt, zumal sich innerhalb der Medienkunst die Bereiche »Bild« und »Ton« in der Regel und aller Multimedialität zum Trotz nicht mischen. Somit muß der akustische, musikwissenschaftliche Aspekt elektronischer Kunst hier ausgespart bleiben. Der erste Teil des Buches berücksichtigt demnach nur die

»bildnerischen« Akzente und vollzieht die phänomenologische Entwicklung vom »inneren, mentalen Bild« über den »Closed-Circuit« des interaktiven Videobildes bis hin zum »Synthesebild« und unterschiedlichen Experimenten auf dem Gebiet der »KI-Forschung« (KI: Künstliche Intelligenz) nach. Dabei zeigen sich Spezifika, die von Künstler zu Künstler variieren und sich ableiten von den an unterschiedlichen kulturellen Vorbildern und Denkmodellen geschulten Werkstrukturen sowie den kommunikativen Möglichkeiten auch in bezug auf die vielfältigen Kontextuierungsformen seitens der Künstler und der Rezipienten. Die unterschiedlichen Begriffe und Definitionen sind folglich die Grundlegung einer noch verdeckten Ontologie der Medienwerke und daher auch signifikante Konstituenten der Interaktion.

Die quellennahe Voruntersuchung im ersten Teil des Buches bildet den Rahmen für eine allgemeinere phänomenologische und kunsthistorische Einordnung im zweiten Teil. Gleichzeitig wird ein erster Ein- und Überblick in die gegenwärtige Kunstszene interaktiver Produktionen und in die historischen und medien- beziehungsweise gesellschaftstheoretischen Wurzeln der künstlerischen Interaktivität gegeben. Als übergreifender Themenbereich, der sich mit einer breiten Palette der für die interaktive Medienkunst relevanten Beteiligungsformen des Rezipienten am Werk auseinandersetzt und Aufsätze aus mehreren Disziplinen anführt, wird er den künstlerischen Äußerungen bewußt nachgestellt.

Als wichtige Ergänzung der Quellenstudien werden hier nicht nur weitere Werkbeispiele hinzugefügt, sondern auch wichtige (Medien-) Ausstellungen der letzten 40 Jahre genannt. Dabei wird die spezielle Eigenheit der Betrachtungsweise jeder einzelnen Disziplin – der Kunstwissenschaft, Literaturwissenschaft und Medientheorie – bewußt unterstrichen, um zu verdeutlichen, daß jene heterogenen Werke, die ihre eigenen Genregrenzen sprengen, tatsächlich auch einer Vielzahl von Disziplinen bedürfen. Die interdisziplinäre Darstellung der Arbeiten wird einer genauen Werkbeschreibung und Katalogisierung der Medienkunstwerke vorgezogen, um zu gewährleisten, daß sie aus unterschiedlichen Blickrichtungen gesehen werden können. Wiederholungen hinsichtlich der Nennung oder Beschreibung von Künstlerarbeiten sind darin begründet, daß Wissenschaftler und Künstler auf dasselbe Quellenmaterial zurückgreifen, so daß einige Arbeiten an mehreren Stellen in jeweils unterschiedlichen Kontexten genannt oder beschrieben werden. In diesen Fällen lassen sich besonders deutlich Rückschlüsse auf die gegenseitige Beeinflussung durch den regen interdisziplinären Gedankenaustausch ziehen.

Die hier verwendeten Termini orientieren sich eng an den Originaltexten und rekapitulieren somit bewußt die vielfältigen Bezeichnungen für Werke, Künstler oder Rezipienten. Obgleich zum Beispiel der allgemeine Begriff des »interaktiven Systems« von Peter Weibel bereits für eine spezielle Form interaktiver Medienkunst verwendet wurde, scheint er doch, wie auch die Bezeichnung »interaktives Medienwerk«, als Oberbegriff geeignet und wird dort verwendet, wo kein anderer Begriff explizit angeführt wird. Die Unterscheidung zwischen »Interaktion« und »Partizipation« wird an Stellen vorgenommen, wo sie im Zusammenhang mit der Vorgeschichte beziehungsweise den Wurzeln und ihrer Abgrenzung von der interaktiven Medienkunst diskutiert wird. Obgleich diese Unterscheidung kunsthistorisch zweifellos sinnvoll ist, scheint sie aus phänomenologischer Sicht problematisch, da die Partizipation ein Teil der Interaktion und umgekehrt eine Interaktion ohne Partizipation unvorstellbar ist. Auch der Terminus »Retroaktion«, den Hans-Peter Schwarz, Leiter des ZKM | Medienmuseums, zur Abgrenzung von der Eigenschaft der »Interaktion« einführen möchte, ist diesbezüglich ein weiterer Unterbegriff für die sogenannten »responsiven Environments«, das heißt für solche Umgebungen, die aufgrund sensorischer Erfassung des Betrachters mit einem entsprechenden Signal »antworten«. Der Begriff »Künstler« bezeichnet a priori entsprechend dem künstlerischen Selbstverständnis die »kreativen« Autoren, wohingegen der Betrachter oder Rezipient immer dort anders genannt wird, wo bestimmte Autoren dessen speziell veränderte Rolle thematisieren und ihn lieber »User« oder »Spieler« nennen. Bezeichnenderweise ist die Unterscheidung zwischen »Wissenschaftler«, »Kritiker« und »Künstler« oft nicht möglich: Manche »Autoren« treten auf allen drei Ebenen gleichermaßen mit wichtigen praktischen und theoretischen Beiträgen in Erscheinung und sollen in diesem Buch entsprechend gewürdigt werden.

In der Schlußbemerkung kommt das in allen Beiträgen virulente Problem, an dem sich Autoren, Künstler und Wissenschaftler gleichermaßen hartnäckig reiben, in Kürze zur Sprache: die Frage, ob die interaktive Medienkunst »Kunst« ist oder eher Erfindung, Spiel beziehungsweise Unterhaltung. Die referierten Positionen beispielsweise von Heinrich Klotz, Erkki Huhtamo und Florian Rötzer warnen vor einer undifferenzierten Urteilsverkündung und geben die Argumente sowohl für als auch gegen die Bezeichnung der interaktiven Medienkunst »als Kunst« wieder. Ein kurzes Resümee jener Abwägungen unter Berücksichtigung des größeren Zusammenhangs der interaktiven Medienkunst angesichts der These von der »Krise des Bildes« trägt der Annahme

Rechnung, daß es sich eher um eine Krise der Ontologie und der Repräsentationsformen des traditionellen Bildes wie auch des traditionellen Realitätsbegriffs handelt, als per se um eine Krise der »Bilder« oder der »Realität«.

*Die vorliegende Untersuchung entstand im Rahmen des DFG-Sonderforschungsbereichs 240, Ästhetik, Pragmatik und Geschichte der Bildschirmmedien, Teilprojekt C8, Hybridkultur, Bildschirmmedien und Evolutionsformen der Künste, Arbeitsrichtung: Medienkultur, Medienästhetik, Medientheorie, Medienkunst an der Universität Gesamthochschule Siegen in Kooperation mit dem ZKM | Zentrum für Kunst und Medientechnologie Karlsruhe.

Reflexionen der Künstler über Formen der Beteiligung

Einen unmittelbaren Einstieg in das Bedeutungsfeld der interaktiven Medienkunst liefern die ausführlichen Beschreibungen und Erklärungen, die von technisch versierten Medienkünstlern wie Roy Ascott, Jean-Louis Boissier, Edmond Couchot, Fred Forest, Myron Krueger, Jeffrey Shaw und Peter Weibel in zahlreichen Katalogen der Medienkunstfestivals und Themenausstellungen der neunziger Jahre vorgelegt wurden. Sie sind neben deren Veröffentlichungen in den siebziger und achtziger Jahren – bei Krueger, Couchot und Boissier auch in Form von Dissertationen zu speziellen Einzelthemen – die primären Quellen, in denen wichtige Gedankengänge, Motivationen und Zusammenhänge der Arbeiten und auch der heraufziehenden »neuen Kunstgattung« beschrieben werden, die sich mit dem Phänomen der »Interaktivität« beschäftigen. So entstehen manche künstlerischen Arbeiten nur deshalb, um die Richtigkeit der theoretischen Überlegungen und ästhetischen Ideen direkt am Objekt zu verifizieren.

Vom Bild zum System: Interaktionsbegriffe

Auffällig ist, daß die genannten Künstler Ascott, Boissier, Couchot, Forest, Krueger, Shaw und Weibel zwar die Mittel der Informatik anwenden, häufig jedoch nach wie vor von einer Werkvorstellung des »Bildes« der traditionellen Ästhetik ausgehen, deren unterschiedliche Auffassungen einer »Interaktion mit dem Synthesebild« die vielfältigen Nuancen des Begriffs der »interaktiven Kunst« konstituieren.

Ausgehend von dem Gedanken der »interaktiv-schöpferischen Beziehung« zwischen Bild und Künstler beziehungsweise Betrachter beziehen sie diesen inneren Prozeß als Gegenstand der Untersuchung und Darstellung in ihre medialen Arbeiten mit ein. Nur von diesem Standpunkt aus ist es ihnen tatsächlich möglich, einen besseren Einblick in die Andersartigkeit einer Interaktion mit den neuen Medien und den durch sie möglichen Prozessen der »Interaktion mit dem Synthesebild« (Jean-Louis Boissier, Edmond Couchot, Jeffrey Shaw) sowie den damit verbundenen Mischungen im Sinne von »Hybridisierungen« realer und virtueller Wirklichkeiten zu bekommen, die auch in Form von KI/Künstliche-Intelligenz-Geschöpfen, Artificial Life (Myron Krueger) und Systemwelten (Peter Weibel) oder ganz allgemein Datenströmen jedweder Art (Fred Forest, Roy Ascott) auftreten.

Schon im Closed-Circuit des bewegten, analogen und meist auch in Echtzeit arrangierten Videobildes, und vor allem auch in seiner Form als abgespeicherte Database-Arbeit, zum Beispiel auf der Videodisk mit dem vielfältig arrangierbaren beziehungsweise wieder abrufbaren computeriell gestützten Video- oder Filmbildmaterial, kehrt der innere Prozeß der Interaktion mit mentalen Bildern als veräußerlichter »innerer Prozeß« in vielfältig veränderter Weise wieder. Man könnte annehmen, daß jene inneren Wahrnehmungsprozesse immer schon Hauptmotiv besonders der Medienkunst waren und als Frage vor allem aufgegriffen wurde, wie sich Realität konstituiert, welche wiederum Kardinalthema der Massenmedien ist.

Inneres Bild: Gedankenwelt

Die Spur, die das Bild in interaktiver Weise mit dem Künstler und dem Rezipienten verbindet, ist durchaus unabhängig von den computeriellen Medien; sie bezieht immer schon innere Bildprozesse mit ein: Künstlerische »virtuelle Welten« erzeugen seit jeher eine Modalität der Beziehung zum Bild im Sinne eines Anschlusses des Beobachters an die rein fiktiven Welten und erlauben, noch nie zuvor existierende Situationen zu generieren und zu erkunden. »Mit unseren Händen, Ohren, Augen und anderen Kanälen für Handlung und Empfindung richten wir ›Schnittstellen‹ zur Welt ein: Dies sind die Beziehungen, denen Künstler seit den Anfängen der Kunst größte Beachtung geschenkt haben«[1], bemerkt der Literaturwissenschaftler und Kunstsoziologe Derrick de Kerckhove. Sie entwerfen durch ihre Werke eine Vielzahl unterschiedlicher Interaktionsmöglichkeiten, welche er bereits dort ansiedelt, wo eine Erkenntnisleistung stattfindet, nämlich zwischen dem Moment des sinnlichen Reizes und seiner Deutung.

Ein allgemeinerer Ansatz der Interpretation und Deutung interaktiver Kunst versteht den Begriff der Interaktion als »Tätigkeit des schöpferischen Geistes«[2] und faßt die Interaktionen zwischen den Strukturen und Prozessen auf der Basis eines systemischen beziehungsweise informationstheoretischen Ansatzes als »Problemlösungen« auf, die symbolisch dargestellt oder versprachlicht werden. Diese Auffassung basiert auf den Erkenntnissen der kognitiven Psychologie, die sich darüber hinaus auch mit Wahrnehmungs-, Gedächtnis- und Speichervorgängen sowie mit Lernvorgängen befaßt.[3]

Die These der Allgemeingültigkeit eines engen Zusammenhanges zwischen den »schöpferischen Interaktionen und symbolischen Vermittlungen« kommt auch im gleichlautenden Titel eines Begleitaufsatzes des Wissenschaftlers Jean-Louis Le Moigne zu einer Ausstellung zum Ausdruck, welche sich speziell mit der Vielfalt des Phänomens der künstlerischen Interaktion auseinandersetzte.[4] Die in der Ausstellung *Binaera: 14 Interaktionen* vertretenen Kunstgattungen wurden unter dem Aspekt der Interaktion zwischen Kunst und Wissenschaft in bezug auf die modernen Informationssprachen ausgewählt, wobei nicht nur Arbeiten der Medienkunst wie von Nam June Paik, Jeffrey Shaw, Matt Mullican, Ingo Günther oder Gary Hill vertreten waren, sondern auch Fotoarbeiten, wie zum Beispiel von Peter Campus, eine bedruckte Rauminstallation von Peter Kogler oder kombinierte Arbeiten, wie ein Buch Video-Objekt von Panamarenko, eine Computerzeichnung mit Drahtskulptur et cetera.

Das Ausstellungskonzept versucht, eine neue Verbindung und Brücke zu einer »geeinten Wahrnehmung unterschiedlicher Formen des Wissens« zu schlagen[5], die mit dem Begriff der Interaktivität charakterisiert wird. Dabei wird ausdrücklich auf zwei das 20. Jahrhundert bis heute revolutionär beeinflussende Einsichten Bezug genommen: zum einen auf das beobachterabhängige Verhältnis von Raum und Zeit der Relativitätstheorie und zum anderen auf die Bedeutung des Prinzips der Unschärfe der Quantenmechanik, welche die absolute Beschreibung der Natur nur durch eine wahrscheinlichkeitsgetreue Darstellung ermöglicht.

Ausgehend von der allgemeinen These, daß die Interaktion des Menschen mit seiner Umwelt als Grundlage auch des künstlerischen Ausdrucks heute im wesentlichen auf den Möglichkeiten und der computeriellen Erweiterung der menschlichen Intelligenz basiere und folglich eine gesteigerte Interpretationskraft darstelle, wurde die Kunst danach befragt, wie dieser Einfluß aussieht, wenn er in die Kette der Wahrnehmung und des Ausdrucks eingefügt wird.

Obgleich auch der japanische Wissenschaftler und Kurator Itsuo Sakane den Begriff der Interaktion ausweitet und den inneren Prozeß des Künstlers wie des Betrachters angesichts künstlerischer Arbeiten mit einbezieht, betont er die Notwendigkeit einer allgemeinen Ab- und Eingrenzung der Interaktion.[6] Interaktive Medienkunst sei von der allgemeinen Eigenschaft der Kunst, den Betrachter im Sinne seiner interpretativen oder emotionalen Beteiligung einzubeziehen, insofern verschieden, als sie über die visuell-kognitive Ebene der Teilhabe hinausgehe, die Sinne direkt anspreche beziehungsweise aktiviere und das Werk nicht länger als ein vom Künstler oder Betrachter vollendbares auffasse. Hinzu komme, daß die Werke auf lebendige Weise anhand von Bildern, Bewegung oder akustischen Effekten auf die Aktionen des Betrachters hin zu »antworten« scheinen und eine neue Art kreativer Interaktion zwischen dem

Kunstwerk und dem Betrachter in Gang setzen. Das Environment entstehe aus der Reflexion der Bedingungen der Natur und ermögliche somit eine indirekte Interaktion mit der Natur. In diesem Sinne sei es auch von dem Bereich der Spiele verschieden und eher ein Katalysator für die Selbstentdeckung und Einsicht in das eigene Verhalten durch handelnde, aktive Teilnahme des Betrachters; von Anfang an plane der Künstler den Betrachter und dessen Eingreifen mit ein.

Demgegenüber könnte Le Moignes Fragestellung insofern neue Kriterien für die künstlerische Beurteilung und Analyse interaktiver Arbeiten liefern, als auch er zwar den Begriff der Interaktion im Inneren des Menschen als kreativen Akt der Schöpfung ansetzt, zur Erklärung der diesen inneren und äußeren Interaktionsvorgängen zugrundeliegenden Strukturen jedoch auf ein Modell der Geistesgeschichte zurückgreift, das Kreativität nicht an den äußeren Effekten, sondern an den inneren Prozessen festmacht, die spontan wiederum einen inneren Erkenntnisprozeß auszulösen vermögen.[7] Er führt die von dem französischen Dichter Paul Valéry 1892 formulierte Theorie der sogenannten »subtileren Zahl«[8] an und stellt sie als einen maßgeblich auch der äußeren interaktiven Ebene der computeriell gesteuerten Medienkunst zugrundeliegenden kreativen Prozeß dar, der folglich die Organisation des Verhältnisses von Werk und Betrachter bestimmt. Unter der Annahme der Legitimität und Richtigkeit eines solchen Vergleiches ließen sich die häufig den Medienwerken zugeschriebenen pädagogischen Absichten und Zielsetzungen in Analogie zu Valérys Theorien der Erhellung intelligenter Prozesse der Selbsteinsicht und Selbsterkenntnis erklären. Die Medienwerke wären in diesem Sinne kreative, experimentelle Visualisierungen und Interpretationen solcher oder ähnlicher theoretischer Überlegungen der Kulturgeschichte: Versuche, das Phänomen des menschlichen Erkennens zu beleuchten.

In einem abstrakten Szenario überträgt Le Moigne die Vorstellung von der »subtileren Zahl« auf die Funktionen, die dem Symbol eigen sind und in dem sich virtuelle Bilder manifestieren. Zweideutig und vielstimmig zwar, sei es doch in der Lage, den klaren Gedanken trotz tausenderlei Lesarten zu vermitteln, da es gleichzeitig Operator und Operant darstelle, das heißt sich selbst und andere Symbole erzeuge und folglich die Handlung sei, die sich durch den Handelnden sehe oder durch die Tat begreife und verstehe. In diesem Sinne definiert er das Symbol als Vermittler aller Wahrnehmung und Interaktion als diejenige Aktion, die sich nur aus der Interaktion heraus begründet, ohne die sie weder wahrnehmbar noch verständlich wäre. Folglich offenbare sich aus dem Bemühen, Handlung und Interaktion zu begreifen, das Prinzip des intelligenten Handelns, wobei die interaktive und rekursive Eigenschaft des Symbols das Paradigma zur Informationsverarbeitung vorgebe und einer fruchtbaren Interpretation des durch unzählige Symbolsysteme vermittelten kreativen Prozesses dienen könne.

Künstler wie Wissenschaftler erzeugen als »Modellbildner« durch die Vermittlung der Symbole verständliche Darstellungen ihrer Ideen und »flüchtigen Projekte«. Hier entfalte sich die Absicht des Künstlers, die heuristischen Prinzipien kenntlich zu machen, die er einsetzen könne, um die Vielzahl von Interaktionen zu kennzeichnen, die sich zwischen Zweck und Mittel, Beobachter und Beobachtetem, Operator und Operant et cetera elementar abspielen, so daß sich besonders die verschütteten Formen der Schlußfolgerungen offenbaren: Bei der aktiven Erfahrung des In-Bezug-Setzens eines intelligenten Wesens zur Welt vermitteln sich die altvertrauten erfinderischen Formen für Folgerungen wie die »Rhetorik« und »Dialektik«, die »Abduktion« und »Retroduktion«, die »Induktion« oder »Transduktion« und stiften einen aus diesem Verhältnis geborenen Sinn für Bedeutungen im Sinne der Fähigkeit, zwischen »natürlich« und »künstlich«, »real« und »virtuell«, »gegenwärtig« und »zukünftig« unterscheiden zu können. Hierin liege, so Le Moigne, das Potential nicht nur der Medienkunst, sondern der Kunst überhaupt.

Als künstlerisch, mit computeriellen Mitteln umgesetztes Beispiel der Vermittlung innerer Erkenntnisleistungen nennt Jean-Louis Boissier die performativen Erkundungen virtueller Räume in dem Projekt *Five Into One* von Matt Mullican. Mullican erforscht bereits seit den siebziger Jahren die unterschiedlichen Bezüge zwischen Subjekt und Objekt wie auch zwischen Realem und Imaginärem.[9] Boissier ist Dozent für Ästhetik und Kunstwissenschaft an der Universität Paris 8[10], Künstler sowie Initiator und Kurator der Biennale *artifices* in Saint-Denis[11] und Mitverantwortlicher des Vortrags- und Ausstellungszyklus *Revue Virtuelle* im Centre Pompidou in Paris. Das kosmologische Modell Mullicans in Form einer utopischen und symbolischen Stadt, einer geometrisch strukturierten Umwelt, durchlief zwei unterschiedliche Darstellungsmodi, ehe es in einer interaktiven Version unter Einsatz des »Datenhelms« für die Ausstellung *artifices 2* als Performance realisiert wurde.

Die interaktive Version ist ein Beispiel für ein Medienwerk, das es dem Benutzer stellvertretend durch den Künstler erlaubt, den Bereich seines Bewußtseins auf eine virtuelle Welt auszudehnen und im Sinne einer Erweiterung seines Verstandes zu interagieren. Bevor Mullican die Topologie seines mentalen Universums in Echtzeit erforschte, setzte er es 1991 als Videosystem und schließlich als grafische Ansichten in Leuchtkästen um.

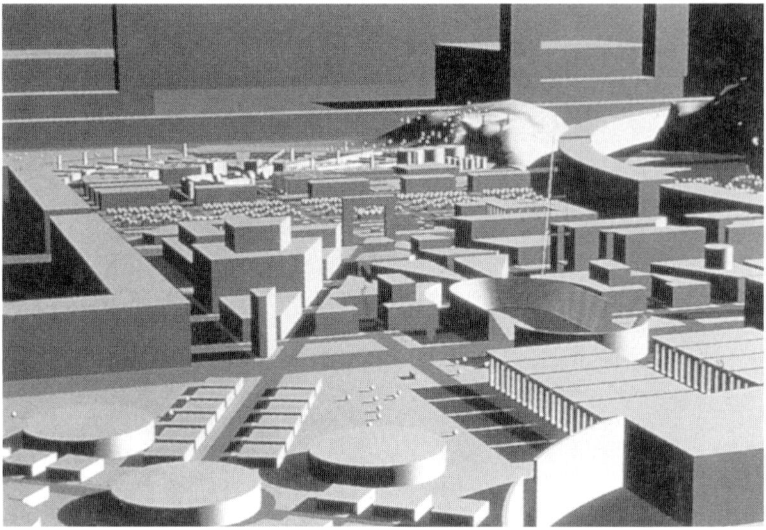

Abb. 1 Matt Mullican, World Framed, 1991/92

Nach Boissier hat vor allem Mullicans »virtuelle Welt eine Konsistenz, die konkrete Präsenz eines streng künstlichen Rohobjektes in Kartenform, ohne jedoch die Karte irgendeines Territoriums zu sein«[12]. Bei seiner Performance dringt der Künstler selbst mit dem Datenhelm in die virtuelle Welt ein, berichtet ununterbrochen von diesem Raum, der sein Imaginäres darstellt, und entdeckt ihn dabei als etwas außerhalb von ihm Befindliches. Mullicans Arbeit ist, so Boissier, keine interaktive Installation im eigentlichen Sinne, da sie das Problem der Ausstellung einer unzugänglichen Apparatur dadurch umgeht, daß er selbst der einzige Zuschauer ist, der erst mit der Performance die Einbettung des Werkes in die künstlerische Linie bestätigt.

Videobild: Closed-Circuit und Database

Eine der früheren technisch vermittelten Möglichkeiten der Einbeziehung des Betrachters in einen visuell oder auditiv elektronisch veräußerten Wahrnehmungsprozeß im musealen Ausstellungskontext, die als wesentliche Voraussetzung für die Entwicklung der interaktiven Kunst gilt, ist das Prinzip der Closed-Circuit-Installation, das sich seit Ende der sechziger Jahre infolge von Bühnenaufführungen auch im Ausstellungskontext der Videokunst stetig weiter ausbildete.[13]

Bei den entsprechend der Video-Überwachungstechnik eingesetzten Closed-Circuit-Installationen werden die Besucher meist ungewollt oder unbewußt mit ihrem eigenen Bild auf dem Monitor konfrontiert, wobei sie gleichzeitig von anderen Besuchern beobachtet werden können. Die Eingriffsmöglichkeiten sind unmittelbar mit dem Verhalten verbunden und entsprechend begrenzt: Es geht weniger darum, den Betrachtern die Möglichkeit zur Teilnahme einzuräumen, als ihnen ihre Situation zu verdeutlichen, sich in einem sie bestimmenden technologisch determinierten System zu befinden.

Der israelische Videokünstler Buky Schwartz arbeitet seit 1978 an Closed-Circuit-Installationen, bei denen die Videokamera eine Überwachungsfunktion hat und die eine eigene geschlossene Gruppe innerhalb seines Œuvres bilden.[14] Im Gegensatz zum realen Einsatz dieser Vorrichtung bei Banken oder Kaufhäusern zielen seine Installationen darauf ab, die Wahrnehmung der Raumebenen zu irritieren: Es gibt jeweils nur einen idealen Betrachterstandpunkt, der die einzelnen Bestandteile als Ganzes erscheinen läßt. Der Rückgriff auf das barocke Verwirrspiel der Gartenlabyrinthe erlaubt die Entschlüsselung der inszenierten Realität über den Monitor. Das Video hilft sehen und erscheint als Wegweiser im Dschungel der Realität. Der Widerspruch zwischen »Form« und »Erscheinung« wird mit elektronischen Mitteln aufgedeckt, erkundet und seine Ursachen verdeutlicht.

Schon die erste Video-Gruppenausstellung *TV as a Creative Medium* im Jahr 1969 in der Howard Wise Gallery in New York zeigte zwei unterschiedliche Arten der Anwendung des Closed-Circuit-Prinzips, das nach Norbert Wiener unter dem Begriff des sogenannten »feedbacks« eine »Systemsteuerung« darstellt, bei der die Arbeitsergebnisse hinsichtlich ihres Verhaltens auf das Ergebnis hin geprüft werden und wieder in das System einfließen, so daß der Erfolg oder Mißerfolg dieses Ergebnisses das zukünftige Verhalten beeinflußt.[15]

Eine der Arbeiten dieser Gruppenausstellung war *Participation TV I* aus den Jahren 1963–66 von Nam June Paik. *Participation TV I* ermöglichte dem Betrachter auf der Basis eines von Paik entwickelten Modulators, der Klangwellen in elektronische Bilder transformierte, ein Monitorbild über ein Mikrofon zu manipulieren. Auf dieser Grundlage entstand die zweite Version dieser Arbeit, bei der Paik die visuelle Rückkopplung als Mittel einsetzte. Er ordnete mehrere Kameras und Monitore so an, daß sich ein Betrachter, der zwischen den Monitoren und Kameras stand, auf dem Monitor als einander überlagernde farbige Rückensilhouetten sah, die sich in einem unendlich gestaffelten Raum zu verlieren schienen. Die Arbeit zeigte den Einfluß der technischen Selbstbespiegelung auf den Betrachter, der sich innerhalb eines geschlossenen technischen Kreislaufs befand. Der einseitige Informationsfluß des Fernsehens wurde als undemokratisch, tyrannisch und unkritisch bewertet. Closed-Circuit konnte dabei als ein erster, wenn auch eingeschränkter Weg angesehen werden, die Einkanalrichtung des Informationsflusses aufzubrechen und den Betrachter in die Rolle eines Mitbestimmers zu versetzen. Somit kann dieses Verfahren als direkte Umsetzung einer der medientheoretischen Forderungen der Zeit angesehen werden: Die Kunst löste ein, was erst dreißig Jahre später mit dem Aufkommen von »Pay-TV« Fernsehrealität wurde.

Die etwa zeitgleiche Entwicklung von Synthesizern und den modernen Mikroprozessorcomputern eröffneten in der Folgezeit ungeahnte Möglichkeiten. Vor allem Nam June Paiks Closed-Circuit-Installationen demonstrieren und hinterfragen gleichermaßen die unterschiedlichen Abbildungsmechanismen von Realität.

Die Arbeit *Wype Cycle* von Frank Gillette und Ira Schneider aus dem Jahr 1969 demonstriert die zweite Art der künstlerischen Anwendung eines Closed-Circuit: Sie gibt das Bild des Betrachters zwar unverändert, jedoch zeitverzögert auf dem Monitor wieder und umgibt es auf ringsherum angeordneten Monitoren mit Bildern des Fernsehprogramms sowie mit zuvor aufgenommenem Bildmaterial.[16]

Die Intention der Künstler war die Unterbrechung des einseitigen Informationsflusses des Fernsehens. Das System gibt auf neun Monitoren

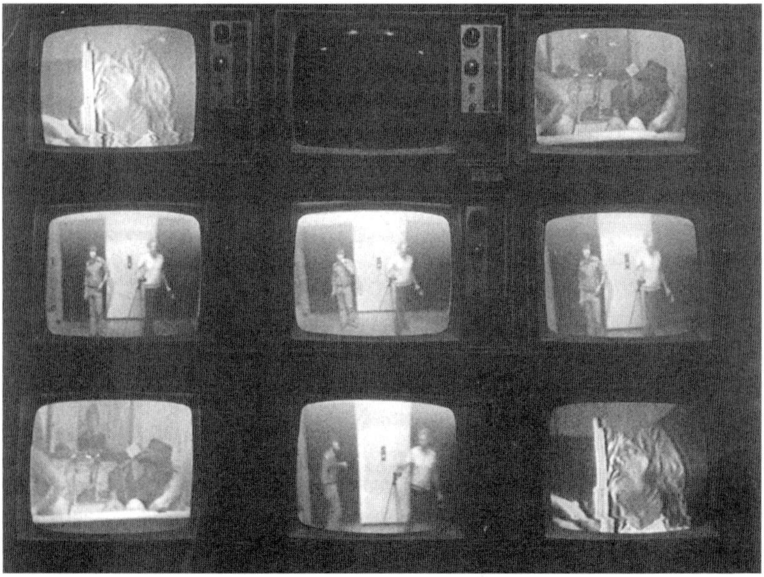

Abb. 2 Frank Gillette und Ira Schneider, Wype Cycle, 1969

Live-Bilder, aufgezeichnete Bänder und zeitverzögerte Live-Bilder wieder, die in vier Zyklen von einem Monitor zum anderen wandern und um acht beziehungsweise sechzehn Sekunden verzögert wiedergegeben werden. Alle zwei Sekunden wischt ein grauer Lichtimpuls (»wype«) alle Bilder gegen den Uhrzeigersinn aus.

Die Arbeit ist eine um kybernetisch und aktiv agierende Maschinen erweiterte Installation der Skulptur *Iris* von Les Levine aus dem Jahr 1968 (Farbtafel 2), einer der ersten Closed-Circuit-Installationen überhaupt.[17] In der Ausstellung *TV as a Creative Medium* war *Wype Cycle* gegenüber von einer Fahrstuhltür aufgebaut, so daß schon die Fahrstuhlbenutzer ungewollt in das Kunstgeschehen involviert wurden.

Levine, einer der Pioniere der Videokunst, bezeichnete sich schon damals als »Media Sculptor«, als Medienbildhauer. Die Arbeit *Iris,* heute im Philadelphia Museum of Art, ist eine Skulptur, die nicht nur angesehen wird, sondern selbst sieht und mit ihren Bildern das Verhalten des Betrachters beeinflußt. In einem schrankähnlichen Gehäuse sind sechs Monitore und drei Kameras untergebracht. Vor die Monitore sind farbige Scheiben gesetzt. Drei Videobilder geben zweimal den Betrachter aus unterschiedlichen Distanzen wieder. Levine spielt mit dem »Aha-Effekt« des Wiedererkennens, den er zu einem komplexen Vorgang gleichzeitig unterschiedlicher Entfernungen und Perspektiven komponiert.

Mit seinen beiden Versionen der Arbeit *Live/Taped Video Corridor* von 1968/69 setzte der Künstler Bruce Nauman Erfahrungen aus dem Bereich des Theaters und der Performance in einem architektonischen Environment in eine Closed-Circuit-Installation um[18]. Dabei unterteilte er einen Raum in fünf Korridore unterschiedlicher Breite: Vier dieser Gänge waren zu schmal um hineinzugehen, den vorletzten Korridor konnte der Besucher betreten. Am Korridorende standen zwei übereinandergestellte Monitore: Einer zeigte ein vorproduziertes Videoband des leeren Korridors, der andere war Bestandteil einer Closed-Circuit-Installation und übertrug live das Bild des Besuchers, der sich durch den schmalen Gang zwängte. Da Nauman die Kamera über dem Eingang zu dem Korridor angebracht hatte, war auf dem Monitor lediglich die Rückenansicht des Besuchers zu sehen, die, je näher er auf den Monitor zuschritt, sich also von der Kamera wegbewegte, immer kleiner wurde. Der Besucher näherte sich dem medialen Bild seiner selbst, konnte sich jedoch nie aus der Nähe und von vorn betrachten.

Peter Campus gilt als Klassiker der Videokunst, der sich später der Fotografie und dem statischen Bild zuwandte. Seine Spezialität war die Herstellung von Erfahrungsräumen, die nach dem Prinzip des Closed-Circuit den Zuschauer auf völlig neue Weise abbildete. Campus arbeitete

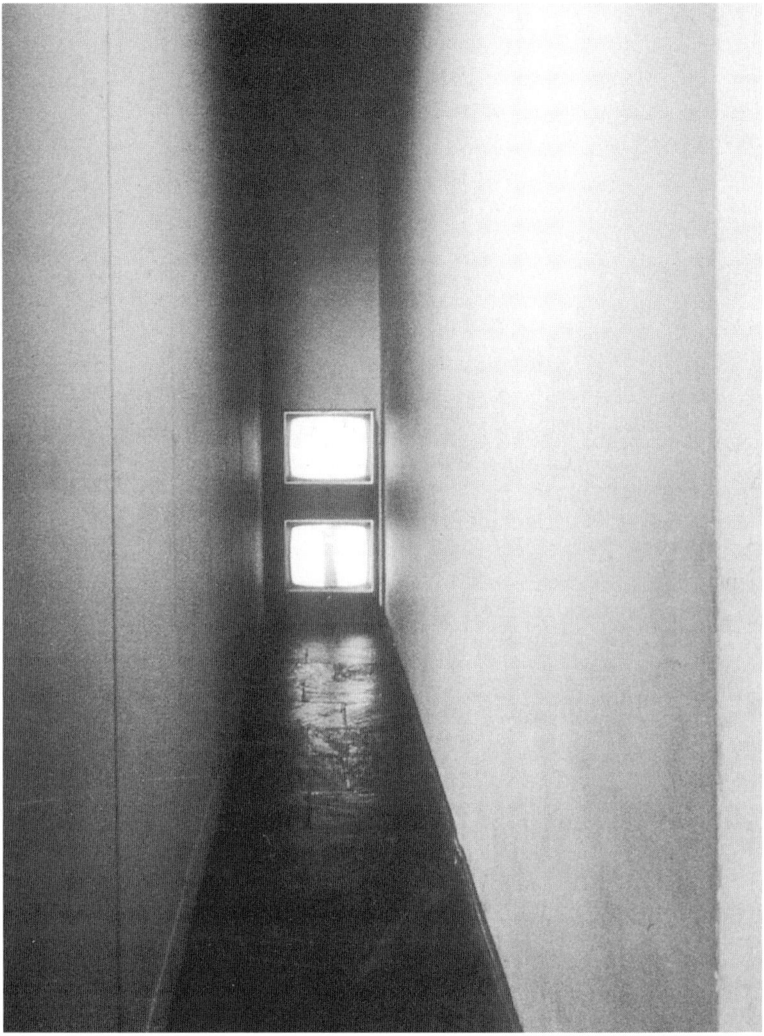

Abb. 3 Bruce Nauman, Live/Taped Video Corridor, 1969

mit schwarzweißen Großprojektionen von sich schemenhaft auflösenden Porträtbildern. Er fragte nach dem wahren »Ich«, dem wirklichen »Bild«, dem Unterschied zwischen »Realität« und »Identität«.

Dan Graham ist seit den sechziger Jahren Kunstkritiker, erst seit den siebziger Jahren arbeitet er auch künstlerisch. Er entwickelt seine Videoinstallationen aus Videoperformances und aus seinem Interesse an

Architektur. Seine späteren Arbeiten sind Closed-Circuit-Installationen mit Spiegelwänden, wie sie für Bürohäuser mit Glasfassaden verwendet werden. In diesen Installationen findet eine Vermischung von Kunstraum und öffentlichem Raum statt. Für seine Arbeiten sind Spiegelungen im übertragenen Sinne, scheinbare Verdopplungen oder der Austausch und Spiegel im konkreten Sinn immer grundlegende Elemente gewesen. »Ein Architektur-Code spiegelt die soziale Ordnung wider und steuert sie zugleich. Für die nicht allzu ferne Zukunft kann man sich vorstellen, daß dieser Code durch einen neuen ergänzt, verändert und teilweise ersetzt werden wird, nämlich durch den des Fernsehens. Kabelfernsehbilder, die auf wandgroßen Monitoren zu sehen sind, Räume, Familien, soziale Gruppen und öffentliche/private Räume verbinden und zwischen ihnen vermitteln und dabei architektonisch (und sozial) definierte Funktionen übernehmen.«[19] Grahams Thema ist die Sichtbarmachung und Synchronisation von zeitlich und außen- beziehungsweise innenräumlich verschiedenen Ereignissen.

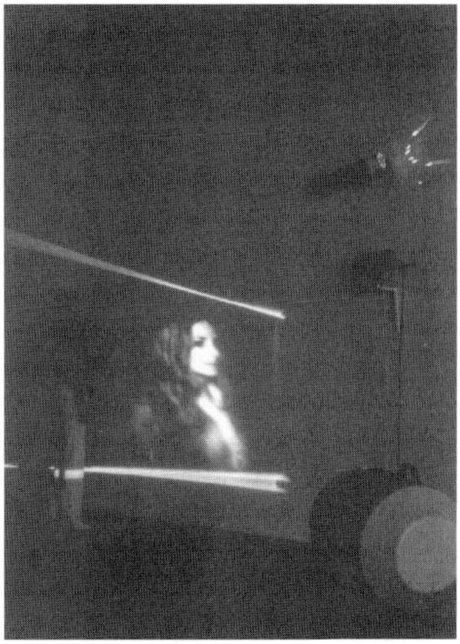

Abb. 4 Peter Campus, mem, 1975

Von der Interaktion mit dem eigenen Videobild unterscheidet sich die Interaktion mit dem computeriell speicher- und abrufbaren Video- oder Filmmaterial in Form einer Videodisk beziehungsweise Database erheblich, und sie führte zu einer Bereicherung der Interaktions- und Gestaltungsmöglichkeiten der Medienkunst.

Ein Beispiel hierfür sind die interaktiven »Moviemaps«, die dem Betrachter eine »surrogate Reise« erlauben: »Surrogates Reisen ist die filmische Aufzeichnung eines Ortes, die viele Möglichkeiten, von hier nach dort zu gelangen, bietet. Die Bilder sind realistischer als vom Computer gezeigtes Material, aber nicht so interaktiv, da man im Moment nur dort reisen kann, wo die Kamera Aufnahmen gemacht hat.«[20] Auf diese Weise werden die visuellen Eigenschaften des Kinos unter Verwendung des Computers mit der Bewegungsfreiheit des Betrachters verknüpft. Hierfür wurden unterschiedliche Ansichten einer Stadt, Landschaft oder Route gefilmt und auf einer Bildplatte abgespeichert.

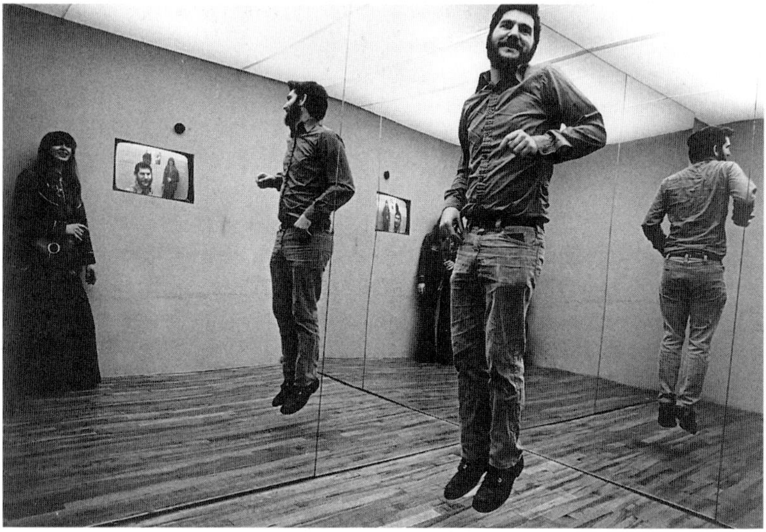

Abb. 5 Dan Graham, Present Continuous Past, 1974

Der Benutzer kann sich mit Hilfe einer geeigneten Steueroberfläche, wie einem Fahrrad oder einem Straßenbahnsteuerhebel, oder allein mit dem Finger durch die gewählte Route hindurchmanövrieren: »Man filmt einen realen Ort, indem man vorher festgelegte Routen abfährt und dabei die Kamera in bestimmten räumlichen statt zeitlichen Abständen auslöst (zum Beispiel alle drei Meter); dann filmt man das Durchfahren jeder Kreuzung aus allen möglichen Richtungen und dann macht man aus dem ganzen Material eine Laserdisc. Mit einem guten Benutzer-Interface ist es möglich, nahtlos zu reisen, indem man die Laserdisc-Spieler abwechselnd Geradeausfahrt- und Abbiegesequenzen zeigen läßt.«[21]

Die ersten Experimente mit interaktiven Moviemaps auf Videodisk begannen 1978 am MIT, Massachusetts Institute of Technology, auf einem der ersten Laserdisc-Prototypen. Obgleich schon der erste Versuch, das Befahren eines realen Ortes mit interaktiver Videodisk zu simulieren, wie in der Arbeit *Aspen Moviemap* von Michael Naimark aus dem Jahr 1980, die totale Immersion des Betrachters anstrebte, indem das Blickfeld der Projektion so weit wie möglich ausgedehnt wurde, teile sich der Unterschied zwischen der wirklichen Welt und der virtuellen Welt, so Naimark, durch drei Kategorien auch dem Betrachter mit: zum einen durch das, was unsere Sinne wahrnehmen und was sie für realistisch halten (= Signal), durch das, was unsere »Nervenenden berührt« beziehungsweise was wir als »Interaktivität« bezeichnen (= Aktion) sowie durch das, was nicht greifbar ist oder was von der Kultur und der persönlichen Veranlagung abhängt (= Kontext).[22] Aus diesem Grund werde deutlich, warum es sich hier nicht um eine Simulation handle.

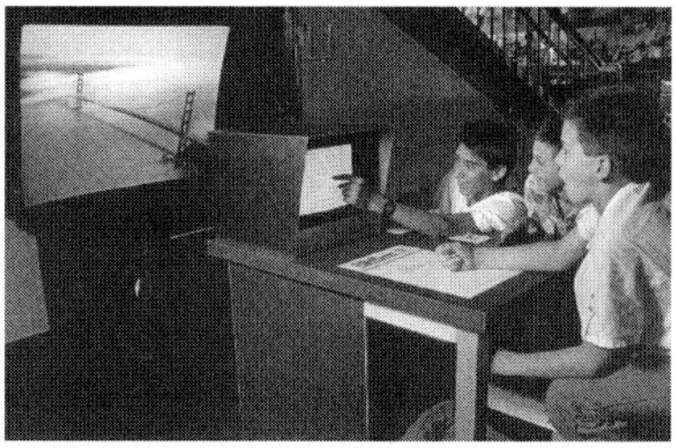

Abb. 6 Michael Naimark, Golden Gate Video Map, 1980

Auch bei der in der Sammlung des ZKM | Zentrum für Kunst und Medientechnologie Karlsruhe befindlichen Arbeit *VB-KA Moviemap von Karlsruhe*, die 1991 entstand, sei es, so Naimark, nicht Sinn der Interaktion, die Wirklichkeit zu simulieren, sondern eine ganzheitliche Sicht, eine Art Übersichtserlebnis neuer Art zu ermöglichen. Es müsse von der Wirklichkeit abstrahiert werden, damit neue Erfahrungen in Raum und Zeit möglich werden.[23]

Den Beginn des Einsatzes der Videodisk markierte auch das von der Film/Video Group (die sich später Interactive Cinema Group nannte) um Glorianna Davenport am Medialab des MIT 1984 durchgeführte Projekt *Elastic Movies Disc*, eine Videodisk, auf der Arbeiten von Bill Seaman, Luc Courchesne, Russel Sasnett und Rosalyn Gerstein enthalten sind.

Aufgrund des zufälligen Zugriffs entweder durch das System oder durch den Betrachter (»random access«) ändert sich nicht nur die Abfolge und Struktur der Daten, sondern auch die Rezeption. Beides muß vom Autor als Option konzipiert und somit gerade nicht zufällig vorgegeben sein. »Wirkte der Eingriff in die Bildfolge willkürlich, wäre der Unterschied zum Programmwechsel des Fernsehens kein wesentlicher.«[24] Als frühe Beispiele hierfür gelten die Arbeiten *Lorna* von Lynn Hershman aus dem Jahr 1984 (Farbtafel 9) und Grahame Weinbrens *The Earlking* von 1986[25]. Die Tatsache, daß hier die interaktiven Möglichkeiten deutlich durch das System und durch die zuvor eingegebenen Daten begrenzt sind, läßt dem Betrachter lediglich hinsichtlich der Bildabfolge eine gewisse Wahl.[26]

Von jener eher dokumentarischen Anwendung der Videodisk als Speichermedium für einzelne Videoarbeiten, wie bei *Elastic Movies Disc*, unterscheidet sich die künstlerische Arbeit mit der Videodisk erheblich: Hier geht es um das künstlerisch kalkulierte Arrangement möglicher Echtzeitinteraktion, die vor allem die Art und Weise betrifft, wie der Betrachter das als Database gespeicherte Bild- und Tonmaterial abruft und dabei neu zusammensetzt: Die bereits aufgezeichneten Bilder können individuell, den vorgesehenen Möglichkeiten des Programms entsprechend abgerufen und variiert werden. Die ersten überzeugenden künstlerischen Arbeiten auf Videodisk, die *Sky Art Centerdisc* entstanden Anfang der achtziger Jahre am Center for Advanced Visual Studies des MIT unter der Leitung von Otto Piene.[27]

Bevor eine Arbeit jedoch auf einer Videodisk realisiert werden konnte, zeigten die Künstler ihre neue Idee in der Form einer »interaktiven Videoinstallation«, wie zum Beispiel *Elastic Movies* des Kanadiers Luc Courchesne aus dem Jahr 1984.[28] Die Arbeiten von Lynn Hershman, Grahame Weinbren und Ken Feingold gelten auch hier als die ersten künstlerischen interaktiven Videodiskarbeiten dieser Art, die zeitgleich mit der *Elastic Movies Disc* in den achtziger Jahren entstanden sind.[29]

Auch Peter D'Agostino war 1985 mit seinen kritischen Arbeiten zur Mediengeschichte, *TransmissionS* und *Double you (and x, y, z)* einer der ersten, die die Videodisk als künstlerisches Medium für sich einsetzten.[30] Schon hier zeigten sich mehrere wesentliche Aspekte und Vorzüge jenes neuen Mediums gegenüber dem linearen Videoband: Erst durch die Interaktion schuf der Betrachter eine der möglichen, vom Künstler kalkulierten Erzählstränge. Die Arbeit an sich mußte demnach zuvor vom Künstler in ihrer Kontinuität nach seinem speziellen Kalkül aufgelöst werden. Folglich war die aufgebrochene Kontinuität nun eine Funktion der Interaktion des Betrachters, die anstelle der üblichen Linearität der künstlerischen Arbeit vorher bedacht werden mußte. Dabei konnte die »Begegnung mit dem Unbekannten«, das heißt mit unvorhersehbaren Ereignissen, als ein Teil der interaktiven Erfahrung mit eingeplant werden, wobei es vermieden wurde, die Erfahrung durch ein endgültiges Statement einzuschränken. Zusätzlich eröffnete sich die Möglichkeit, mit »synaptischen Sprüngen« der Assoziation des Betrachters zu spielen und diese als offene Größe mit zu berücksichtigen.

Die in den neunziger Jahren mehrfach ausgezeichneten Arbeiten von Bill Seaman und Jean-Louis Boissier sind bezüglich der unterschiedlichen Möglichkeiten der kalkulatorischen Verwendung der Videodisk besonders aufschlußreiche Beispiele:[31]

In seinen Arbeiten untersucht Bill Seaman die Beziehung zwischen der Sprache, speziell dem Wort, dem Bild und dem Klang sowie die Mechanismen der Versprachlichung, deren Ambivalenzverhältnisse ästhetisch ausgenutzt und zum Prinzip der Interaktion mit dem Werk erhoben werden. Dabei wird alles zum Zeichen. Gleichzeitig legt er großen Wert auf die »Neuheit« und »Unverbrauchtheit« der künstlerischen Ereignisse und versucht, die Utopie des persönlichen, individuellen

Kunsterlebnisses durch den Einsatz der PC-Technologie und der Hypercard-Software unmittelbar zu verwirklichen. So werden beispielsweise alle Elemente der Arbeiten von ihm selbst hergestellt und nicht aus einem vorhandenen Medienrepertoire geschöpft oder in Auftrag gegeben. Mit dem selbstproduzierten Ausgangsmaterial stellt er viele Varianten von ein und derselben Arbeit her. Seine frühen Arbeiten seit 1976 sind Videotapes und -installationen, die ihm wiederum als Grundlage für komplexere Werke dienen.

Seaman sucht und entwickelt vor allem solche Ideen und Inhalte, die den Computer als Werkzeug benötigen. Besonders die Videodisk-Technologie ermöglicht ihm eine strukturelle Flexibilität und Beweglichkeit, Komplexität und Mehrschichtigkeit für seine Arbeiten, die räumliche und zeitliche Distanzen spielend überwinden können. In Verbindung mit der Multimedia-Computertechnologie der Hypercard-Menüs erlaubt sie dem Betrachter, verschiedene Sequenzen auf unterschiedliche Weise zu durchstreifen und zu erleben: »Der Computer erleichtert die unmittelbare Substitution von Sprach-/Bild-/Ton-Segmenten innerhalb der Satzstruktur, die von der Wahl des Zuschauers abhängt. Der Zuschauer macht Erfahrungen mit der aktiven Steuerung einer Reihe von wechselnden, poetischen audio-visuellen Sätzen. Die Arbeit erforscht vielfältige Bedeutungen anhand der Präsentation von Materialien in ständig wechselndem Kontext. Humor, visuelle Wortspiele, Sprach-/Bild-/Tonspiele, modulare musikalische Kompositionen, ›Chancen ohne Chance‹ werden ebenso erforscht wie Sinn-/Unsinns-Beziehungen. Hypercard-Menüs erlauben den Zuschauern, solange zuzusehen, wie sie möchten und das Material im gewünschten Tempo zu erforschen. [...] Zum einen kann man das lineare Material ergründen, zum anderen eine Auswahl linguistischer Variablen aus einer vorgegebenen Struktur wählen. [...] Der Computer erleichtert die umgehende Suche und das Abspielen der entsprechenden Sprach-/Bild-/Tonfragmente auf der Videodisk und hält sich dabei an die korrekte Syntax.«[32] Neben *The Watch Detail* von 1990, einer Arbeit, die die symbolische Repräsentation und Konstituierung des menschlichen »Zeitgefühls« untersucht, ist die Arbeit *The Exquisite Mechanism of Shivers* und ihre Versionen von 1991, 1992 und 1994 wohl eine der überzeugendsten Anwendungen, die die strukturelle Ähnlichkeit des Mediums Videodisk zu mentalen Prozessen maximal ausschöpft.

Die Arbeit wurde zunächst auf Videodisk und später auch auf CD-ROM gespeichert.[33] Das verwendete Material besteht aus »Splittern«, poetischen Textfragmenten, Musiksegmenten und Bildsequenzen, wobei über assoziative Verknüpfungen zwischen Wort, Klang und Bild eine Vielzahl oszillierender Bedeutungen entsteht. Grundlage ist ein Videotape

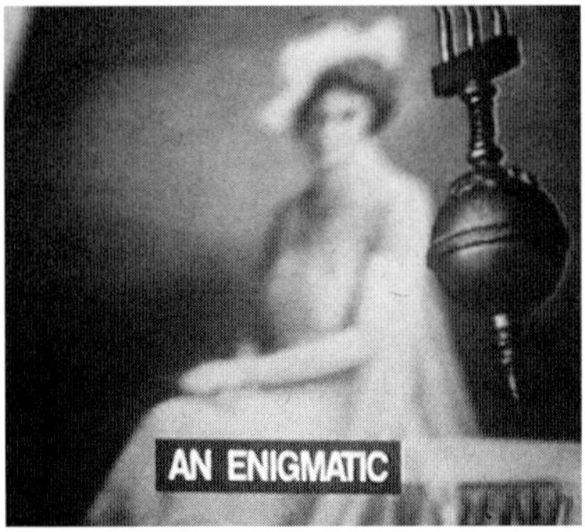

Abb. 7 Bill Seaman, The Exquisite Mechanism of Shivers in Enigmatic), 1992

von 28 Minuten Länge, bestehend aus insgesamt 33 Bild- und Musiksequenzen. Jede dieser Sequenzen bezieht sich auf einen Satz von zehn Worten. Das Repertoire der kompositorischen Mittel besteht aus 330 »Worten« oder Bedeutungseinheiten.

Auf dieser Grundlage realisierte Seaman fünf künstlerische Varianten, die das jeweils verwendete Medium und seine Eigenschaften (raum-zeitliche »Qualizeichen«[34]) herausarbeiten beziehungsweise direkt zur Darstellung bringen: als Videotape (linear, diachron), als Installation mit zehn Videoprojektionen (zentral gesteuert, linear synchron), als interaktive Installation mit Steuerungsterminal und Videoprojektion (individualisiert, komplex vernetzt), als Audio-CD sowie als CD-ROM (privatisiert).

In der interaktiven Variante können aus 330 »Kunstworten« verschiedene Sinneinheiten gebildet werden: Dabei wird die Abfolge der Video- und Audiosequenzen entweder vom Rezipienten selbst oder zufallsgesteuert von einem »sentence player« variiert. Die Worte nehmen innerhalb der wechselnden Kontexte, in die sie geraten, eine andere Bedeutung an und offenbaren ihr gesamtes Bedeutungsspektrum. Umgekehrt nehmen die Bilder und akustischen Sequenzen den Bedeutungskontext der Worte auf und spiegeln diesen wider. Je nach Zugang und Art der Steuerung verschiebt sich jedoch der Akzent der Aussage. Bei der interaktiven Installation geschieht die Steuerung über das Sprachmenü: Im Kontext der Bilder wird die konkrete Bedeutung der Worte plötzlich fraglich. Bei der CD-ROM-Version kann die Auswahl auch über die Bilder erfolgen, so daß die Entstehungsbedingungen für Sprache in den Vordergrund treten.

In dem von Seaman vorgegebenen Rahmen ist nur eine endliche Anzahl von »Sätzen« realisierbar, das gesamte Kunstwerk ist deshalb nur bedingt ein »offenes System«[35]. Die beabsichtigte Interaktion ist nicht auf ein bestimmtes Ziel gerichtet, sondern nur auf den Umgang und das Handeln mit einem solchen System selbst, das aus vorkonstruierten Bausteinen besteht. Es macht sich die Ambivalenzen zwischen den Darstellungsebenen zunutze, indem es den Zeichenbegriff permanent aufweicht beziehungsweise in seine Bestandteile »Signifikant«,

»Signifikat« und »Referent« zerlegt und dadurch den Betrachter in eine »semiotische Drift«[36] hineinzieht. Auch der Titel bezeichnet nicht nur trefflich den Vorgang dieser Rezeption, sondern ist ebenso ambivalent zu lesen wie das Kunstwerk, dessen Prinzip durch die semantische Vielfalt des Wortes »Shivers« in seinen Bedeutungen von »Zittern«, »Oszillation« und »Splitter« repräsentiert wird. Die in den medialen Bausteinen angelegte Kreativität des Künstlers potenziert und realisiert sich erst durch das kreative Zutun des Rezipienten beziehungsweise des Zufallsgenerators. Der Vergleich beider Prozesse zeigt, wie sich Bedeutung konstituiert, nämlich allein durch die rezipierende Kraft des Betrachters, durch seine konnotativen und assoziativen Fähigkeiten. Diese Komponenten des Wahrnehmungsprozesses und der Imagination sind um so mehr gefordert, je vielschichtiger und komplexer die Aufgabe und je größer die Wahrscheinlichkeit der Produktion unsinniger Sätze ist. Auf einem künstlerisch freien Feld kann der Rezipient selbst über die Entstehungsbedingungen und das Verhältnis von Sätzen imaginativer Kraft und Bedeutung im Rahmen vorgegebener multimedialer Ausdrucksmöglichkeiten nachdenken und nachforschen. Das individuell und kulturell unterschiedliche Vorwissen multimedial versprachlichter Bedeutungen wird herausgefordert und tritt entweder spärlich oder hochaktiv in Erscheinung. Der Eigensinn, der allen menschlichen Wahrnehmungsprozessen anhaftet, bleibt dem passiven Rezipienten jedoch verschlossen.

Seaman hat die Reflexion und Analyse der Prozesse innerer Bedeutungskonstituierung auch auf das Schaffen von »Identität im Cyberspace« ausgedehnt: Seine neueste Arbeit *Passage Sets/One pulls Pivots at the Tip of the Tongue*, die 1994/95 entstand, wurde auf der *MultiMediale 4* in Karlsruhe als Großprojektion auf drei Leinwänden gezeigt.[37]

Als Künstler und Ästhetiktheoretiker setzte sich Jean-Louis Boissier in zahlreichen Arbeiten mit der Erkundung der Möglichkeiten interaktiver Videodisk-Technologie auseinander.[38] Sein Arbeitsschwerpunkt liegt auf der ästhetischen Veränderung von Bildern in Verbindung mit interaktiver und Virtual-Reality-Technologie. Dabei knüpft er an die Metapher des Buches an und verbindet sie mit der strukturellen Ähnlichkeit einer Reise: Seiner Auffassung nach ist die Videodisk ein Bilderbuch, durch das man sich auf eine mentale Reise begibt.[39] In diesem Sinne hat er bereits 1984 seine interaktive Videodisk-Installation *Le Bus* in einem original Pariser Autobus realisiert, wobei er die Innenwelt nach außen projizierte: Der Betrachter kann als »Teilnehmer« einer Busfahrtgesellschaft durch das Drücken des »Halt«-Knopfes aus dem ständigen Bilderstrom der vorbeiziehenden Landschaften zwischen Saint-

Denis und Stains einzelne Biographieausschnitte aus Familienalben von insgesamt achtzig virtuellen Fahrgästen abrufen, die auf einem ein Fenster ersetzenden Monitor eingeblendet werden.

Im Jahr 1993 kehrt er in der Arbeit *Flora petrinsularis*, die ein Jahr später auch auf CD-ROM erschienen ist, die Metapher der Reise und die des Buches um: Die Installation erlaubt eine akustisch und visuell begleitete »Reise« durch Rousseaus Schreibprozeß, der bei botanischen Spaziergängen die Vielzahl von Pflanzen einer Insel beschreibt und dabei eine neue Art des Schreibens entdeckt. Eindrücke, Erinnerungen und Gedanken, die Rousseau an den unterschiedlichen Orten hatte, wurden beim Anblick der Pflanzen in das Bewußtsein zurückgerufen und gingen auch in seine »Memoiren« ein. In dem Begleitbuch zur CD-ROM gibt Boissier einen ausführlichen Einblick in seine Motivation und Arbeitsweise: »Zuerst hatte ich die Intuition, daß das Werk Jean-Jacques

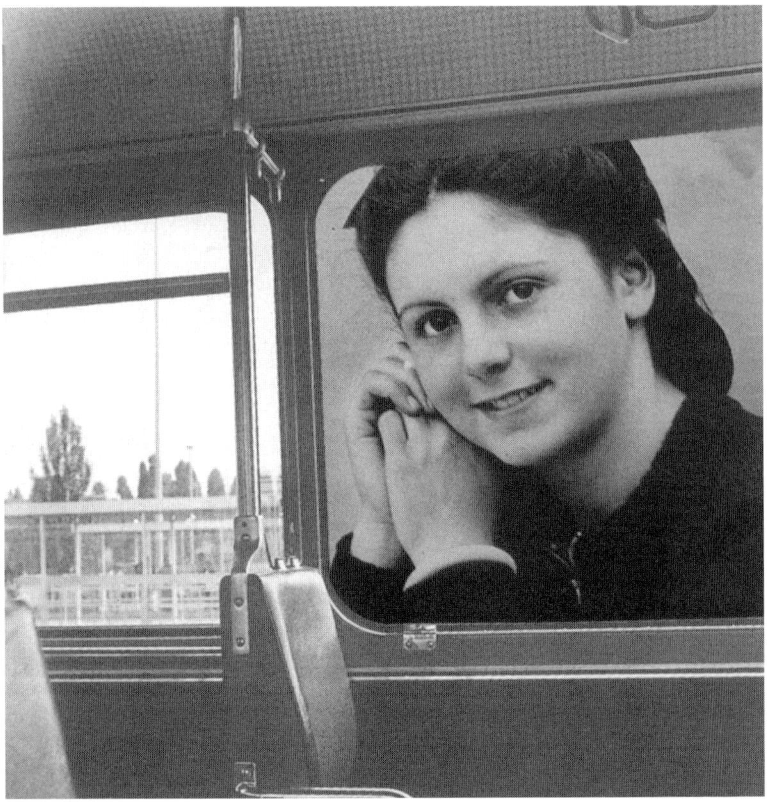

Abb. 8 Jean-Louis Boissier, Le Bus, 1985

Rousseaus geeignet sei, mich schöpferisch mit den interaktiven Beziehungen der neuen technologischen Medien auseinanderzusetzen. Und zwar, weil es sich grundsätzlich mit dem Verhältnis zur Welt beschäftigt. Der Stand der Technik veranlaßt uns, nach einer Definition von Schrift für die Hypermedien zu suchen und über die Gestalt des interaktiven Bildschirms nachzudenken. Dabei müßte sich auch das Büchermachen verändern. Und Rousseau, so habe ich festgestellt, hat ebenfalls zwei Arten des Büchermachens entwickelt.«[40] Boissier realisierte diese beiden Arten durch eine Zweiteilung der Arbeit in das »Herbarium«, das bei seinen Spaziergängen entstand und sich mit dem anderen Teil, seinen »Bekenntnissen«, kurzen Erinnerungsszenen der Liebe, des Taumels, Verlangens und der Unruhe, optisch und akustisch verbindet.

Bei seinen ausführlichen Quellenrecherchen für dieses hypermediale Werk kam Boissier auf den Gedanken, »ein Buch zu machen, das, wenn schon nicht ohne Schrift, ohne die Sprache der Worte auskommt.«[41] Obgleich die Arbeit natürlich Texte und auch gesprochene Worte verwendet, teilt sie sich nicht durch die Sprache mit, sondern anhand des Prozesses der Verbindung von akustisch-optischem Klang-, Bild- und Textmaterial. Als einen haptischen, in unserer Kultur gebräuchlichen Zugang zur Information hat er einen einfachen realen Ordner verwendet und diesen mit einem Bildschirm verknüpft, so daß der Akt des Umblätterns videografisch registriert, eine neue akustisch-visuelle Situation auf dem Bildschirm ausgelöst und das Nebeneinander der Erinnerungen in realer und virtueller Weise übertragen wird. Durch die Interaktivität, die eine »Präsentation« und »Simulation« erlaubt, wird dem Betrachter das fiktive und distanzierte Nachvollziehen der Situation Rousseaus ermöglicht.

Die Beispiele der interaktiven Bildplatten- oder Videodisk-Arbeiten, mit denen Einzelbilder oder kurze Bildsequenzen multimedial arrangiert und abgerufen werden können, ließen sich in der Vielzahl der einzelnen Themen wie der Umsetzung mentaler oder poetischer Prozesse auch in Richtung der Untersuchung von realitätsstiftenden Prozessen ergänzen. So haben sich etwa Paul Sermon[42] oder Jill Scott[43] (Farbtafel 16) unter anderem auf jeweils unterschiedlicher Ebene mit der Frage befaßt, wie sich »Medienrealität« als sogenannte »objektive Realität« beziehungsweise wie sich »Geschichte« und auch die eigene Biographie als sogenannte »subjektive Realität« konstituiert und zu diesem Zweck das Medium Videodisk eingesetzt.

Daß solche Arbeiten die geeigneten Vorstudien für eine gelungene Realisation des sogenannten »interaktiven Kinos« sein könnten, wie dies in den medialen Arbeiten von Stephen Wilson bereits angelegt und von Peter Krieg erstmals offiziell erprobt wurde, ist zwar naheliegend, im Vergleich zu den genannten Installationen von Bill Seaman aber offenbar noch weit von einer ausgereiften Form entfernt.[44]

Synthesebild: Virtual Reality

Konnte das Video- beziehungsweise Filmbild durch eine räumliche Inszenierung anhand von Großprojektionen den Betrachter bereits aus der zweidimensionalen Bildebene hinausführen, wie etwa in den Closed-Circuit-Installationen, der Videoprojektion und der Videodisk-Projektion oder den Moviemap-Arbeiten von Michael Naimark (Abb. 6, S. 29), so war es als »analoge« Bilddarstellung – selbst bei digitaler Speicherung – doch immer noch an ein »Vorbild« gebunden und als Konserve abgespeichert. Dies änderte sich mit der Möglichkeit der Generierung und Manipulation synthetischer Bilder.

Jean-Louis Boissier definiert aus der Sicht eines auch technisch ausgebildeten Künstlers »Interaktivität« als Fähigkeit des vom Computer generierten Synthesebildes, sich zu entwickeln, sich zu verändern und in Echtzeit zu reagieren.[45]

Die spezifische Eigenheit einer solchen Interaktivität mit dem Synthesebild sei durch ihre Variabilität, Kombinatorik und Aleatorik[46] sowie der besonderen Betonung des Prozesses gegenüber dem Resultat gekennzeichnet, so daß es auch hier naheliege, aufgrund jener konzeptionellen Dimension und Manipulierbarkeit der Datenflut in Echtzeit, mit der »Schönheit der Software« zu spekulieren und auf ebensolche Effekte zu setzen.[47]

Das interaktive Synthesebild ist zunächst für militärische, dann auch für wissenschaftliche und industrielle Zwecke genutzt worden, wobei unterschiedliche Schnittstellen entworfen und erprobt wurden, die in Folge den Begriff der »virtuellen Realität« geprägt haben. So sei es möglich geworden, »globale Darstellungen von Räumen, Gegenständen, und Verhaltensweisen zu produzieren«, die sich »in einer nie dagewesenen Logik der Illusion und der Präsenz zur Erforschung und zur Manipulation«[48] durch den Benutzer angeboten hätten. Bedingung und Voraussetzung für die Beziehungen der Interaktivität sei die relative Autonomie der Morphogenese[49] und des Verhaltens der virtuellen Gegenstände. Obwohl sich diese auf Gleichungen zurückführen ließen, öffneten sie sich paradoxerweise zum komplexesten und kontingentesten Realen hin. Infolgedessen hätten Künstler das hierdurch mögliche Potential an Imaginärem und Spekulativem sowie die Modalitäten der Herstellung, Erzeugung und Ausstellung, aber auch die veränderte Beziehung des Körpers zum Werk als Apparat untersucht.

Als einen Vorläufer aus dem Bereich der Computergrafik, die zur Beeinflussung des Synthesebildes durch den Betrachter führte, nennt Boissier den Künstler Christian Cavadias, der bereits 1979 im Centre Pompidou eine Abteilung eingerichtet hatte, die dem Betrachter anhand von »interaktiven Computerkunst-Systemen«[50] das kreativitätsfördernde Moment des Computers vermitteln sollte. Diese Art der pädagogischen Selbstbetätigung des Betrachters wurde im Bereich der Computerkunst erst später als ein wichtiges Gestaltungspotential auch des künstlerischen Konzepts entdeckt.

Von besonderem Interesse sind die Modalitäten des Zugangs zum Virtuellen, das heißt die verschiedenen prothetischen Formen des Anschlusses des Körpers an das Virtuelle, die selbst ein Teil der Vorrichtung für das Virtuelle sind. Boissier bezeichnet den »Finger« als Paradigma der Schnittstelle Mensch –Maschine, da er die konkrete und konzeptuelle Minimalbeziehung zwischen beiden aufzeigt. Die virtuelle Realität jedoch sei erst mit dem »Datenhandschuh« (Dataglove) historisch in Erscheinung getreten, obgleich bereits die »Maus« eine direkte, analoge Verbindung zwischen Geste, Bewegungen der Hand und Bewegungen des Cursors auf dem Bildschirm herstelle und als Vorstufe des Handschuhs lediglich weniger Freiheitsgrade der Dimensionen des Raumes kontrolliere. Auch der Datenanzug, in den der Körper in zunehmenden Maße miteinbezogen werde, sei in diesem Sinne eine Erweiterung, die gleichfalls jede bloße Geste und Bewegungen übertrage und mit dieser beispielsweise die Blickrichtung verknüpfe.

Folgende Arbeiten faßt Boissier unter das Genre »virtuelle Welten«, die sich alle durch die Relevanz der Schnittstellen sowie ihrer räumlichen Darstellung auszeichnen: *Das Philosophenhaus* von Monika Fleischmann und der Gruppe Art+Com, das 1992 bei der *ars electronica* ausgezeichnet wurde und dem mit Datenbrille und Datenhandschuh ausgerüsteten Betrachter eine räumliche Erkundung philosophischer Pfade ermöglicht; *Le Pissenlit* von Edmond Couchot und Michel Bret, eine Installation, bei der der Betrachter durch Anpusten des Bildschirmes ein digitalisiertes dreidimensionales Modell einer Pusteblume (*Le Pissenlit*, 1988–91, Abb. 12, S. 44) entsprechend des realen physikalischen Verhaltens in Bewegung setzen kann[51]; *The Legible City* von Jeffrey Shaw aus dem Jahr 1989, eine Installation, bei der der Betrachter auf einem Fahrrad sitzend durch eine vor ihm auf eine Leinwand projizierte Stadt fahren kann[52], oder Shaws *Virtual Museum* von 1991, bei dem der Betrachter auf einem Sessel sitzend durch einfache Körperbewegungen von einem Raum in den nächsten gelangen kann[53].

Shaw verfolgte zusammen mit der 1967 in Amsterdam gegründeten Gruppe E. R. G., Eventstructure Research Group, schon seit den sechziger Jahren das Ziel, mit den vorherrschenden künstlerischen Schemata zu brechen, indem er auf vielfältige Weise eine lebendige Beziehung zwischen Vorführung und Zuschauer oder Umgebung und Teilnehmer erzeugte. Diese Künstlergruppe habe, so Boissier, sehr früh damit begonnen, die Techniken der digitalen Interaktivität als Lösungen für ihre Projekte einzusetzen. Die zahlreichen Installationen der achtziger Jahre auf der Grundlage von Bildplatten und Mikrocomputern bezeugten, daß man sich hier offenbar am intensivsten der spezifischen Problematik virtueller Umgebungen bewußt war: So zählten zu diesem neuen Genre »virtueller Welten« unter anderem auch die Arbeiten von Peter Weibel (Abb. 16–18, S. 58), Laurent Mignonneau und Christa Sommerer (Farbtafel 10), die am Institut für Neue Medien in Frankfurt entstanden und abstrakte Skulpturen in Synthesebildern ausarbeiteten. Die synthetischen Bilder werden über Bodensensoren, durch die Bewegungen der Betrachter oder von Gegenständen wie künstlichen Pflanzen transformiert und gesteuert, deren Wachstum durch die Sensibilität echter Pflanzen bei der Berührung durch den Betrachter ausgelöst wird.[54]

Ihr auffälligstes Merkmal sei, so Boissier, daß sie als Welten, die Bilder, Ton, Tasteffekte, Kräfte- und Bewegungsempfinden beinhalten, zwar autonom seien und sich vom Realen abgrenzen, im selben Augen-

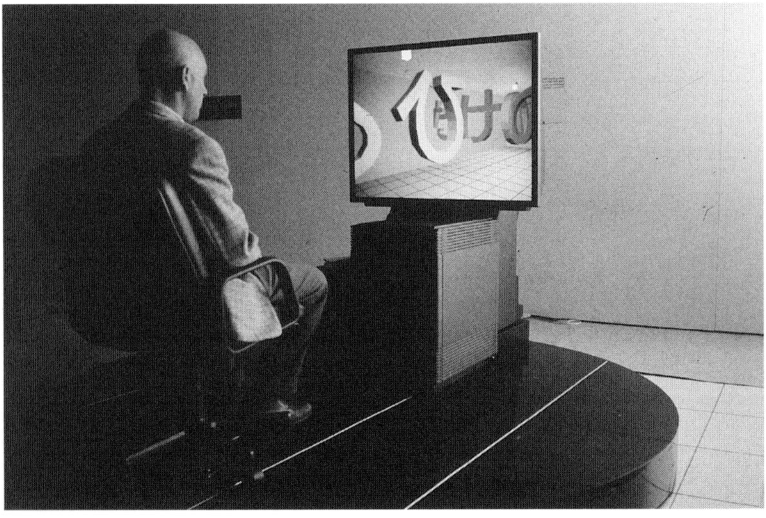

Abb. 9 Jeffrey Shaw, The Virtual Museum, 1991

blick jedoch selbst ein Reales generieren, das nicht Referenzwelt, sondern ein aktuelles Reales sei, das sich allein in der Gegenwart des Betrachters »in Aktion« befinde.[55] In diesem Sinne sei auch die Schnittstelle, durch die der Betrachter mit dem Virtuellen in Form des Navigierens, Reisens und Erforschens verbunden ist, ein Aspekt dieses Paradoxons. So hat es auch Monika Fleischmann treffend charakterisiert: »Wir proben den Ersatz für den Ernstfall und leben mit dem Gefühl des ›Als-ob‹. Als ob wir träumen, als ob wir ins Wasser fassen, als ob wir fliegen – allein mit unserem Körper. Als ob wir sterben, stürzen, gleiten, einen Planeten verlassen, als ob wir existieren ... Alles mit dem Ziel, die Wirklichkeit zu proben. Die Navigation erfolgt durch natürliche Körpergesten (Gesten- und Spracherkennung) übertragen durch sensorische Sinnesempfänger (Augen-Tracking). Wir schaffen uns eine elektronische Aura. Die Sicht-, Denk- und Handlungsräume, in die wir eintauchen, sind global und lokal zugleich.«[56]

Boissier beschreibt die virtuelle Realität als »das Symptom eines Projektes der totalen Darstellung, das sich im wesentlichen an die Simulation anschließt und das sich als Erfindung einer neuen künstlichen, aber dennoch zur Authentizität der Geste, der Manipulation und der Wahrnehmung gerichteten Erfahrungsumgebung beschreiben läßt.«[57] Mit der Entstehung der neuen Objekte, die die wichtigsten Funktionen des Bildes erbten, sei die klassische Definition des Bildes jedoch verlassen worden: Diese »neuen Objekte« nämlich würden ihre Informationen »in alle Register des Fühlbaren«[58] ausstrahlen und durch ihr Zusammenspiel mit dem Betrachter die Illusion der Präsenz vermitteln, die um so stärker werde, als die virtuelle Welt an Autonomie, das heißt an Fähigkeit zur spezifischen Reaktion gewinne. In diesem Sinne definiert Boissier das Virtuelle als Kräftesystem, dessen Aktualisierungsbedingungen durch den Betrachter beziehungsweise Anwender realisiert werden.

Der Begriff der virtuellen Realität ist historisch jedoch auch ganz allgemein mit dem Komplex von Apparaten verknüpft, »die geeignet sind für den aktiven Einschluß eines Beobachters im Zentrum des Synthesebildes«[59]. Ende der siebziger Jahre haben Thomas Furness für die amerikanische Luftwaffe und Scott Fisher am MIT, ab Mitte der achtziger Jahre auch bei der NASA, entsprechende Forschungen in diese Richtung betrieben: Ein Ergebnis hiervon war das sogenannte »Viewing System« (Interactive Virtual Interface Environment Workstation), bestehend aus einem Datenhelm, ausgestattet mit zwei Flüssigkristallbildschirmen, die jedem Auge unmittelbar ein stereoskopisches Bild zeigen, das von den Kopfbewegungen des Trägers abhängig ist, die im realen Raum von einem magnetischen Sensor gemessen werden.

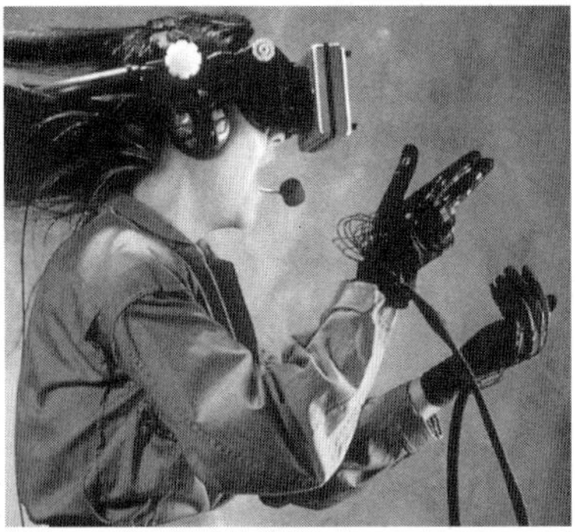

Abb. 10 Scott Fisher, Viewing System, 1990

Das Konzept des Datenhelms wie auch Scott Fishers Konzept der Telepräsenz stehen, so Boissier, für zwei wesentliche Aspekte der Forschungen im Bereich des Virtuellen: Zum einen die Erkundung der Auswirkungen der realistischen multisensoriellen Wahrnehmung in Kombination mit den Möglichkeiten unmittelbarer Echtzeit-Operation, zum anderen die virtuelle Präsenz in einem virtuellen Syntheseraum an einem weit entfernten realen Raum.

Die Arbeiten *Five Into One* von Matt Mullican sowie *Angels* (Farbtafel 5) von Nicole Stenger aus den Jahren 1990–92 gelten als die ersten künstlerischen Anwendungen jener technologischen Anbindung des Betrachters an ein VR-Environment.[60]

Im Gegensatz zu Mullican, der in einer Art Selbstversuch die synthetische Welt durchschritt, während er die Betrachter gleichzeitig über seine Erlebnisse informierte, war Stenger die erste Künstlerin, die dem Betrachter die Technologie der virtuellen Realität mit Sichtsystem und Datenhandschuh anvertraute und ihn durch einen paradiesischen Garten mit Engeln, Blumen, Früchten, wunderlichen Geräuschen und versteckten Überraschungen streifen ließ. Die Modellierung wurde im HITL (Human Interface Technology Laboratory) in Seattle entwickelt.

Alle späteren, wesentlich komplexeren und anspruchsvolleren Anwendungen der VR-Technologie, wie das *Philosophenhaus* oder *Home of the Brain* von Monika Fleischmann aus den Jahren 1991–92, in denen der Betrachter eine metaphorische Interpretation der gegenwärtig den medialen Diskurs maßgeblich bestimmenden Philosophien oder auch das Innere seines Bewußtseins durchwandert, und wie die Arbeit *Perceptual Arena* von Ulrike Gabriel aus dem Jahr 1993, die dem Betrachter in unvermittelter Weise das philosophisch interpretierte Konzept der »Endophysik« erleben läßt,[61] gehen mehr oder weniger auf die Technologieentwicklung des HITL zurück.

In der Regel führten, so Boissier, die wesentlichen Ergebnisse der Produktion von Synthesebildern als potentiell dreidimensional entworfene Räume, die zu internen Bewegungen und Metamorphosen fähig sind, nicht zu Installationen, sondern zu Videoaufzeichnungen oder Filmen von nur einer der vielen darstellbaren Versionen. Diese unter-

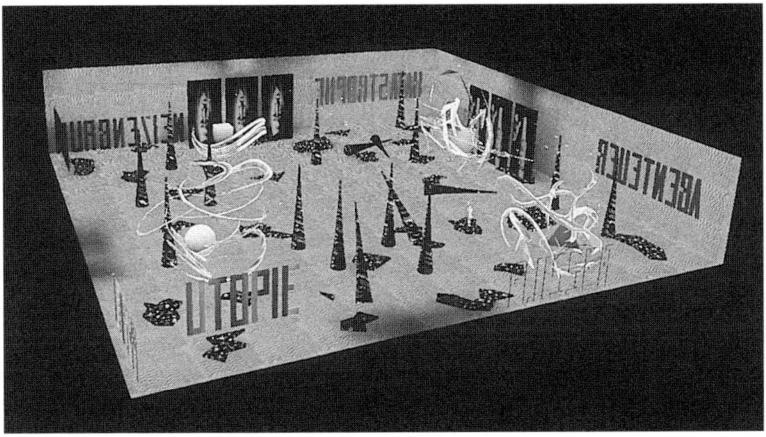

Abb. 11 Monika Fleischmann, Home of the Brain, 1991/92

schieden sich von der sogenannten »Real-Time-Interaktion«, bei der der Rechner in Echtzeit jede durch den Betrachter vorgenommene Bildmanipulation vornehme, wie beispielsweise die perspektivischen Ansichten der berechneten Gegenstände.

Künstlerische, virtuelle Welten jedoch erzeugten jene für sie typische Modalität, nämlich die einer Beziehung zum Bild im Sinne der mit dem interaktiven Synthesebild verbundenen Qualitäten sowie einen Anschluß des Beobachters an die rein fiktiven Welten. Sie erlaubten, so Boissier, noch nie zuvor dagewesene Situationen zu generieren und zu erkunden. Ihre Referenz zum Realen leite sich folglich aus der Tatsache ab, daß auch die virtuelle Welt eine Art und Weise sei, »Leben zu geben«, indem sie das Reale in das Synthesebild einbringe und das Synthesebild in eine »interaktive Bühne« verwandle, wobei das Virtuelle sich gegenwärtig in der »Phase der Malerei« und noch nicht in der der Fotografie befinde.[62] Die Fähigkeit zur automatischen Erfassung des Realen auf der Basis des automatischen Selbsterwerbs von Modellen oder sogenannten »offenen Informationen«, die sich als autonome Entwicklungen eigneten, stünden jedoch noch aus. Würden sich die Modelle als solche selbst bilden, würde sich »die Welt des Virtuellen ›vom Inneren her‹ zum Realen öffnen, ohne sich mit ihm zu vermischen, [...und] aus dem Kunstgriff die eigentliche Kunst machen [...]«[63] In jedem Fall seien die Modelle selbst in der interaktiven Simulation eine Öffnung zum Unbekannten hin, zur Entdeckung und zum Experiment. Obgleich diese Merkmale stark an die »artificial reality« und »artificial life«-Theorien erinnerten, habe sich noch kein Begriff gefunden, um dieses »lebendige Synthesebild«, das nicht die eigentliche Simulation eines Lebenden sein solle, sondern sich in das Gebilde des Realen einfüge, zu bezeichnen.

Nach wie vor ist für Boissier das Virtuelle »der Bereich des Kunstgriffs par excellence«, der gleichzeitig auch von der Authentizität der Erfahrung bestimmt werde und eine noch künstlichere Kunst als die Kunst darstelle, »wo die Technik zur größtmöglichen Autonomie« und gleichzeitig »zu einer intensiveren, für den Zuschauer, Interpreten, Akteur noch notwendigen Beziehung [...] auch mit dem Realen«[64] dränge.

Neben Boissier leitet auch Edmond Couchot die interaktive Kunst aus der Möglichkeit der Manipulation des Synthesebildes ab. Als Bildhauer, der sich seit den sechziger Jahren damit beschäftigt hat, den Zuschauer über Ton und Stimme an seinen Kunstwerken partizipieren zu lassen, wurde er zum Kenner und Theoretiker des Verhältnisses von Kunst und Technologie. Nach seinen Untersuchungen zur Geschichte des digitalen Bildes[65] sowie zu Darstellungssystemen, die auf der interaktiven Simulation beruhen[66], wurde er Direktor des Instituts Arts et Technologies de l'Image an der Universität Paris.

Die Entstehung der interaktiven Kunst begründet er technikhistorisch mit der Unzulänglichkeit des Computers, einen direkten Zugriff auf die virtuell geschaffene Welt zu ermöglichen.[67] Aus dieser Perspektive hat er einen geschichtlichen Überblick der interaktiven Computertechnologien der synthetischen Bilder seit den fünfziger Jahren entworfen und aufgezeigt, wie sich der Einstieg oder Eingriff des Benutzers in den Datenraum entwickelte und auswirkte. Bei seiner Analyse der Bilder traten zunächst die neuen »translokalen«[68], »diamorphen«[69] Qualitäten des virtuellen Raums beziehungsweise sein im wörtlichen Sinn utopischer Charakter hervor, der in seiner elektronischen Form über keinen eigenen oder ständigen Ort verfügt. Vielmehr werde er in schneller Folge delokalisiert und relokalisiert und variiere Gestalt, Form, Zustand oder Identität der in ihm enthaltenen Daten wie Texte, Ikonen, Bilder, Töne et cetera innerhalb seiner Zirkulationen, Netze und Konnektionen. Die gleichfalls achronischen Zeitereignisse, die auch vom Benutzer des interaktiven Systems abhängen, vermischen die Zeit des Benutzers mit der Systemzeit und versammeln als wieder verfügbare Zeit lediglich eine Fülle von Eventualitäten.

Die Entwicklungsschritte des numerischen Bildes vom zwei- zum dreidimensionalen Raum seien, so Couchot, gleichzusetzen mit der Geschichte der Interface-Entwicklungen in Abhängigkeit von der zunehmenden Rechnerqualität: die »Kathodenstrahlröhre« in den fünfziger Jahren, das »interactive computer graphics-system« von Ivan E.

Sutherland in den sechziger Jahren sowie die Textverarbeitungssysteme der siebziger Jahre. Dabei unterscheidet Couchot »externe« und »interne« Interaktionen. Als externe Interaktion bezeichnet er die Mensch-Maschine-Schnittstelle sowie die Bereicherungsformen der »Natur« jener durch unterschiedliche Interfaces (= Benutzeroberflächen beziehungsweise Ein- und Ausgänge) vom Computer zu bearbeitenden Daten. Die interne Interaktion meine hingegen das kommunikative Verhalten zwischen den virtuellen Objekten, das heißt den eine virtuelle Realität konstituierenden Elementen, und stelle Verhaltensmodelle für die Animation von sogenannten »Synthese-Akteuren« dar.

In diesem Sinne gelten Couchots Arbeiten, die er »interaktive Kunst der Hybridation«[70] nennt, vornehmlich dem Zusammenspiel zwischen dem Realen und Virtuellen. Seine Theorien beruhen auf den Erfahrungen der künstlerischen Praxis, die wiederum als Bestätigung der Theorie gesehen werden müssen.

Eine seiner Arbeiten, *La Plume* aus dem Jahr 1988, die für die Ausstellung *artifices* in Saint-Denis, Salle de la Légion d'Honneur, im Jahr 1990 entwickelt wurde und die Bewegung einer Feder im Wind auf einem Monitor zeigt, ist gewissermaßen zu Couchots Markenzeichen geworden. *La Plume* ist, wie auch *Le Pissenlit* (*Die Pusteblume*, Abb. 12, S. 44) eine der ersten Installationen, die nicht auf eine Berührung, sondern auf einen eher als immateriell zu bezeichnenden Impuls, das Anpusten des Bildschirms, reagiert. Die auf dem Bildschirm dargestellte Feder bewegt sich mit einer ungeheuren Natürlichkeit. Zum erstenmal wurde ein Abbild mit dreidimensionalen Koordinaten in einer interaktiven Installation verwendet.

Jede Form der Relation zwischen Mensch und Maschine, jede so verstandene Interaktivität, ist für ihn eine Form des »Gesprächs« oder eine »Sprache«: eine Mensch-Maschinen-Sprache. Dabei setzt er die Transformation der Welt durch die Verbalsprache als Mittel zu ihrer Wahrnehmung in Analogie zur Transformation der Welt durch die unterschiedlichen Techniken der Regelungen des Verhältnisses von Mensch und Maschine, zum Beispiel durch die Transformationsmaschine »Computer«, die er gleichzeitig auch als Verlängerung des Körpers in die Welt, wie auch umgekehrt, der Welt in den Körper auffaßt. Die historisch überlieferte Dominanz des Bildes ist für ihn gekennzeichnet durch die dieser Technologie eigenen Darstellungsweise der »Repräsentation«, das heißt der Vergegenwärtigung eines Abwesenden durch das Bild. Mit den Informationsmaschinen habe sich jedoch die Darstellungsweise geändert, insofern das synthetische Bild das Reale nicht repräsentiere, sondern »simuliere«. Die neue Dimension der Interaktivität gründe sich

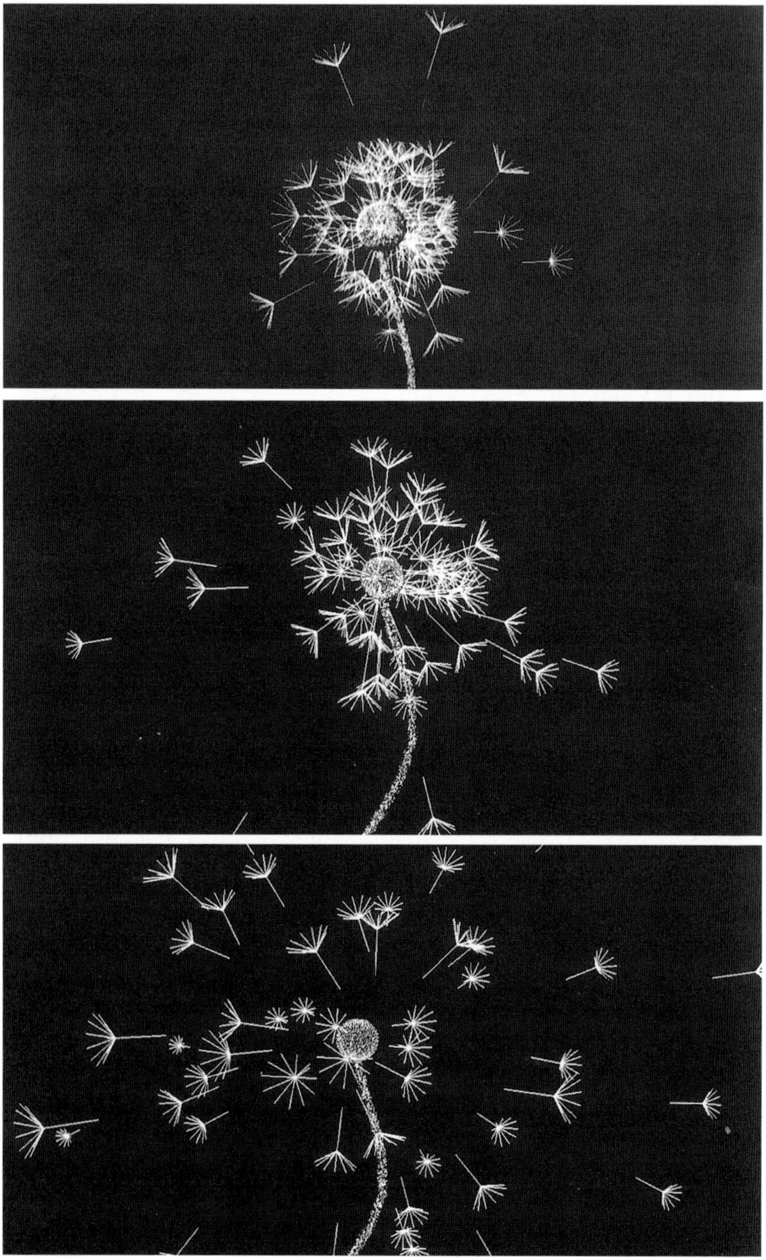

Abb. 12 Edmond Couchot, Le Pissenlit, 1988–91

folglich auf die Tatsache, daß das, was dem synthetischen Bild vorangehe, nicht der Gegenstand, sondern das »approximative Modell des Realen« sei, eine durch Symbole formalisierte Beschreibung, die nicht mehr das Reale selbst, sondern seine Interpretation bezeuge. Die Interaktivität sei somit diejenige Komponente, durch die das Modell von seiner vollständigen Substitution transformiert und die Erscheinung des Realen an seinen »Ursprung«, an seinen »Wesenskern« herangeführt werde. Dies offenbare sich durch das Handeln oder die Aktion des Betrachters: »Mit der Interaktivität wird es [...] möglich, das Modell selbst zu modellieren und seine Funktionsabläufe so zu verifizieren, als ob man unter der realen Bedingung der Erfahrung stünde. Die Simulation automatisiert die Erfahrung und macht sie unbegrenzt iterierbar.«[71]

Der Künstler sei dazu aufgerufen, nicht die Gewißheiten der Wissenschaft und deren Modelle zu wiederholen, sondern der »Ungewißheit von Empfindung« den Vorzug zu geben und diese im »hybriden Werk« durch die Gestaltung von virtuellen und realen Anteilen als Potential eines geplanten rezeptiven Verhaltens einzuschreiben. An der Kreuzung der virtuellen und realen Welten bestimme sich der Blickwinkel, unter dem das Werk betrachtet werde, wobei entweder die virtuelle Welt mit realen Elementen oder aber die reale Welt von den Anteilen des virtuellen Raumes unterstützt beziehungsweise erhöht werde.[72]

Sofern das Werk die kognitiven Leistungen simuliere, liege es im Grenzbereich der künstlichen Intelligenz. Es müßten jedoch die geistige und die numerische Simulation eine Realitätsprüfung durchlaufen: Jede Realität werde mit der anderen hinsichtlich ihrer Realitätswahrscheinlichkeit und Intensität in bezug auf die Wahrnehmung des Betrachters gemessen. Indem die Software als Resultat der Befragung der Erfahrung eine der ursprünglichen Welt parallele Welt repräsentiere, sie verdopple, verlängere und Zukunft imaginiere oder Vergangenheit erinnere, werde das Erinnerungsbild mit der Wahrnehmung und die Konstruktion mit der Perzeption verglichen und gewertet. Kennzeichnend für die numerische Simulation sei ihr virtueller Status: Das Experiment der Realitätsprüfung könne unendlich oft wiederholt werden, sie befinde sich außerhalb der realen Zeit und des realen Raums, sei ohne Anfang und ohne Ende, reduziert auf die Zahlenmatrix, ohne Materie oder Energie, jederzeit in der Lage, sich zu transformieren und zu verändern, »sich mit demjenigen zusammenzuschließen, der es betrachtet und in unzähligen und flüchtigen Hybridisierungen befragt«[73].

Als einer der Pioniere der Erzeugung virtueller Welten vertritt Jeffrey Shaw, Leiter des Instituts für Bildmedien des ZKM, einen weitgreifenderen theoretischen Ansatz, der eng mit der Praxis seiner partizipativen

Arbeiten verknüpft ist, die seit den sechziger Jahren bis heute seine Erfahrung mit der Beteiligung des Publikums bezeugen.[74] Bereits 1989 hat er in gebündelter Form die Modalitäten interaktiver Kunstausübung zusammengefaßt und dabei nicht nur seine eigenen Techniken beschrieben.[75] Den Begriff der Interaktivität leitet er von den Modalitäten der virtuellen Realität ab, die er ganz allgemein als Resultate von Interaktionen mit unterschiedlich arrangierten Synthesebildern versteht: Jenen durch interaktive Kunst entstehenden Raum kennzeichnet er als »virtuellen Raum« von Bildern, Klängen, Texten und so weiter, der aufgrund der Tatsache, daß er sich nur dann darstellt, wenn mit und in ihm von einem Teilnehmer gearbeitet wird, die Arbeit als eine »latent Anwesende« charakterisiert. Dieser »virtuelle Raum« konstituiere sich durch unterschiedliche Darstellungsmedien entweder in zweidimensionaler Weise auf dem Bildschirm oder durch Projektion in den tatsächlichen Raum des Benutzers sowie durch synthetische Herstellung eines den Benutzer umgebenden dreidimensionalen Raums. Die Interaktivität werde über unterschiedliche Benutzeroberflächen durch Berührung, Gestik, Bewegung, Akustik oder Blick des Benutzers erzeugt, die von unterschiedlichen Meßgeräten und Sensoren registriert werden, die Bestandteile innerhalb eines Computersystems digitaler Bildverarbeitung, synthetischer Bilderzeugung und Random-access-Informationsspeicherung seien. Dabei realisiere jede Form der »interaktiven Inszenierung« durch den Betrachter ein Konzept, das auf der Basis technischer Mittel vom Künstler artikuliert werde. Für Shaw ist dies eine radikal neue Möglichkeit, sich direkt an den Betrachter zu wenden und ein Szenario zwischen ihm und dem Werk zu gestalten. In diesem Sinne definiert er Interaktivität recht allgemein als eine »Extension der Struktur des Kunstwerks«[76]. Je nach verwendetem Mittel geschehe diese Ansprache körperlich, bildhaft oder akustisch, wobei die interaktive Struktur einen jeweils unterschiedlichen Grad virtueller Realität generiere und den Betrachter auf verschiedene Weise involviere. In Abhängigkeit von der Art der Erzeugung der virtuellen Welt sei auch die Art der Interaktivität und des Spiels von Betrachter und Werk graduell unterschiedlich: Indem Shaw die virtuelle Welt als etwas auffaßt, was der Künstler in der Malerei, Architektur und Skulptur immer schon generiert habe, finde die Interaktion jeweils dort statt, wo sich der virtuelle Raum des Kunstwerks mit dem wirklichen Raum des Betrachters verbinde. »Für mich ist das Problem immer gewesen, wie man eine überzeugende Brücke zwischen diesen beiden Räumen gestalten kann. Der virtuelle Raum ist für mich eine Art der surrealen oder imaginativen Meditation des Realen.

Auf ihn kann man Imaginatives projizieren.«[77] Das Moment der körperlichen Beteiligung des Betrachters, unabhängig von den verwendeten Mitteln der Projektion oder des computergesteuerten Environments, ist charakteristisch für seine universelle Auffassung von Interaktion. Das Ziel, den Betrachter in sein Kunstwerk hineingehen zu lassen, zeigte sich bereits in den Arbeiten seit den sechziger Jahren. Shaws Installation *Movie Movie* von 1967 beispielsweise »machte aus der Kinoleinwand ein riesiges aufblasbares Gebilde, auf das die Zuschauer springen konnten und die Leinwand tatsächlich ›betraten‹. Durch das Betreten wurde die Struktur des Screens verändert und die Bilder verformt«[78]. Von hier schlägt er den Bogen zu seiner Arbeit *The Legible City* aus dem Jahr 1989 (Farbtafeln 4a und 4b). Der Betrachter fährt auf einem Fahrrad sitzend durch eine vor ihm projizierte Stadt, deren Häuser durch Texte repräsentiert werden.

Den Begriff der Virtualität überträgt Shaw auch auf den sich durch die Telekommunikationsmedien konstituierenden Raum: Neben der rein virtuellen Technologie erzeuge auch das neue Ausdrucksmedium der »televirtuellen Technologien« einen synthetischen Raum, der als Raum für künstlerische Visionen genutzt und »literarisch« erkundet beziehungsweise betreten werden könne, ohne daß die Benutzer noch länger Konsumenten in einem Mausoleum der Objekte sein müßten; sie seien »Reisende«, »Entdecker« in einem latenten Raum sinnlicher Information, deren Ästhetik in die Koordinaten der immateriellen Form und in die Szenarios ihrer manifesten Interaktivität eingeschrieben sei. Vor allem die Medienkunstfestivals zeigten seiner Erfahrung nach zunehmend eine Renaissance der Relationen und Bezüge zwischen Kunst und Wissenschaft. Raum, Zeit und Interaktion als die Gestaltungsparameter sowohl der virtuellen wie auch der televirtuellen Umgebung, deren Bedeutungskonstitution sich aus dem Zusammenspiel von Wissenschaft und Kunst vollzögen, eröffneten dem Künstler durch die neuen digitalen Bildtechnologien diverse Möglichkeiten und Methoden, die spezielle Eigenart des Kunstwerks zu erweitern und in den Raum der Interaktion zwischen Bild und Betrachter auszubauen.

Shaw nennt drei typische Merkmale, die für die Telekommunikation im Netz von besonderer Bedeutung seien:

1. Der gebaute Raum als »Meta-Architektur« und Labyrinth der Geschichten und Erzählungen, als Spiegelbild der objektiven Welt in einem virtuellen imaginativen Raum.
2. Das virtuelle Museum als »Theater der Erinnerung« in der hybriden Form der Funktionen des Museums, der Bibliothek und der Spielwelten.

3. Die telepräsente Ausdehnung der Körper, die technologische Dekonstruktion und künstlerische Rekonstruktion ihrer Identitäten in surrealer Multiplizität, als pathologische Konsequenz.[79]

Eine weitere Variante der Herstellung und Interaktion synthetischer Bilder, die der realen Welt parallelgestellt sind, ist ihre Ausstattung mit künstlicher Intelligenz. Indem das Bild nun abermals aus dem Bereich des Passiven heraustritt und selbst agieren kann, werden die Eigenschaften des traditionellen Bildes wiederum überschritten so daß man nun tatsächlich nicht mehr von »Bildern« sprechen sollte.

Künstliches Intelligenz-Geschöpf: Artificial Reality und Artificial Life

Die Interaktion mit dem Synthesebild kann um zwei Faktoren erweitert werden, zum einen durch eine telekommunikative Verbindung, die das von einem »realen Geschöpf« gesteuerte Bild in ein- und dieselbe Bildebene mit den körperlichen Gesten der Betrachter projiziert oder zum anderen durch ein sich intelligent verhaltendes »synthetisches Geschöpf«, mit dem der Betrachter wiederum in einer Bildebene agieren kann.

Obgleich der Erfinder der sogenannten »artificial reality«, Myron Krueger, bereits Anfang der siebziger Jahre mit der späteren virtuellen Realität vergleichbare Möglichkeiten der Interaktion mit synthetischen Bildern erarbeitet hat und auch in diesem Bereich als Pionier gilt, wird diese Art der Interaktion in dem Moment überschritten, in dem das synthetische Bild »intelligente Eigenschaften« zu haben scheint, wie es bei der Arbeit *Critter* der Fall ist. Dieses Prinzip der scheinbaren oder tatsächlichen, das heißt simulierten Erzeugung »künstlichen Lebens« ist innerhalb der interaktiven Medienkunst etwa 20 Jahre später[80] in wesentlich komplexerer Form auf der Basis der »Artificial-Life-Forschung«[81] als eigener Bereich aufgegriffen worden. Innerhalb dieses Bereichs haben sich so unterschiedliche wissenschaftliche Anwendungen wie die von Patti Maes[82] (1993, Abb. 15, S. 51), Naoko Tosa[83] oder Karl Sims[84] (1991, Abb. 32, S. 129) herausgebildet, die in den Arbeiten von Laurent Mignonneau, Christa Sommerer[85] (1992, Farbtafel 10) und Ulrike Gabriel[86] (1993, Farbtafel 7 und Abb. 30, S. 127) künstlerisch verarbeitet wurden.

Myron Kruegers Interesse gilt allgemein der Erforschung der Möglichkeiten des Computers, durch die Begegnung zwischen Mensch und Maschine ein neues Gebiet menschlicher Erfahrung zu ermöglichen. In enger Zusammenarbeit mit der Gruppe Experiments in Art and Technology (E. A.T.) entstand 1970 ein Experiment, mit dem bereits Funktionen eines Betrachters beziehungsweise Partners computerisiert wurden, so daß die Maschine den Betrachter wahrnehmen und in Echtzeit auf dessen Verhalten reagieren konnte.

Mit diesem von ihm entwickelten neuen Medium, das er *Metaplay* nannte, entstand ein Ort, der lediglich aus Informationen bestand und zwei räumlich voneinander getrennte Personen dadurch miteinander verband, daß der eine über Computergrafik und der andere über körperliche Gesten kommunizieren konnte. Bei diesem neuen Telekommunikationsort, später *Videoplace* genannt, nutzte Krueger die Tatsache, daß Menschen, die sich oder ihre Handlungen sehen, sich so verhalten, als wären sie tatsächlich gemeinsam an einem Ort, wobei der Kontext der Interaktion von beiden variiert werden kann und sich die Gesetze von Ursache und Wirkung von Augenblick zu Augenblick ändern.[88]

Als Resultat der experimentellen Erkundungen des *Videoplace*-Systems während der siebziger Jahre veröffentlichte Krueger 1983 seine Dissertation unter dem Titel *artificial reality*, worin er sich ausführlich mit der Technik und Ästhetik jenes interaktiven Mediums auseinandersetzte.[89]

Den insgesamt drei Interaktionstypen des Systems ist eine Unmittelbarkeit der Erfahrung eigen, die sich nicht aus dem Realismus einer porträtierten, grafischen Welt ableitet, sondern aus dem Verhalten der Teilnehmer resultiert: Statt einer realistischen Abbildung werden jeweils Gestalt, Position und Bewegung des Teilnehmers durch Videokameras erfaßt, deren Bilder analysiert und in eine zweidimensionale grafische Darstellung übertragen, so daß diese mit anderen in gleicher Weise dargestellten Teilnehmern oder grafischen Geschöpfen interagieren kann. Bei der elementarsten Form der Interaktion ist der Computer selbst Teilnehmer und reagiert auf die zeichnerischen Gesten der menschlichen Teilnehmer, die ihren »Finger« oder ihren »Körper« als »Zeichenstift« einsetzen.

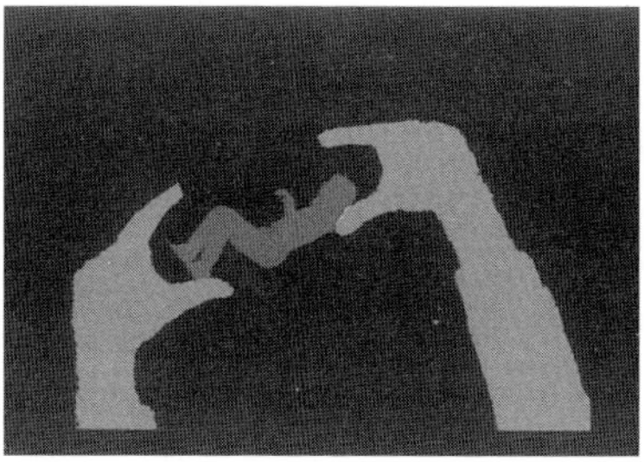

Abb. 13 Myron Krueger, Zweiweginteraktion Videoplace, 1970

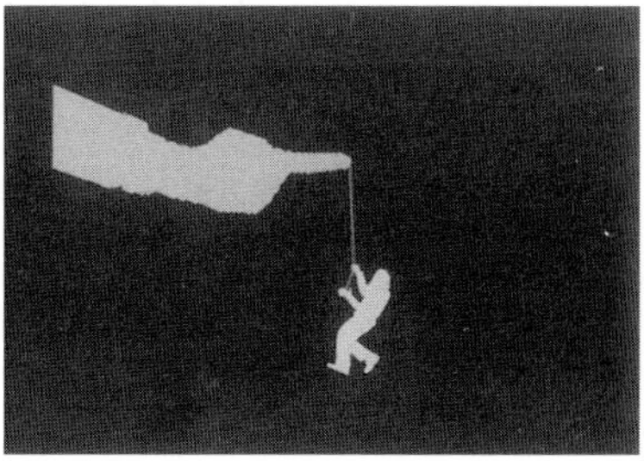

Abb. 14 Myron Krueger, Zweiweginteraktion Videodesk, 1970

Eine ausgefeiltere Form der Interaktion ist die zwischen einem Menschen und einem künstlichen, computergenerierten »Geschöpf«, welches das Verhalten des Teilnehmers wahrnimmt und darauf entsprechend reagiert. Mit diesem Wesen wird künstliche Intelligenz oder künstliche Persönlichkeit entweder realisiert oder vorgetäuscht, je nachdem, ob das Wesen lernfähig ist, wie im *ALIVE*-System, oder nicht, wie bei *Critter.*

Der dritte Interaktionstypus zwischen Mensch und Mensch basiert auf der Telekommunikationstechnik in Verbindung mit dem *Videoplace*-System, das den Teilnehmern die Möglichkeit bietet, die Reaktionsregeln der grafischen Silhouetten ihres Körpers selbst zu variieren, wobei diese bei Berührung mit einem Geräusch reagieren. Eine solche Installation ist vergleichbar mit einer Arena, in der sich zwei Teilnehmer wie bei einem Wettkampf körperlich austauschen. 1991 hat Myron Krueger sein zweites Buch über künstliche Realität veröffentlicht, worin er die Weiterentwicklung des Konzeptes *Videoplace* von 1969 beschrieben hat.[90]

Die Wissenschaftlerin Patti Maes knüpft hinsichtlich der Idee, einen natürlichen Kommunikationsraum zu erfinden, in dem man mit virtuellen Gegenständen oder Wesen kommunizieren kann, unmittelbar an Kruegers Arbeit an. Wie bereits für ihn, so stellt auch für sie »der Großteil der Virtual-Reality-Systeme [...] keine besonders natürliche oder verbindliche Erfahrung dar«[91]. Problematisch sei, daß bei den heutigen VR-Systemen der Teilnehmer mit Datenhelm und Handschuh komplett »verdrahtet« werden müsse. Außerdem gestatten diese Systeme dem Betrachter lediglich, sich in eine einfache, eindimensional-lineare Interaktion einzuklinken. Der Handlungsspielraum sei darüber hinaus stark eingegrenzt: Der Betrachter könne lediglich durch den virtuellen Raum navigieren, so daß sich verändere, was er wahrnehme, aber nur selten könne er auch Manipulationen an virtuellen Objekten vornehmen. Mit dem *ALIVE (Artificial Life Interactive Video-Environment)*, das erstmals auf der *SIGGRAPH* in Anaheim, Kalifornien, 1993 gezeigt wurde, wollte Maes eine ganz andere Art von Erfahrung ermöglichen: »Wir wollten erreichen, daß sich der Teilnehmer in einer sehr viel natürlicheren, unbelasteteren Art und Weise mit vertrauten Bewegungen und ohne störende Ausrüstungsgegenstände mit dem virtuellen Raum auseinandersetzen kann und haben uns dabei von der Arbeit des Pioniers Myron Krueger inspirieren lassen. Darüber hinaus war es uns wichtig, daß der Benutzer mehr tun konnte, als sich nur durch die künstliche Umwelt zu bewegen und ein paar Handgriffe an virtuellen Objekten vorzunehmen. Wir wollten zeigen, daß es weniger darauf ankommt, wie fantasievoll und schnell die Grafiken sind, damit eine virtuelle Umgebung einladend wirkt, sondern vielmehr darauf, wie interessant, und vor allem wie sinnvoll die Interaktionen sind!«[92]

Das hierzu entwickelte System basiert auf den neuesten Ergebnissen der »Vision-Based-Gesture-Recognition«, des »Physically-Based Modelling« und des künstlichen Lebens.[93] Unter Verwendung der Chromakeying-Technologie erscheint das Bild des Betrachters zusammen mit einer interaktiven Echtzeit-Computeranimation auf einem großen Bildschirm. Die Wesen, mit denen er kommunizieren kann, sind mit sensorischen Fähigkeiten ausgestattet, die es ihnen ermöglichen, eine gewisse zielgerichtete Autonomie und Lernfähigkeit zu entwickeln. Das System erlaubt dem Betrachter, anhand einfacher natürlicher Gesten in einem Computergrafik-Environment mit den diese Welt bevölkernden künstlichen Wesen zu interagieren. Die »*ALIVE*-Geschöpfe« reagieren auf die Gesten des Betrachters, die Positionen seiner Hände sowie auf das Verhalten weiterer anwesender Personen. Das Repertoire ihres eigenen Verhaltens besteht aus mehreren Faktoren: dem Wunsch, nahe beieinander zu bleiben, der Angst vor unbekannten Dingen oder Personen, einer gewissen Neugier et cetera. Sie gehen auf den Betrachter zu oder von ihm weg, spüren seiner Hand nach oder sehen ihn einfach nur an.

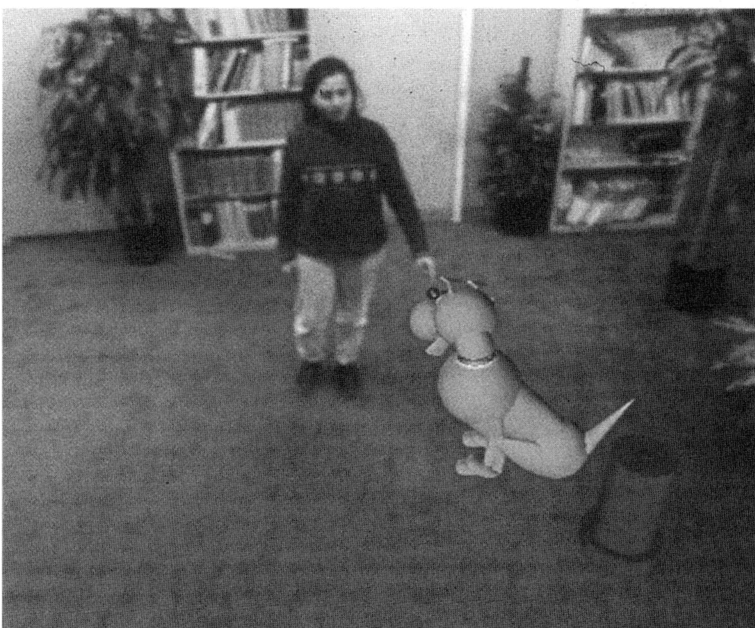

Abb. 15 Patti Maes, ALIVE (»Sit«), 1993

Dabei entscheiden sie aufgrund ihrer Sensordaten und ihres Repertoires von Handlungsmöglichkeiten autonom über die nächste Handlung. Aufgrund eines Lernalgorithmus können sie ihr zielorientiertes Verhalten verbessern, das heißt sie »lernen«.

Maes wie auch Krueger verbindet das Interesse der Erforschung einer humaneren Interfaceverbindung zwischen Mensch und Computer, losgelöst von jeglicher Verkabelung. Hierzu greifen beide auf die alltäglichen Mittel der Verständigung, die Stimme und die Gesten zurück. Um eine Verbindung herstellen zu können, generieren beide einen neuen Ort der Kommunikation, einen »Zwischenort«, der eine »gemischte Realität« (Mixed Reality)[94] darstellt. Werden das Computerwesen und das Bild des Betrachters in einem realen Videoabbild eines Raumes zusammengeführt, spricht man auch von »erhöhter Wirklichkeit« (Argumented Reality, AR)[95]. Werden beide hingegen in eine synthetische Umgebung hineinkopiert, spricht man von einer »erhöhten Virtualität« (Argumented Virtuality, AV)[96]. Ausschlaggebend ist der dominierende Realitätsanteil bezüglich der Darstellung. Krueger verwendet für seine Arbeit den Begriff »artificial reality« und macht damit deutlich, daß es sich nicht um die reale Welt handelt, sondern einen real-synthetisch gemischten Ort. Maes hingegen betont nicht die gemischte Räumlichkeit, sondern die gemischte Art der Lebendigkeit der computer generierten Figur und nennt ihre Arbeit folglich »artificial life«.

Künstliches Intelligenz-System: Ereigniswelt und intelligentes Ambiente

Während der Betrachter in den gemischten Realitäten, wie sie in den virtuellen und artifiziellen Welten vorkommen, nach wie vor das Gefühl hat, »mit« diesen zu interagieren, so wird er sich erst aufgrund einer anderen Wirklichkeitsauffassung bewußt, daß er nicht mehr »mit« einem Gegenstand interagiert, sondern sich »innerhalb« eines »Systems« befindet, dessen Eigenschaften gemischter Realität sich ihm sukzessive durch sein Handeln mitteilen, wie dies längst auch außerhalb der Kunstwelt, in der uns umgebenden Medienrealität der Fall ist. Diese strukturell gleichrangigen Ereigniswelten umgeben den Rezipienten je nach Grad der Komplexität in unterschiedlichen Zusammenhängen und Konfigurationen, von denen er immer auch Teil des Systems ist.

Einer der Künstler, die sich künstlerisch-medial und auch theoretisch seit Jahren mit diesem das Realitätsempfinden prägenden Verhältnis von »Bild« und »Abbild« beziehungsweise »Wirklichkeit« und »Fiktion« auseinandersetzen, ist Peter Weibel, Professor für Medienkunst in Wien, ehemaliger Leiter des Instituts für Neue Medien an der Städelschule in Frankfurt, langjähriger künstlerischer Leiter der *ars electronica* in Linz und seit 1996 Professor an der Staatlichen Hochschule für Gestaltung in Karlsruhe. Seine Kunsttheorien, medienästhetischen Reflexionen wie auch seine vielfältigen Medienkunstarbeiten sind von hohem semiotischen Interesse und orientieren sich an Fragen der Repräsentation beziehungsweise der logischen Übereinstimmung von Sachverhalten und Sätzen.[97] Interaktivität in dem Sinne, daß der Betrachter erst das Werk schafft, war dabei ein Resultat der Analyse der »Repräsentationsstrategien«, die es nötig machten, nach Techniken zu suchen, mit denen dieses Ziel erreicht werden konnte.

Zusammen mit Gerhard Johann Lischka hat Peter Weibel 1989 wichtige Kennzeichen interaktiver Kunst herausgearbeitet.[98] Grundsätzlich versteht er Interaktion als Folge einer »naturbedingten Umgebungsabhängigkeit«, wobei die Trennung zwischen innen und außen flexibel ist, so daß die Grenze zu verschiedenen Zeitpunkten unterschiedlich verläuft.

Weibels Umweltbegriff impliziert einen »allgemeinen Systembegriff«, der sich aus der Interaktion von Komponenten des Systems definiert: »Es gibt eine fast isomorphe Wechselwirkung zwischen System und Umwelt, sozusagen zwischen innerer Umwelt (Organismus) und äußerer (Umwelt). Technologie als Exteriorisation, als Umwandlung von naturgemacht in menschengemacht, entsteht aus dieser Isomorphie. Daher existieren alle Kameraformen, die wir kennen, auch schon im Tierreich, sogar das Spiegelteleskop.«[99]

Er versteht den Begriff der Umwelt als einen, der nicht allein von der Natur, sondern auch von den immateriellen Komponenten der Zivilisation bestimmt wird und eingebunden ist in die komplexen wechselseitigen Prozesse der Zeichenwerdung. So ließe sich anhand der Triade »Umwelt – Milieu – Medium« das »Monitor-Stadium der Welt« ablesen, als Mediatisierung der Umwelt, Ineinssetzung von Objekt und Spiegelbild, Gegenstand und Zeichen, Lebewesen und Klonen.

Auf der Grundlage eines »universalen Systembegriffs«, in dem die Kommunikation das eigentliche Modell für lebendige Systeme darstelle und das durch ein gewisses Erinnerungsvermögen gekennzeichnet sei, folgert Weibel: »Die Komplexität, Multiplizität und Hybridität der Objekte im evolutionären Monitor-Stadium verlangten aber nach anderen Mannigfaltigkeiten als die historischen Raum- und Zeitformen, zum Beispiel fraktale Dimensionen, Kreislauf, Homeostase, Rückkopplung, Selbststeuerung, Selbstorganisation, Autopoiesis sind einige der Begriffe, die in der Neuzeit eingeführt wurden, um eine komplexere Dimensionalität der Systeme analysieren und erklären zu können.«[100] Eine Folge der Wechselbeziehungen zwischen den Elementen eines

Systems sei die Entstehung unabhängiger Kommunikationsnetze, die durch die Art ihrer Veränderbarkeit die Eigenschaft des Lebendigen annehmen könnten. Nicht das durchlässige System, sondern die Veränderbarkeit der Wechselbeziehungen seien die entscheidenden Kriterien für individuelle, intelligente Eingriffe in das System: »[...] wir brauchen durchlässige dissipative Codes; mit deren Hilfe entkommen wir dem Netz der Systeme.«[101]

So fordert er, daß die Kunst wieder Quelle werden müsse, um ein System »lockerer Knoten« beziehungsweise »dissipativer Codes« zu erwirken. Entscheidend sei auch hier wieder die Interaktion, durch die Knoten geknüpft und gelöst werden. Mit dem Verweis auf die Tradition der modernen Kunst, den Wechsel, den Prozeß und den Moment mit dem ästhetischen Prozeß zu verschmelzen, hebt er deren kybernetische, konstruktive, systemtheoretische und kommunikationstheoretische Wurzeln hervor, die die Aktivität des Künstlers und des Betrachters betonen. Er schlußfolgert: »Die Medienkunst, insbesondere die digitale, ist fast per definitionem interaktive Kunst. Sie hat die partizipatorischen Techniken der Avantgarde zu einer Technologie der Interaktivität entwickelt.«[102] Und weiter: »In der neuen Medienkunst ist der partizipatorische Betrachter, die Interaktion zwischen Kunstsystem und Benutzer die Conditio sine qua non.«[103]

Vor allem bei den computergesteuerten Arbeiten verschiebe sich das Augenmerk auf eine »Ästhetik der Atmosphäre«, eine Wahrnehmungswelt, in die der Betrachter mental und physisch eingelassen sei. Für Weibel steht die interaktive Medienkunst deshalb in unmittelbarem Zusammenhang mit der aktuellen Erkenntnistheorie des Radikalen Konstruktivismus, wie sie von Ernst von Glasersfeld vertreten wird, und der evolutionären Erkenntnistheorie von Umberto Maturana: »Diese ganzen Theorien der letzten Zeit von den selbstorganisierenden bis zu den selbstreferentiellen Systemen versuchen ja nichts anderes, als den Prozeß der Individuation in einem System durch die Interaktion autonomer Teile zu erklären und deren Gesetzmäßigkeiten herauszufinden.«[104]

Ein Rückblick auf die Technologieentwicklung zeigt, daß mehrere technologische Entwicklungen im Bereich des Bildwiedergabe-Verfahrens schon sehr früh den Weg für die Konvergenz von Telepräsenz und virtueller künstlicher Umwelt ebneten:[105]

Philco Cooperation entwickelten 1958 das sogenannte *Philco-System*, ein Environment, das dem Betrachter ermöglicht, das künstliche Auge der Kamera selbst zu lenken und den Blickwinkel beziehungsweise den Ausschnitt des Bildes zu steuern. Hiernach folgte der nächste Schritt,

Bilder der realen Umwelt mit Bildern einer künstlichen virtuellen Welt zu mischen: Der zwischen 1965 und 1968 von Ivan E. Sutherland konzipierte »Kopfhelm« verfeinerte die Idee der virtuellen Realität, indem die Verzerrungen der Perspektive, die bei Bewegung des Betrachters auftreten, auf die virtuellen computergenerierten Objekte übertragen und mit den Kopfbewegungen des Betrachters synchronisiert wurden. Den eigentlichen Beginn der virtuellen Welten markieren Sutherlands technische Modelle des »ultimate display«, bei denen dem Betrachter auf kleinen Kathodenstrahlröhren Drahtmodellbilder vor Augen geführt werden, die über Sensoren auf die Kopfposition des Betrachters reagieren. James Clark, Gründer von Silicon Graphics und Schüler von Sutherland, hat Ende der siebziger Jahre die Technik der am Kopf montierten Bildschirme, der »Head Mounted Displays«, weiterentwickelt. 1983 hat M. A. Callahan von der Architecture Machine Group am MIT ein solches System für den Personal Computer weiter ausgebaut.

Die Weiterentwicklungen dieser Systeme im Bereich der Kunst sind zum Beispiel das 1982 als *artificial reality* publizierte Konzept Myron Kruegers, das neue Techniken der Interaktion zwischen Beobachter und Bild in einer künstlichen Realität erkundet, die Perfektionierung des VR-Illusionismus durch Fred Brooks 1988 oder das bekannte *Aspen Movie Map System* der Architecture Machine Group vom MIT, das schon in den späten siebziger Jahren dem Betrachter erlaubte, anhand eines berührungsempfindlichen Anzeigensystems mit selbstgewählter Geschwindigkeit durch die Stadt Aspen zu fahren und sogar Gebäude zu betreten. Jeffrey Shaws Installation *The Legible City* (Farbtafeln 4a und 4b), Michael Naimarks *Straßenbahnfahrt durch Karlsruhe* oder Scott Fishers *Viewing System* (Abb. 10, S. 40), das er Ende der achtziger Jahre entwickelte und das eine virtuelle audio- und stereoskopische Bildumgebung darstellt, die auf die Position, Stimme und Gesten des Teilnehmers reagiert, sind ebenfalls wichtige Weiterentwicklungen im Bereich der Kunst.

Diesen »Systemen der Medienkunst«, so Weibel, ist gemeinsam, daß sich die konstruierte virtuelle Welt in Abhängigkeit von und mit dem Beobachter als Teil des Systems in Echtzeit verändert. Folglich betrachtet er sie als »kybernetische Systeme«, deren Ereignisse rekursiv als Rückkopplung strukturiert sind und die aufgrund der Feedbackstruktur auch eine Selbstkorrektur des Systems erlauben; sie ermöglichen dem Betrachter eine Teilnahme am elektronischen Dialog, der, so Weibel, im Zeitalter der Hyperrealität einen neuen medialen Realismus vertrete.

Mit dem Ziel, die Systeme zu durchlöchern und eine »Transformation der Technokratie« einzuleiten, versuche die interaktive Medienkunst von der telematischen bis zur digitalen Interaktivität, von der globalen Telekommunikation über Satellit bis zur lokalen taktilen Interaktivität mit dem Computer über den Bildschirm, vom visuellen bis zum akustischen Bereich, die Erforschung selbstorganisierender komplexer Systeme transparent und sinnlich erfahrbar zu machen. Weibel unterscheidet die Interaktion als wechselseitige Beeinflussung im Verhalten und Bewußtsein auf drei Ebenen:

1. Die Interaktion zwischen Materialien und Elementen, wie zum Beispiel Bild und Ton oder Farbe und Musik als »synästhetische Interaktion«,
2. die Interaktion zwischen Energiezuständen, wie bei Werken, die auf Umweltveränderungen reagieren, als »synergetische Interaktion« und
3. die Interaktion zwischen Personen oder zwischen Personen und Objekten, die man als »kinetische« oder »kommunikative« Interaktion bezeichnen könnte.

Aus der Vielzahl seiner Ansätze, Interaktivität zu beschreiben, zieht er den Schluß, daß dieses Phänomen lediglich ein Oberbegriff für eine Vielzahl »homeostatischer Prozeduren«[106] sei, die das Funktionieren komplexer dynamischer Systeme jenseits einer starren Geometrie ermöglichten. Da die primären Eigenschaften des interaktiven Systems erst durch das Zusammenwirken seiner Teile entstehen, sei es unmöglich, es unabhängig davon zu studieren. Weibel nennt diese Teile »virtuelle Teile«, die analog den Modellen des Geistes einer »Logik der Pluralität« folgen und jede Linearität hinter sich lassen.

Die interaktiven Medienwerke haben offenbar für ihn einen allgemeinen erkenntnistheoretischen Wert, denn er betont: »[...] mit einem komplexen interaktiven Systembegriff und mit einer partikulären oder pluriversalen Betrachtungsweise wird das Studium dynamischer, menschengemachter Systeme möglich, welche Eigenschaften natürlicher, lebendiger Systeme zeigen.«[107]

Vor allem die interaktiven »Modellwelten« und »virtuellen Architekturen« verwiesen auf eine grundlegende Veränderung unserer Umwelt, so Weibel.[108] Gleichzeitig seien sie die Vorstufe zu einer intelligenten Architektur, die als das »Endo-Tor«[109] zur elektronischen Welt in den nächsten Jahren wohl auch auf die reale Architektur übertragen werde. Eine solche, von Maschinenintelligenz und Sensorentechnologie unterstützte Umgebung nennt Weibel »intelligentes Ambiente«[110], das auch ein Satellitennetzwerk sein könne, das ein »globales« intelligentes Ambiente bilde. In ihnen werde der eingreifende Mensch selbst zum System gerechnet. Künstliche Umwelten, die selbst künstliche Intelligenz besitzen, verwandeln, so Weibel, auch die natürliche Umwelt in eine künstliche. Die Architektur eines intelligenten Ambientes stelle eine »kontextgesteuerte Ereigniswelt« dar, ein Medium, das sich zeitlich und räumlich kontinuierlich verändere und Außen- und Innenräume durchdringe. Dabei würden die Faktoren »Energie«, »Wetter«, »Wärme« sowie die Elemente »Tür«, »Stiege«, »Fenster« und »Fassade« zu Variablen, die den Kontext bildeten beziehungsweise auch selbst kontextuell gesteuert würden.

Weibel sieht die Architektur des intelligenten Ambientes in der »dekonstruktiven Architektur« vorgezeichnet. Die Entwicklung hierzu habe sich in drei Schritten vollzogen:

Die ersten Modelle für künstliche Lebensvorgänge seien Entropie-Messungen gewesen, die die Interaktion zwischen System und Systembewohner kontrollierten. Sich selbst steuernde Systeme, die den Schwerpunkt allgemein auf das dynamische System legten, seien der zweite Schritt gewesen. Der nächste Schritt bestünde nun darin, zu fragen, was passiere, wenn die natürliche Umgebung durch künstliche Intelligenz verbessert beziehungsweise unterstützt oder »erhöht« werde. Diese neue Vorstellung führt nach Weibel dazu, anstelle eines Roboters eine Vielzahl kleiner »künstlicher Wesen« zu konzipieren, die nur lokale Aufgaben erfüllen sollten: »Ein Schwarm von kleinen, mit Intelligenz begabten ›künstlichen Wesen‹ sind in die Umgebung dezentral eingebettet und reagieren auf das Verhalten und die Bedürfnisse der Menschen, ob dies nun die Lampen in einem Gebäude oder die Verkehrssteuerung auf der Autobahn oder die Informationen im Datennetz sind.«[111]

Auch hier ist der systemtheoretische Zugang zum Verhalten komplexer Systeme jene Folie, auf welcher Weibel den Gebrauch von Architektur und Medien abbildet.

Weibels Arbeiten von »sich selbst programmierenden« computergestützten Architekturen mit autonomen Agenten und genetischen Algorithmen wie auch die Arbeiten seiner Schüler des Instituts für Neue Medien in Frankfurt[113] sind Beispiele für eine Medienkunst, die sich aus einer spezifischen Organisationsform, der virtuellen Architektur heraus definiert. Durch die Interaktion des Menschen mit den architektonischen Modulen entsteht ein viables, das heißt lebensähnliches System.

In seiner Arbeit *Weltwürfel* beziehungsweise *Virtual World 1, 2, 3* aus dem Jahr 1992 betritt der Betrachter einen spitzwinkligen dunklen Raum, dessen Lichtquelle eine transparente Leinwand darstellt, auf der sich die virtuelle Welt in dem Moment darstellt, in dem der Betrachter auf die unterschiedlich farbigen, am Boden angebrachten Sensorpunkte tritt. Mit Hilfe dieser farbigen Kontaktpunkte werden drei Modellwelten

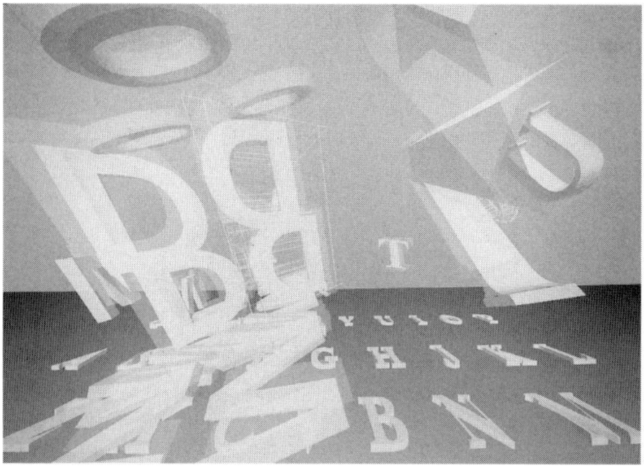

Abb. 16
Peter Weibel,
Virtual World 1:
The Text World,
1992

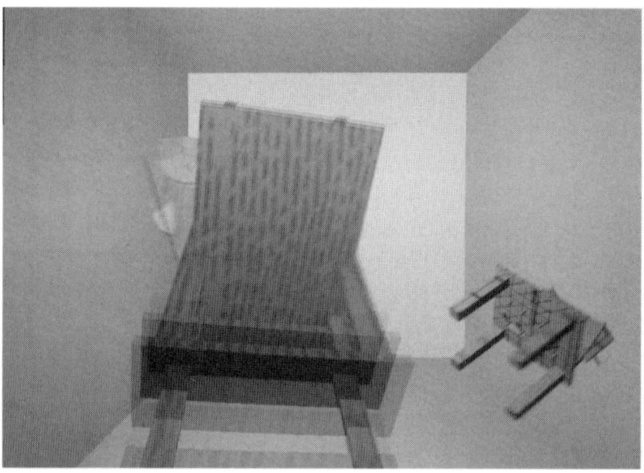

Abb. 17
Peter Weibel,
Virtual World 2:
The Object World,
1992

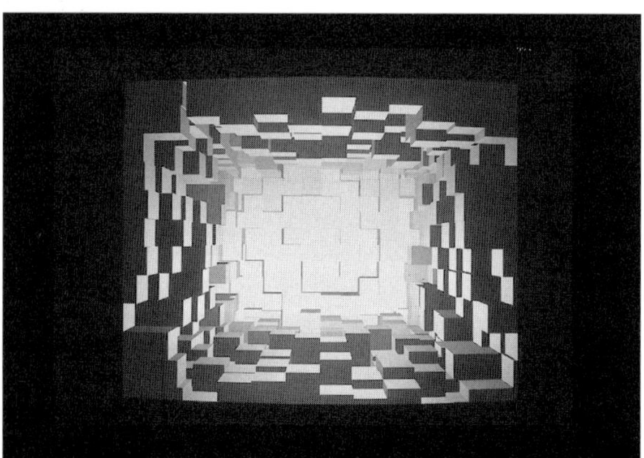

Abb. 18
Peter Weibel,
Virtual World 3:
The Architecture
World,
1992

angesteuert: die Welt des Textes, die Welt der Gegenstände und die Welt des Raums beziehungsweise der Architektur. Wenn der Betrachter auf die übrigen grauen Bodenpunkte tritt, navigiert er durch die einmal ausgewählte Welt und deren Ereignishorizont, das heißt es werden die Erscheinungsweise, die Formen und Gestalten der jeweiligen Welt verändert. »Er wählt somit nicht nur die Codes der verschiedenen ›Weltweisen‹ (world modes), sondern spielt, weitgehend, mit den Modulen dieser Codes. Seine Schritte evozieren wechselnde Bilder dieser Welten, die in Echtzeit auf der riesigen Leinwand erscheinen.«[114]

Wie schon bei den virtuellen und artifiziellen Welten werden auch hier die digital codierten Informationen in einfache grafisch-visuelle Signale umgewandelt und an einen Projektor weitergegeben, der die Bilder als Video-Rückprojektion in Echtzeit auf eine große Leinwand projiziert. Diese Arbeiten bestehen meist aus drei Teilen: den jeweiligen »Interfaces«, in diesem Fall der mit Sensoren ausgestattete Boden, den »Programmen«, die die Projektionen, hier die drei Welten, definieren und generieren, sowie den »Bildern der Leinwand«, die auf den Besucher unmittelbar reagieren.

Sehr häufig ist eine Interaktion in dem Sinne, daß der Betrachter die Bildwelten »instrumentell« bedienen kann, vom Künstler nicht gewünscht. Statt dessen wird der Betrachter vom System nach dessen Logik »ertastet«, vom Computer »interpretiert« und auf der Leinwand »ausgedruckt«. Dies hat zur Folge, daß er selbst zum Bestandteil der Arbeit im Sinne eines Werkzeugs wird und innerhalb des Systems, das die instrumentelle Funktion einer Schreibmaschine pervertiert, in engem Zusammenhang mit dem Interface als »sprachlicher Baustein« funktioniert. Auf diese Weise wird »nicht die Botschaft, sondern die Präsenz des Subjekts vermittelt und damit Wirklichkeit nicht wieder-, sondern die Bedingungen ihrer Konstruktion«[115] vorgegeben.

In Weibels Arbeit und noch überzeugender in seiner Erläuterung der Arbeit wird erstmals der Unterschied jener computeriell gesteuerten interaktiven Arbeiten zu einem Interaktionsbegriff hervorgehoben, der unter Interaktion lediglich den üblichen »Knopfdruck« versteht und darüber hinaus keine andere Vorstellung damit verbinden kann. Den Betrachter »erfassen« und ihn »abbilden« ist dagegen etwas deutlich anderes. Die Interaktion resultiere hier aus den Handlungsversuchen, sich zu orientieren und das System kennenzulernen, um es »in den Griff« zu kriegen. Wie bei einem Geduldspiel werde dies um so interessanter, je näher der Betrachter seiner »Macht« komme, sie jedoch niemals erreichen könne, da er während seiner Handlungen zu keiner »äußeren Ansicht« gelangen könne.

Die Arbeiten, die Weibels »Schüler« in Frankfurt während des Jahres 1993 realisierten, geben diese aus künstlerischer Sicht durchaus ungewohnte, »neue« Rezeptionsform eindrücklich wieder: Etwa *Interactive Plant Growing* (1992, Farbtafel 10) von Christa Sommerer und Laurent Mignonneau[116], *Chaos Cube* von Michael Klein, *7 Objects meet* von Anke Wagenaar oder *Secret of Life* aus dem Jahr 1994 von Constanze Ruhm und Peter Sandbichler, die 1995 für den Österreichischen Pavillon der Medien auf der 46. Biennale von Venedig einen Beitrag leisteten.

Am deutlichsten demonstriert die 1993 entstandene Arbeit *Terrain 01* von Ulrike Gabriel jenes paradoxe Verhältnis von »Betrachterwillen« und der »Reaktion des Environments«. Ulrike Gabriel hat ihre Arbeit bewußt so konzipiert, daß der Betrachter in jedem Fall zu einem das Gesamtsystem beeinflussenden »Außenfaktor« wird. Dadurch kann er die Labilität beziehungsweise Stabilität eines aus anscheinend autonomen Roboterlebewesen bestehenden Systems, das sich auf einem kreisrunden »Terrain« nach bestimmten Regeln bewegt und dadurch »künstliches Leben« simuliert, maßgeblich beeinträchtigen: Indem sich die Interaktion des Betrachters mit dem System über seine gemessene Gehirntätigkeit vollzieht, die eine Lichtmaschine steuert, die wiederum die Bewegungsaktivitäten der solar betriebenen Roboterlebewesen beeinflußt, kommt ein paradoxer Prozeß in Gang: »Je geringer die Gehirnaktivität ist, das heißt je entspannter der Betrachter ist, desto mehr Licht trifft auf die Roboter und desto aktiver bewegt sich folglich die gesamte Roboterpopulation [und umgekehrt]. Durch diese einfache Rückkopplung wird der Betrachter zum nicht-autonomen Teil der Welt: Er kann das Ganze nicht betrachten, da er selbst ein Teil des gesamten Systems ist.«[117]

Weibel charakterisiert eine solche Form der Kunst als sogenannte »postontologische Kunst«, als eine Kunst der »Virtualität«, der »Variabilität« und der »Viabilität«. Deren computerielle digitale Eigenschaften der Bildinformation sind für die Konstruktion virtueller Umwelten und interaktiver Installationen insofern geeignet, als das Bild dadurch erstmals zu einem dynamischen System von Variablen erweitert und die Beobachterabhängigkeit, welche schon das perspektivische Bild bestimmte, im virtuellen digitalen Trägermedium noch weiter gesteigert wird.[118] »Das Bild verwandelt sich von einer starren Fläche in ein dynamisches System, in ein dynamisches ganzheitliches Bildfeld, in ein Variablenfeld, das lokal steuerbar ist. Der Beobachter konstruiert den Kontext, indem die freien Variablen Form annehmen, [...] man sollte also eher von einem Ereignisfeld aus akustischen, visuellen oder olfaktorischen Variablen, virtuellen Informationen sprechen, als von einem Bild.«[119]

Ein solches »Ereignisfeld«, das lokal oder global gesteuert, konstruiert und kontrolliert werden kann und das vom jeweiligen Kontext, den der Betrachter erzeugt, abhängig ist, stelle, so Weibel, eine neue Form des Bildes dar. Es verwandle die Vorstellungen des Fensters, durch das man einen kleinen Ausschnitt beobachten könne, in die Vorstellung von einer Tür, durch die der Beobachter in die Welt unterschiedlicher Ereignisfelder beziehungsweise Erlebnisräume eintreten und diese beeinflussen könnte. Er stellt die Bedeutung des »Kontextes« als eine der dringlichsten Fragen dar, da dieser die Veränderung der Variablen bewirke: So könnten beispielsweise ein anderes Bildsystem, eine Tonfolge, eine andere Maschine, der Mensch als Beobachter, die Distanz, der Druck et cetera Kontext sein, der sich aus unterschiedlichen Schnittstellen ergebe.

Die Erkenntnisse, die aus den interaktiven visuellen Welten gewonnen werden könnten, thematisierten, nach Weibel, gerade aufgrund ihrer Konstruktion kontextgesteuerter Ereigniswelten auch spezifische Gehirnfunktionen.[120] Die »Virtualität« der Informationsspeicherung, die »Variabilität« der Bildobjekte und die »Viabilität« des Bildverhaltens seien Eigenschaften, die das Bild in ein dynamisches System mit lebensähnlichem Verhalten verwandelten und somit die interaktive Medienkunst in Analogie zu Systemen des lebenden Organismus setze. In diesem Sinne definiert er Technik als vom Menschen gemachte Natur, die in eine neue Phase eintrete, »wenn sie zentrale Prozesse des natürlichen Lebens in künstliche, vom Menschen gemachte verwandelt.«[121] »Genetische Kunst« sei folglich das künstlerische Äquivalent der Gentechnik, es simuliere einerseits Lebensprozesse und andererseits versuche es die Folgewirkungen solcher synthetischen Erzeugungen kritisch zu bedenken.[122] Weibel teilt die »genetische Kunst« in sieben Unterkategorien ein: in evolutionäre, biogenetische oder algorithmische Kunst sowie in Robotik, virtuelle Kreaturen und künstliches Leben. Als eine der wenigen Kunstformen der Gegenwart bleibe sie nicht kunstimmanent, sondern nähere sich den zentralen Punkten des Lebens.

Er entlehnt den Begriff der Viabilität, des »lebensähnlichen Verhaltens«, dem Radikalen Konstruktivismus, der die Eigenschaft komplexer dynamischer Systeme bezeichnet, die sowohl autonom durch Rückkopplung Zustandsänderungen erfahren, als auch kontextsensitiv auf Eingaben ihrer Umwelt reagieren.[123] Von dieser Eigenschaft wird, so Weibel, auch die nächste Evolutionsstufe der Medienkunst, die Kunst im Netzwerk, geprägt sein: »Bei diesen nächsten Umwandlungen des klassischen Bildes wird die künstliche Intelligenz der Maschinen zunehmend dazu benützt werden, um künstliches Leben zu konstruieren, das heißt Ton- und Bildsysteme mit lebensähnlichem Verhalten zu generieren. Genetische Algorithmen, autonome Agenten, ›Swarm Architecture‹ werden dabei eine zentrale Rolle spielen. Auch der nächste Schritt virtueller Agenten mit künstlicher Intelligenz ›auf‹ den Datenautobahnen ist schon in Vorbereitung.«[124]

Als Beispiel nennt Weibel die 1994/95 entstandenen »Knowbots«, die von Gerd Döben-Henisch am Institut für Neue Medien in Frankfurt entwickelt wurden, intelligente Agenten mit virtuellen Körpern, die autonom und lernfähig sind und in Datenbanken und -autobahnen arbeiten. Die Knowbots sind Maschinen, die »gar keine materiellen Körper mehr haben. Es sind immaterielle Gebilde, bloße Formen, mathematische Funktionen, die sich selbst verändern können, die beliebig viele Kopien von sich anfertigen können, die multilokal sein können, omnipräsent, und die dennoch viele der Eigenschaften haben können, die wir sonst nur vom Menschen kennen«[125]. Sie können sich in den immateriellen Datenräumen bewegen, Informationen sammeln, austauschen, verändern oder neu beschaffen und verkörpern am reinsten, so Weibel, das Konzept der »postontologischen Kunst«: »Sie sind Wesen mit menschlichen Eigenschaften, wie (künstliche) Intelligenz, (künstliches) Leben und (künstliches) Bewußtsein, aber ohne materielle Existenz, ohne Körper. Sie sind ›Subjekte‹ ohne ontologischen Status.«[126]

Medienkunst, die auf der Basis der Artificial Life-Forschung konzipiert ist, vermittelt in anschaulicher Weise, »daß die ›logische Form‹ eines Organismus von seiner materialen Basis getrennt werden kann« und das Leben eine Eigenschaft jener logischen Form ist.[127]

Dies gilt insbesondere, wenn sie sich nach dem von John von Neumann entwickelten zellulären Automaten nach bestimmten Regeln selbst reproduziert und eine lebendige, sich selbst organisierende Gemeinschaft von Zellen darstellt oder aber auf die am Los Alamos National Laboratory von Christopher C. Langton in den achtziger Jahren entwickelten Zellularautomaten-»Schleifen« zurückgeht.

Datennetz und Datenfluß: Telematik und Gesamtdatenwerk

Ein bislang letztes Stadium erreicht die Interaktion auf der Ebene der Interaktion mit einer »Matrix«, einem »Code« oder, noch allgemeiner formuliert, mit und in einem »Datennetz«, das die realen gemischten Realitäten in neue Zeit- und Raumordnungen überträgt und die »Krise des Bildes« bestätigt. Fred Forest, der als Pionier der Videokunst zusammen mit Mario Costa 1983 die Gruppe Ästhetik der Kommunikation mitbegründet hat[128], ist gleichfalls einer der klassischen Künstler, die mit einer künstlerischen Ausbildung begannen und später Pinsel und Palette gegen die Neuen Medien und Massenkommunikationsmittel eintauschten. Das allgemeine Ziel einer »Ästhetik der Kommunikation« ist es, künstlerisch »zu erfassen, was heute unsere Weltgesellschaft konstituiert, soweit es sinnlich erfahrbar ist«[129]. In seinen medialen Arbeiten geht es im besonderen um die Erneuerung des Realitätsbegriffs, um das durch die elektrischen, elektronischen und informatischen Technologien veränderte Verhältnis von Raum und Zeit, das vor allem in Arbeiten der telekommunikativen Kunst reflektiert und erprobt wird.

Mit Blick auf die Medienwirklichkeit postuliert er eine »Abwertung der Bilder« und spricht von ihrer inflationären Präsenz aufgrund der rasanten Vermehrung der visuellen Medien. Dies führe zu einer subtilen Verschiebung der Rezeption in Richtung neuer Arten »perzeptuellen Verhaltens« des Menschen innerhalb von Datennetzen. Nicht das technische Potential bringe per se die neuen Rezeptionsweisen hervor, sondern erst ihre negativen Folgen, welche die Künstler schließlich dazu veranlaßten, nach neuen Ufern der Darstellbarkeit zu suchen. Dabei interessiert Forest nicht so sehr die Reflexion des technischen Begriffs des »Netzes« als Verteilungsfunktion von Informationen, sondern das Netz als »Existenzgrundlage von Entitäten, die der symbolischen Ordnung angehören«[130].

Die postulierte Veränderung des Prozesses der Bildwerdung deutet Forest als »Krise der Wirklichkeit«, die mit einer neuen Form der veränderten Relation von Individuum und Welt, vermittelt durch die elektronischen Medien, verbunden ist: »Die Bilder, so scheint es, werden ›intelligent‹. [...] Gestern haben wir sie noch betrachtet, heute beobachten sie uns bereits. In einer interaktiven Relation, in der keineswegs klar ist, ob wir noch das Privileg der Initiative und der Kreativität besitzen, testen sie unsere Fähigkeiten, Antworten zu geben. Die Bilder fordern ihre eigene Identität und kämpfen um ihre Autonomie.«[131] Die Krise des Bildes resultiert offenbar auch aus der Einsicht, daß es als Ergebnis unserer Interpretation auch unmittelbares Produkt unserer psychologischen und kulturellen Eigenschaften ist. Ihm stehe folglich eine Entwertung ins Haus, die den visuellen Sinn der schriftgeprägten Gutenberg-Galaxis zugunsten des Ohres und der Formen der Mündlichkeit der »Marconi Galaxis«[132] der elektronischen Kultur in den Hintergrund dränge.

Mit Hilfe der technologischen »Prothesen«, so Forest, werde gegenwärtig ein Zugang zu gänzlich anderen »Bildgenerationen« möglich, der vom traditionellen Begriff des abgegrenzten, beschränkten und eindeutig lokalisierten Objekts beziehungsweise dessen abgeschlossenen und durchstrukturierten Bildes übergehe zu den Begriffen des »Interface«, der »Kommunikation« und der »Simultaneität«.

Mit Blick auf die Weiterentwicklung der Telekommunikationskünste in den siebziger Jahren, deren erste Videoübertragung via Satellit zwischen der amerikanischen Ostküste und der Westküste bereits 1977 gelang, nennt Forest vor allem folgende Künstler: Roy Ascott (Abb. 20, S. 66), Tom Klinkowstein, Robert Adrian, Norman T. White (Farbtafel 13), Kit Galloway, Sherrie Rabinowitz, Eric Gidney, Natan Karczmar, Jean-Marc Philippe, Jean-Claude Anglade, Christian Sevette und Roberto Barbanti. Zu nennen sei in diesem Zusammenhang auch die 1977 durchgeführte Performance von Douglas David und Name June Paik, eine über einen Satelliten live rückgekoppelte Sendung, die während der *documenta 6* gleichzeitig in 30 Länder übertragen wurde.

Forest selbst führt seit zwanzig Jahren, in Erweiterung des materiellen Raumes der Kunst von der Leinwand des Malers zur Landschaft der »land art« beziehungsweise vom geographischen Raum zum Raum der Netzwerke, zahlreiche Medienaktionen unter Verwendung von Zeitung, Radio, Fernsehen, Telefon, Computer, Fernkopierer, Telematik Video, Slowscan et cetera durch: *L'Escape Communicant*, im Musée d'Art Moderne in Paris anläßlich der Ausstellung *Electra* 1983 entstanden, bildete ein komplexes Netz, das dem Publikum verschiedene interaktive Kommunikationskanäle zur Verfügung stellte.[133] *Réseau Passé-Présent* realisierte er 1984 unter der Schirmherrschaft des Maison de la Culture in Lille anläßlich eines Festivals, bei dem er mehrere Radio- und Fernsehsender in eine Performance miteinbezog.[134]

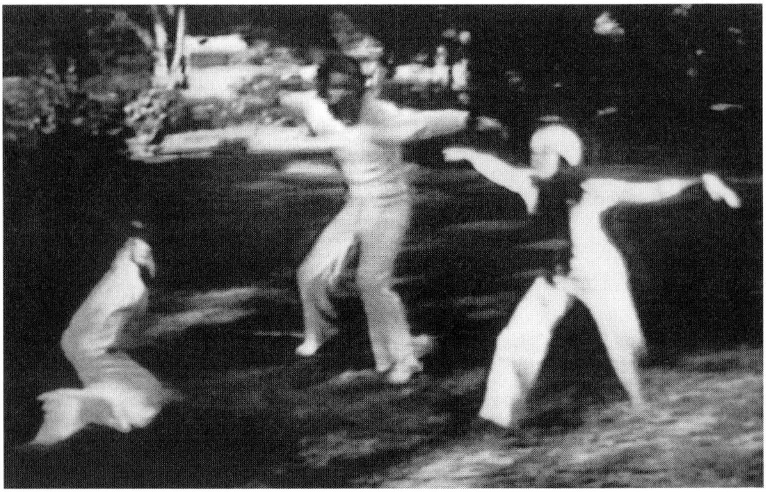

Abb. 19 Kit Galloway und Sherrie Rabinowitz, Virtual Space/Composite Image – Space Dance from Satellite Art Project, 1977 (Mobile Image)

Aus dem Vergleich der ursprünglichen Funktion des Bildes mit dem synthetischen Bild zieht er den Schluß, daß die Erstellung synthetischer Bilder die Beziehung des Menschen zur Welt verändere, da es ihm direkte Eingriffsmöglichkeiten in realitätsferne, virtuelle Welten ermögliche. So stelle sich »die Beziehung zwischen dem durch das synthetische Bild gebildeten virtuellen Raum und unserem eigenen Körper [...] mit Hilfe von Adaptoren ein, die eine enge Hybridation zwischen dem Körper und dem virtuellen Raum schaffen, in den wir sozusagen ›eingelassen‹ sind«[135]. Aufgabe der Künstler sei es nun, deren spezifische Formen zu erkunden, da ihre sinnlichen Wahrnehmungsformen dem Bild nicht mehr verpflichtet seien. Statt der traditionellen Bilder konkreter Realitätsnähe werden synthetische Bilder dominant, die einen formalen Raum erzeugen, der nur durch sie in Erscheinung gebracht werden kann. Die Interaktion sei in diesem Zusammenhang das neue »informatorische Gestaltungsmittel«. Sie erlaube besonders die Eigenschaft der »Verknüpfungsmöglichkeit« und das »Spiel von Kombinationen« als Öffnung und Möglichkeit der Kunst, neue Wege zu beschreiten, die über die menschlichen Grenzen hinaus beschleunigt und erweitert werden: »Mit der Stimme, dem Tastsinn, dem Tanz oder Gesten verbundene Interventionen in Echtzeit liefern Daten, die der Computer unmittelbar durch die Vermittlung von Sensoren in Bilder übersetzen kann.«[136] Arbeiten, die aus diesem Grunde niemals gänzlich sichtbar sein könnten, da das Sichtbare dem Betrachter nur durch die vielfältigen Ausführungen einer künstlerischen Realität vermittelt werde, die sich nicht von einer umfassende Wahrnehmung erkennen lasse, nennt Forest »Metaträger«[137], im Sinne eines »Konzepts« oder einer »Matrize«, als ein weiteres Kennzeichen der Ästhetik der Kommunikation. Aufgrund der Tatsache, daß die Konfigurationen des Imaginären zu allen Zeiten in den Techniken, deren Innovation auch neue formale Verfahren hervorbrachten, verwurzelt gewesen seien, bestehe die Aufgabe der Avantgarden heute vor allem darin, diese Formen und Funktionen des Imaginären mit dem neuen, aus den Techniken entstandenen »anthropologischen Moment« zu konfrontieren und sich der Erkundung der Künstlichen Intelligenz zuzuwenden.

Besonders in diesem Punkt sind sich viele Künstler und Theoretiker einig und streben inmitten der genannten »Krise des Bildes« der Erkundung ihres ihnen seit jeher vertrauten Gegenstandes, des Bildes, entgegen, nunmehr jedoch auf einer medial veränderten Ebene der »inneren Bildprozesse« und der sie konstituierenden Komponenten der Intelligenz. Für die 1990 offiziell neu eingerichtete Kategorie der »Interaktiven Medienkunst« des *Prix ars electronica* in Linz hat der

Kommunikationswissenschaftler und Medientheoretiker der Telekommunikation Roy Ascott, den Alfred Nemeczek als wichtigsten Theoretiker der interaktiven Medienkunst heraushebt,[138] ein Jahr später mit seinem Aufsatz über die Kunst intelligenter Systeme wegweisende Maßstäbe vorgegeben, die eine solche, zukünftige Gattung zu charakterisieren versuchten.[139] Allgemein, so Ascott, bezieht sich die interaktive Kunst »auf ein Feld von Operationen, Ideen und Erfahrungen«[140]. Als Begriff zielt sie auf »ein breites Spektrum von Experimenten, Innovationen und authentischen künstlerischen Errungenschaften in einer Vielzahl von Medien und hinterfragt viele unserer Annahmen darüber, was Kunst [...] sei oder sein könne. Interaktive Kunst präsentiert einen Fluß von Daten (Bilder, Texte, Klänge) und eine Anhäufung von kybernetischen, adaptierbaren – man könnte beinahe sagen, intelligenten – Strukturen, Environments und Netzwerken (wie Performance, Spektakel, persönliche Begegnungen und private Erfahrungen), und zwar so, daß der Betrachter diesen Fluß beeinflussen, die Struktur ändern oder mit dem Environment interagieren und durch das Netz navigieren kann und so direkt in den Akt der Veränderung und Schöpfung eingebunden wird.«[141]

Hierfür lege der Künstler die Bedingungen fest, innerhalb derer der Betrachter agieren könne: Er kreiere einen größeren Zusammenhang, eine entsprechende Abwechslung, sorge für eine hinreichende Komplexität und konstruiere die »Einstiegspunkte« in das System, die dem Betrachter den Zugang zu dem veränderlichen Feld gäben. »Dieses Set von Operationen legt fest, welche Art von Kunst [...] man dann als entstanden betrachten wird – auf der weiteren Ebene der kulturellen Intervention oder innerhalb der privaten und persönlichen Erfahrung eines individuellen Mitwirkenden.«[142] Die vielen unterschiedlichen Funktionen des Betrachters, wie »Beobachter«, »Mitwirkender«, »Spieler«, »Zuschauer«, »Publikum«, subsumiert Ascott unter den Begriff »User« im Sinne von »Benutzer«. Dieser Terminus liege in der allgemeinen Form der gesamten Bandbreite von »Einstellungen und Erfahrungen mit Systemen« zugrunde, unabhängig davon, ob es sich um Kunst handle oder (noch) nicht. Da die Konventionen der westlichen Welt von Passivität und »gehorsamen Voyeurismus« geprägt seien, haben die Menschen zu

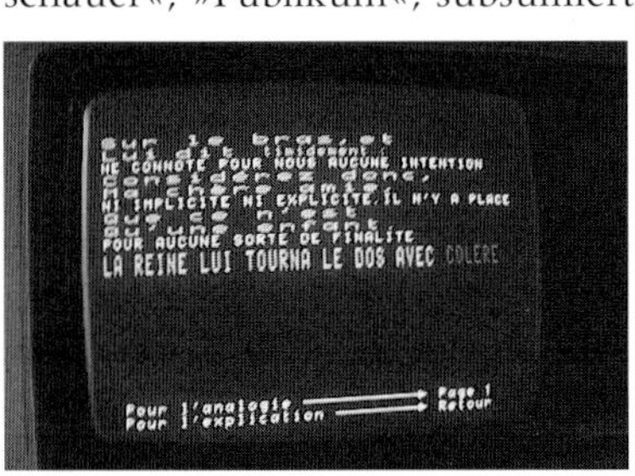

Abb. 20 Roy Ascott, Videotextseiten aus »Organe et function d'Alice au Pays des Merveilles«, 1985

begreifen versäumt, »daß Bedeutung nicht ›gegeben‹ oder ›vermittelt‹ wird [...], sondern daß sie aus Verhandlungen entsteht, daß Ideen das Produkt von Zusammenarbeit und Interaktion sind – kurzum, daß die Bedeutung innerhalb eines Systems geschaffen wird, welches immer auch den Betrachter einschließt«[143]. Obgleich auch schon die traditionelle Kunsttheorie erkannt habe, daß auf bestimmten intellektuellen und emotionalen Ebenen immer irgendeine Form der »Interaktion« zwischen dem Betrachter und dem ereignis- oder objekthaften Kunstwerk stattfinde, liege der Unterschied zu dem Begriff der Interaktion im Kontext der Medienkunst vor allem in dem »völlig anderen« Komplexitätsniveau auf einer »völlig anderen«, direkteren und physischeren Auflösungsebene innerhalb eines viel komplexeren Systems.[144]

Ähnlich wie Peter Weibel versteht auch Roy Ascott das Kunstwerk als System, das nicht nur verändernd wirkt, sondern sich auch selbst verändert. Folglich erreiche eine solche Kunst ihren Höhepunkt in dem Moment, in dem sie Eigenschaften wie »Intelligenz«, »Erinnerungsfähigkeit« oder »Wachstum« zeige. Er kritisiert die fatale Haltung, die dazu geführt habe, daß nach der »Krise der Moderne«, statt die Chance wahrzunehmen, den Computer als alternatives Environment zu nutzen und zu entwickeln, lediglich die fehlgeschlagenen Strategien der Moderne und ihre Formalismen in unreflektierter Weise wiederbelebt wurden.[145] Und »anstatt als die Quintessenz jener Systeme der Überlagerung, der Collage, Dezentralisierung, Vernetzung und Neugestaltung angesehen zu werden, die eine radikale Postmoderne suchte, beschränkte sich der Einsatz des Computers im allgemeinen auf die Erzeugung grafischer Simulakren und schnappschußartiger Fotorealismen [...]«[146] Mittlerweile habe sich jedoch eine alternative Systemkultur beziehungsweise »Kultur der Systeme« herausgebildet, die sich der Erforschung von Interaktivität, Konnektivismus und Transformierbarkeit widme, innerhalb derer die computergestützte interaktive Kunst ein differenziertes und diversifiziertes Feld darstelle: So könne man im Bereich der Virtual Reality ein breites, sich entwickelndes Spektrum von Einstellungen, Systemen, Strukturen und Strategien beobachten, das dem »User« unter Einbeziehung seines gesamten Körpers, Sensoriums, des Geistes und der Emotionen ein reiches Potential für die Konstituierung von Bedeutung und Erfahrung biete. Als Beispiele nennt Ascott Arbeiten des Computerwissenschaftlers Myron Krueger und des »klassisch« ausgebildeten Künstlers Paul Sermon. Zwischen ihren Werken lasse sich die ganze Vergangenheit und die Zukunft des Feldes der interaktiven Kunst ablesen: »[...] von der Öffnung eines Raumes für interaktive und kollaborative Tätigkeiten bis hin zur Erfüllung dieses Raumes mit einer geistigen, moralischen oder intellektuellen Ernsthaftigkeit, innerhalb derer ein bedeutungsvoller Inhalt generiert werden kann.«[147] Diese Dimensionen werden um Untersuchungen über das poetische, lyrische oder ironische Potential der Interaktion mit digitalen Bildern, Robotern oder dem akustischen Raum in den Arbeiten von Norman T. White (Farbtafel 13), Jeffrey Shaw (Abb. 9, S. 38; Farbtafeln 4a und 4b), Chico McMurtrie oder David Rokeby (Abb. 26, S. 121) erweitert, die dem »User« Einblick in die materiellen und immateriellen Aspekte der interaktiven Medienkunst geben. Ihre Gemeinsamkeit liege darin, »daß die Interaktivität des Benutzers ihrer Werke zum bestimmenden Faktor des Ergebnisses wird. Die Verantwortung für die Realisierung und Entfaltung des Werkes als Kunst liegt dann beim User«[148]. Die Vielfalt, so Ascott, komme vor allem zum Ausdruck in

1. der Art der Integration der Medien,
2. der Beziehung zwischen dem »Virtuellen« und dem »Reellen«,
3. der Rolle des Users innerhalb des komplexen Systems,
4. der Art und Verantwortlichkeit der künstlerischen Autorschaft,
6. dem Ort und Zweck des thematisierten Inhalts,
7. dem Einsatz des Computers als zentralem Element,
8. der Repräsentation und Konstruktion von Realität,
9. der Natur von Bedeutung, Kommunikation und Kollaboration im Kontext der neuen Technologien der Kognition und Perzeption.[149]

Trotz der Vielfalt von Einstellungen und Werten teilten sie jedoch auch und gerade innerhalb der Diskurse ein Bedürfnis nach »Konnektivität«, »Dialog« und »Interaktivität«. Folglich sei »interaktive Kunst [...] im Grunde die Kunst intelligenter Systeme, in denen jedes teilnehmende Individuum direkt an der Erschaffung von Bedeutung und [...] Erfahrung mitwirken kann«[150]. Gerade die interaktive Kunstform könne seiner Ansicht nach am wahrscheinlichsten die ästhetischen, emotionalen und intellektuellen Bedürfnisse an der Schwelle zum 21. Jahrhundert reflektieren.

Für den Katalog des *Interactive Media Festivals* in Los Angeles 1995 stellte Ascott ein Glossar mit Begriffen von sogenannten »Interfacemerkmalen« zusammen, das eine erste verbindliche »Terminologie der Interaktivität« im Rahmen der künstlerischen Gestaltung darstellen sollte. Im Hinblick auf die Möglichkeiten der Neuen Medien stellt er etliche Thesen auf, in denen er einerseits vertraute Begriffe wie »Verhalten«, »Konnektivität«, »Interaktivität«, »Realität«, »Telematik«, »Radikaler Konstruktivismus« et cetera in ungewohnter Weise neu definiert und andererseits neue Begriffe wie »Teleprescience« oder »Cyberception« erfindet.[151]

Einige zentrale der insgesamt 29 Begriffe seien hier herausgestellt und erläutert: Das »Phänomen der Interaktivität« teilt Ascott in zwei unterschiedliche Bereiche ein. Dabei unterscheidet er die »triviale Interaktivität« innerhalb eines geschlossenen Systems mit einer begrenzten Menge von Elementen, dessen interaktive Erlebnisse vorgeformt sind, sowie die »nichttriviale Interaktivität« mit einem endlosen, vernetzten, algorithmischen oder evolutionären und offenen System, das den Benutzer oder das Environment kontrolliert und neue Möglichkeiten generiert.

Der Begriff der Realität findet bei Ascott drei unterschiedliche Ausprägungen: die sogenannte »trockene Realität«, wie sie durch die VR-Technologie entsteht; die »nasse Realität«, die als natürlich und als »die reale« betrachtet wird; die »feuchte Realität«, die durch die Technologie des »artificial life« und andere postbiologische Systeme hervorgebracht wird. Hinzu komme eine »Doppelgesichtigkeit« der Realität, die auf dem Phänomen basiere, daß die Umgebung, in der wir heute leben, selbst menschliche Verhaltensweisen annehmen könne, so daß Wände Ohren bekämen und Häuser sprachfähig würden. Interaktivität sei jedoch auch vom »Tao der Telematik« geprägt, auf deren fünf Pfaden die Kunst wandle: »Konnektivität«, »Immersion«, »Interaktion«, »Transformation« und »Emergenz« seien die Ursachen ihrer fortwährenden Veränderung, ihrer instabilen Struktur, der unentschiedenen Form und der Unsicherheit hinsichtlich ihres Erscheinens. Nach dem Paradigmenwechsel, der durch die Elektrizität und die Digitalisierung eingeleitet wurde, scheine ein erneuter Paradigmenwechsel bevorzustehen, der sich auf die Telematik gründe: Der telematische Raum löse die vortelematische Ära ab, die voller Bedeutungen gewesen sei und »gelesen« werden mußte; heute, so Ascott, wüßten wir, daß sich Realität und Bedeutung aufgrund der Interaktion des entkörperten Bewußtseins konstituiere. Sie beherrsche das Internet, vernichte den klassischen Raum, unterwandere reale und politische Grenzen, enträumliche Zeit und multipliziere das Individuum.

Auf der Grundlage seiner Analysen betrachtet Ascott jedoch sein eigenes künstlerisches Ziel noch unter einem weiteren Aspekt: Indem die Vernetzung der Computer ein Interaktionsfeld zwischen menschlicher und künstlicher Intelligenz herstelle und eine Symbiose und Integration verschiedener Denkweisen erzeuge, habe sie eine Erweiterung des Gedankenhorizontes, eine Bereicherung der Imagination, eine Verbesserung des Erinnerungsvermögens sowie eine Erweiterung der menschlichen Sinne zur Folge. Durch einen Netzwerk-Verbund der Interaktionen, Dezentralisierungen und Überlagerungen von Ideen zu einem »Gesamtdatenwerk« könne das Projekt der »Sichtbarmachung des Unsichtbaren«, das vor allem die Künste des 20. Jahrhunderts beschäftigte, weiter vorangetrieben werden. Er sieht hierin die Erfüllung des Wunsches nach Transzendenz, nach Immaterialität und Spiritualität, des Verlangens, sich außerhalb des Körpers und des Geistes befinden zu können und die Grenzen von Raum und Zeit mittels einer Art »bio-technologischer Technologie« zu überwinden. Darüber hinaus könnten durch die Vernetzung von Ideen neue Strukturen und kulturelle Formen entstehen, ein neues Potential an Bedeutung und Zielen einer »holistischen Weltkunst«.[152]

Statt Homogenisierung und Neutralisierung der kulturellen, regionalen und individuellen Unterschiede, ermögliche das interaktive Eintauchen in elektronische globale Netzwerke eine Neubewertung des Status von Realität als »provisorische Natur« beziehungsweise als nur eine von vielen gleichzeitig existierenden Realitäten, die »[...] alle – in gewissem Sinne ›virtuell‹ – in Abhängigkeit von unserer Teilnahme an ihrer Konstruktion konstruiert werden«[153]. Indem Ascott Parallelen zum Realitätsproblem der Quantenphysik zieht und auf die Tatsache verweist, daß Realität stets das Produkt der Beobachtung sei, deutet er auf die metaphysische, mystizistische und mythologische Nähe dieser Anschauung, der er die kreative Verwendung der Vernetzung entgegenhalten möchte: »Durch die Vernetzung mit dem Computer können wir kreativ mit dem Relativismus und mit dem Pluralismus umgehen, wenn wir nur eine radikal-produktive Ablehnung jenes Pessimismus mitbringen, der so vielem postmodernistischen Gedankengut innewohnt.«[154] Dabei seien die Partner der Kreativität im Netz nicht nur menschliche Wesen, sondern auch künstliche Intelligenz, fühlende Systeme und Memory-Speicher.

Indem die Interaktion mit anderen Teilnehmern unabhängig von Zeit und Raum geschehe und die Daten folglich asynchron und nichtlinear verwaltet werden, bekomme der Datenfluß, ähnlich den Quanten in der Quantenphysik, eine diskontinuierliche Struktur, die Sprünge zwischen den verschiedenen semantischen Zuständen, vergleichbar mit stochastischen Prozessen in der Natur, aufweise.

Welche Daten über das Netz ausgetauscht werden, sei abhängig vom Interface des Computers, das mit seiner enormen Flexibilität sowohl stehende als auch bewegte Bilder, Klänge, geschriebene Texte sowie Sprache annehmen und ausgeben, konstruieren, samplen oder synthetisieren könne. Je nach Komplexität der Benutzeroberfläche spreche das System auf das Antippen eines Fußes beziehungsweise auf Tanz- und Körperbewegungen oder die Richtung des Blickes eines

Betrachters an und fülle ein physisches Environment mit Bewegung, Klängen und Bildern; es sei im Grunde selbst eine »Arena im Datenraum«[155], ein Environment für das Ausleben der Mensch-Computer-Symbiose.

Anhand von vier Anwendungsbeispielen zeigt Ascott die Vielfalt der künstlerischen Arbeiten im Netz auf: Das *UBIQUA-Laboratorium* auf der 42. Biennale in Venedig 1986 verband als Netzwerkinterface Künstler auf der ganzen Welt über E-Mail, Computerkonferenzsysteme, Videotext, Slow-Scan-TV sowie verschiedene Interfaces für die Verwendung von Videodisks, digitalem Klang, Paint-Systemen und kybernetisch-responsiven Environments miteinander und ermöglichte dem Publikum die Einsicht in die gemeinsame Arbeit der Künstler.

Auch das Projekt der Gruppe Art Access für die Ausstellung *Les Immatériaux* im Centre Pompidou in Paris 1985 ermöglichte unter Verwendung des Videotextsystems *Minitel* als Netzwerksystem für eine Online-Interaktion die Kommunikation von Künstlern innerhalb der Ausstellung mit Videotextteilnehmern in der Umgebung von Paris.[156]

Als wortwörtliche Realisierung einer »verteilten Autorenschaft« erwähnt Ascott das Projekt *La Plissure du texte* für die Ausstellung *Electra* in Paris 1983[157], bei dem die über ein elektronisches Netzwerk verbundenen Künstler gemeinsam ein Märchen verfaßten, das für die Besucher der Ausstellung auf eine große Projektionswand übertragen wurde. Auf diese Weise konnte dem Betrachter das Verständnis von dynamischen Prozessen und Systemen anhand einer verteilten Autorenschaft und der

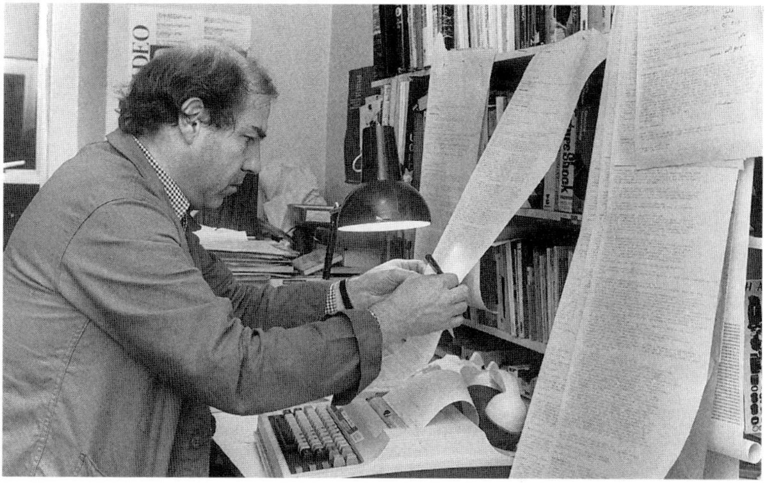

Abb. 21 Roy Ascott, La Plissure du texte, 1983

Folgen einer Überlagerung von Texten und semantischen Zweideutigkeiten vergegenwärtigt werden.

Das Projekt *Aspects of Gaia – digital pathways across the hole earth*, das von einer kleinen Künstlergruppe für die *ars electronica* in Linz 1989 entwickelt wurde, gab dem Betrachter einen thematischen und physikalischen Rahmen vor, innerhalb dessen er an der Arbeit mitwirken konnte. Die unterschiedlichen zur Verfügung stehenden Materialien wurden über einen Videoprojektor gleichzeitig aus der Frosch- und aus der Vogelperspektive gezeigt und konnten vom Betrachter manipuliert werden.

Trotz der konzeptionellen Weiterentwicklung und Spezifizierung der Idee des Gesamtkunstwerkes sei man, so Ascott, noch weit von der Realisierung der Bild-, Text- und Klangsynthese entfernt. Die Interaktion stelle innerhalb dieses Konzepts eine Grundstruktur, die »Essenz« aller beteiligten Datenquellen dar und verwische die Grenze zwischen Künstler, Betrachter, Produzent oder Konsument. Sowohl menschliche als auch künstliche Bewegung, Umweltdynamik und Transformation des Ambientes würden in ein nahtloses Ganzes zusammengeführt und befänden sich im beständigen Fluß.

Ascott betrachtet die Netzwerke grundsätzlich als »Medium einer aktiven Untersuchung des kommunikativen Verhältnisses von Mensch – Maschine«, mit dem Ziel, »das Interface in das volle Sensorium menschlicher Erfahrungen und menschlichen Engagements« einzubinden und den Computer sukzessive zum Verschwinden zu bringen.[158] Interaktion ist somit nicht mehr »Mittel zum Zweck«, sondern der Zweck selbst. Das interaktive Werk ist das »Gesamtdatenwerk« als Datenfluß innerhalb eines Datennetzes.

Signifikante Konstituenten der Interaktion

Die unmittelbar aus der künstlerischen Arbeit hervorgegangenen Interaktionsbegriffe der Künstlerpioniere, die als Erklärungen die eigenen Werke nachhaltiger zu vermitteln suchen, beziehen sich vor allem auf drei Bereiche: historische Vorbilder von Kunst-, Medien- oder Denkformen (Shaw, Weibel), eine spezifische Ästhetik, die durch das Schnittstellenverhalten, die Modelleigenschaften, die Koordination der Formen sowie das Teilnehmerverhalten (Boissier, Couchot, Shaw), und nicht zuletzt durch spezifische Kunstbegriffe und -auffassungen hinsichtlich der Werkontologie und -technologie, wie auch des Betrachter- beziehungsweise Werkkontextes geprägt ist (Weibel, Shaw).

Leitformen der Systeme: Kunst- und Kulturformen – Medienformen – Denkformen

Die Leitformen, an denen sich die Künstler orientieren, gehen auf unterschiedliche »Vorbilder« zurück, die aus dem Bereich der Kunst- und Kulturgeschichte stammen oder sich auf die historischen Medienformen beziehen, aber auch auf wissenschaftliche »Denkformen« und Einsichten, die die Wissenschaft, Technik und Kunst besonders des späten 19. und 20. Jahrhunderts beeinflußten.

Auffällig ist, daß sich die Vielfalt der unterschiedlichen Interaktionsbegriffe auch in den Bezügen zur »Kunst- und Kulturgeschichte« widerspiegelt – folglich sind auch die Anleihen im gleichen Maße wie der Interaktionsbegriff verschieden: Da besonders die Kunst des Virtuellen auf ihre räumliche Darstellung sowie ihre Dramaturgie angewiesen ist, macht sie Anleihen in sehr allgemeinen Gestaltungsspezifika der Kunst, wie zum Beispiel den Raum- und Illusionstechniken des Theaters, des Gartenbaus, der Architektur, des Romans, des Films oder Fernsehens. So greift vor allem die Kunst der Interaktion mit dem synthetischen Bild oder der virtuellen Realität auf die dramaturgisch-mentalen wie auch die zeiträumlich fiktiv-utopischen oder fotorealistischen Illusionstechniken der Kunst auf der zwei- und dreidimensionalen Ebene zurück und reflektiert oder zitiert diese: »Durch ihre partizipative Dimension setzt sie die Prinzipien des Verlangens und des Verbotenen, des Vergnügens und der Frustration, der Rationalität und der Ungewißheit, des Auslösens und Anhaltens, der Transparenz und des Hindernisses, des Fließens und der Strenge ein. Sie gibt sich her für Attrappen und Barockes, kann aber auch mit Verfremdung und Bewußtmachung arbeiten.«[159]

Gleichzeitig solle, ähnlich wie bei den anderen Illusionstechniken in der Geschichte der Kunst, die Technologie des Virtuellen als Instrument der kritischen Distanzierung in den Vordergrund der Betrachtung rücken, denn auch hier »kann die Wirksamkeit des Mediums mit einer Opazität harmonisieren, die den Kunstgriff seiner Herstellung explizit macht«[160].

Mit dem Bezug zur Formen- und Technikenvielfalt der Kunstgeschichte ist auch die Entscheidung verbunden, sich wie Boissier und Shaw entweder in oder gegen die Tradition zu stellen beziehungsweise sich von ihr abzugrenzen wie Krueger und Couchot. Häufig greifen die Künstler dabei auf sehr spezifische kommunikative oder zielgerichtete Eigenschaften und Strukturen spezieller Kunstgattungen der Kunstgeschichte zurück, wie beispielsweise auf die so oft zitierte »Offenheit«, die »Referenzlosigkeit« oder die »sozialutopiestiftende Funktion« der Arbeiten seit der klassischen Moderne. Auf diese Weise soll abermals, nun jedoch nicht mehr metaphorisch, sondern unmittelbar mit Hilfe der neuen Technologien, tatsächlich eine Brücke zwischen »Kunst« und »Leben« geschlagen und deren mediales Potential erkundet und offenbart werden. Dabei bleiben die Bezüge jedoch oft nur sehr oberflächlich und lediglich bei einzelnen Kunstwerken sind sie konkreter ausgeführt. Insbesondere Künstler wie Jeffrey Shaw, Roy Ascott, Fred Forest und Peter Weibel, die mit unterschiedlicher Intensität und auf verschiedene Weise schon immer das Ziel der »Teilhabe und Interaktion« des Publikums verfolgten und erst später zu den Neuen Medien griffen, sehen ihre Arbeit in einer solchen kunstgeschichtlichen und werkinternen Kontinuität und nicht als Bruch mit der Vergangenheit, sondern als Bereicherung und konsequente Fortführung. Indem Shaw beispielsweise die virtuelle Welt als das auffaßt, was der Künstler in der Malerei, Architektur und Skulptur immer schon generiert hat, enthält sein Interaktionsbegriff folglich nicht nur sämtliche Dimensionen des inneren und äußeren Handelns, bei dem sich der virtuelle Raum des Kunstwerks mit dem wirklichen Raum des Betrachters verbindet, sondern er kann auch durch die gesamte Kulturgeschichte hindurch zurückverfolgt werden.

Die Künstler beziehen sich jedoch auch auf frühere künstlerischer Erkundungen der Kommunikationstechnologien und konstruieren damit eine individuell bestimmte Traditionslinie. Sofern sie von mehreren Künstlern geteilt wird, kann sie als kunsthistorisch nachvollziehbare Kontinuität aufgefaßt werden. Forest beispielsweise beruft sich hinsichtlich der Parallele zur telekommunikativen Kunst auf die Futuristen, deren Manifest bereits visionäre Einsichten in das zukünftige Potential einer Kunst »ohne Raum, ohne Zeit, ohne gestern und morgen«[161] offenbarte. Auch die Kunstpraxis etwa der »écriture automatique«, der Collage und des »cadavre exquis« der Surrealisten, die bereits äußerliche Gegebenheiten der Improvisation in ihre Arbeiten aufnahmen und Werke schufen, die nicht mehr an die Eigenschaft der Repräsentationsträger gebunden waren und im Gegensatz zu den gemalten Bildern, Büchern und Filmen keine endgültig abgeschlossenen Objekte mehr waren, nennt er als künstlerische Vorläufer dieser Idee.

Weibel verweist gar auf den Beginn der holländischen Moderne in der Kunst des 16. und 17. Jahrhunderts, in der sich bereits eine bildnerische Tradition angekündigt habe, die Welt als »Schnittstellenproblem« darzustellen. So seien in den Bildern Jan Vermeers Bildformulierungen und Erweiterungen der Bildtechnologie zu finden, die als Erweiterungen der Schnittstelle und somit als neue Realitätsdefinitionen gesehen werden könnten.[162] Die *Proun*-Räume der zwanziger Jahre von El Lissitzky seien erste Bemühungen gewesen, den Betrachter zu aktivieren und ihn auf subtile Weise von der Passivität zur Partizipation zu führen und auch hier eine Brücke zwischen Kunst und Leben zu schlagen. Action Painting und Happening, Performance und Op-Art sowie die kinetische Kunst hätten diesen Brückenschlag seit den fünfziger Jahren weitergeführt und in einzelne Subgattungen spezifiziert: »Der eingeplante Zufall wie der aufgeforderte Zufallsakteur bildeten die Tore für die Teilnahme des Betrachters, für die Partizipation des Publikums wie des Performers.«[163]

Es liegt in der Natur der computeriellen Arbeiten, daß allein aufgrund der Fähigkeit des Computers, alle medial-künstlerischen Techniken zu simulieren, diese auch verwendet werden. Shaw ist der Meinung, daß es charakteristisch für die computerielle Gestaltung des Werks sei, daß es auf das Vokabular aller früheren Kunstformen wie Malerei, Skulptur, Architektur, Fotografie, Kinematographie rekurriere oder ein neues Vokabular synthetischer, programmierter Sprachen erfinde.[164] Darüber hinaus verkörperten die Telekommunikations- und Computertechnologien per se in gewisser Weise die »Erfüllung« so mancher Utopie. Mit dem Hinweis auf die lange Tradition der fiktionalen literarischen Überwindung von Raum und Zeit in den Robinsonaden und Utopien imaginärer Reisen bis hin zu den modernen Cyberpunk- und Cyberspace-Romanen sowie den Bereich der bildenden Kunst der Moderne zu Beginn des 20. Jahrhunderts (Kubismus, Futurismus und Suprematismus bis hin zur Fluxusbewegung) zeigt Weibel die Vielschichtigkeit und seismographische Genauigkeit der künstlerischen Ideen. Künstlerisch mental antizipierten oder verarbeiteten sie in der Variation des fantastischen zeit-räumlichen Überwindungstopos eine Vielzahl der Prinzipien der jeweils neuen Technologien, ohne die Medien selbst als künstlerische Mittel einzusetzen.[165] Nach Shaw wiesen besonders die Utopiebewegungen der Kinetic Art der fünfziger Jahre, die Formen des »offenen Kunstwerks« der sechziger Jahre wie Happenings, Environments, Performances, Land Art et cetera und auch die Kunstformen der Concept Art mit ihren sozialen Implikationen in den siebziger Jahren Parallelen zu den technologischen Entwicklungen der neunziger Jahre und deren Möglichkeiten auf: »Interactivity creates an intimate relation between the artwork and the viewer, telecommunication permits radical social interactions, simulation gives direct form to conceptual propositions.«[166] *Heavens Gate* beispielsweise, eine interaktive Videoinstallation aus dem Jahr 1987, bei der Shaw unter Verwendung eines Spiegels sowohl auf die barocke Deckenmalerei als auch auf Luft- und Satellitenaufnahmen der Erde rekurriert und diese miteinander in eine sinnlich-mediale Beziehung setzt[167], dient unter anderem der Überprüfung der

Annahme, daß die Technologien bereits eine Einlösung der künstlerischen Utopien bewirkten. Gleichzeitig dienen solche Arbeiten auch der Überprüfung der utopischen Ziele selbst, die, technologisch unmittelbar ins Werk gesetzt, eher fragwürdig erscheinen.

Durch die Verwendung des Computers wird jedoch nicht nur auf das Vokabular der Kunst- und Kulturgeschichte zurückgegriffen, sondern auch auf die künstlerischen Resultate selbst, auf die Bilder und Geschichten, die sich computeriell neu zugänglich nicht mehr nur noch präsentieren und leicht konsumieren lassen, sondern die sich der Betrachter nun in mühsamer Erinnerungsarbeit rekonstruieren oder aber neu erzählen muß. Beispiele hierfür finden sich bei Arbeiten, die mit der Videodisk oder Bildplatte eine neue Form des interaktiven Kinos oder Films erproben, wie zum Beispiel Grahame Weinbrens *The Earlking*. In ihnen werden alte Inhalte, wie beispielsweise die Ballade vom Erlkönig besonders hinsichtlich ihres kausalen Arrangements nachvollziehbar, aber auch hinterfragbar und veränderbar. Der Künstler hat aufgehört, Geschichten zu erzählen, statt dessen liefert er Bausteine, die der Betrachter verändern oder übernehmen kann, um sich seine eigenen Geschichten zu konstruieren.

Mehr noch als an der Tradition der Kunstproduktionen sind die Künstler an Parallelen zu »medialen Organisationsstrukturen« interessiert. Das künstlerische Interesse am Thema des Medialen zeigt sich dabei in zweierlei Hinsicht: Zum einen in der Erfindung eines neuen Mediums, um die Interaktion reizvoller zu gestalten, wie bei den Arbeiten von Krueger oder Couchot; zum anderen zeigt sich ihr Interesse in der Erkundung der neuen interaktiven Möglichkeiten, die durch die computerielle Verknüpfung mit den vertrauten Formen der Massenmedien (Panorama, Kino, Radio, Fernsehen) hinsichtlich ihrer Funktionen im Vergleich etwa zu denen des Buches, Bildes oder der darstellenden Künste entstehen, wie bei Boissier, Ascott, Shaw oder Weibel.

Besonders problematisch scheint die Beurteilung dieser beiden Interessen und Motive hinsichtlich der Zuordnung der hieraus entstandenen Arbeiten innerhalb des anerkannten Kanons der Kunstproduktion, da sich die Arbeiten genau an dieser Scheidung reiben: So hegt Boissier beispielsweise enorme Vorbehalte gegenüber der gegenwärtigen Präsentation der VR-Welten in Form der rein technischen Lösung mit Brille und Datenhandschuh. Sowohl im technischen als auch im museumsgeschichtlichen Bereich könne dies nicht als das gesehen werden, was die Verbreitungsnorm des Virtuellen darstelle oder was einer homogenen Produktion als künstlerische Disziplin zugrunde liegen solle. Seine eigenen Arbeiten auf der Basis der Videodisk orientieren sich an der strukturellen Beschaffenheit des Mediums »Buch«.

Myron Krueger, der bereits in den siebziger Jahren auf der Suche nach einer Lösung dieses Problems auf eine neue Medienerfindung, die von ihm so genannte »artificial reality« stieß, betont im Gegensatz zu Boissier die Bedeutsamkeit eines solchen Mediums. Als System für künstliche Realitäten sei es ebenso relevant wie das Theater, der Roman, der Film oder das Fernsehen und wie diese ein praxisnahes Resultat aus langjährigen Überlegungen.[168] Obgleich er seine Arbeit in die Tradition der darstellenden Künste stellt, sind sein Bezug, sein Selbstverständnis und seine Intention von Anfang an eher medial und erst in zweiter Linie künstlerisch geprägt. Deutlich wird dies im direkten Medienvergleich: »Künstliche Realitäten unterscheiden sich dadurch von den traditionellen Museumskünsten Malerei und Plastik, daß sie durch die Zeit komponiert werden und Bewegung involvieren. Dadurch können sie mehr dem Film oder dem Theater ähneln als die traditionellen statischen Formen.«[169] Für ihn kommen folglich nur diejenigen Künste zum Vergleich mit seiner Arbeit in Betracht, die den menschlichen Körper oder die menschliche Stimme als sogenanntes »Interface zum Publikum« einsetzen und dabei Techniken verwenden, die die Basis für ihre Computerisierung darstellen. Für seine Arbeit sind jedoch die jedem Menschen eigenen Kommunikationspraktiken völlig ausreichend, da er nicht daran interessiert ist, künstlerische Einzelstücke im traditionellen Sinne zu kreieren, sondern ein neues Medium zu erfinden, das sich gegen die Kunsttradition stellt und sie neu definiert.

Für Shaw, der anders als Krueger aus der künstlerischen Tradition kommt, spielt die Interfaceproblematik keine Rolle: Charakteristisch für seine universelle Auffassung von Interaktion ist statt dessen in seinen medienbezogenen Arbeiten das Moment der körperlichen Beteiligung des Betrachters, unabhängig von den verwendeten Mitteln der Projektion oder des computergesteuerten Environments. Der Wunsch des Künstlers, den Betrachter in sein Werk zu integrieren, zeigte sich bereits Ende der sechziger Jahre in der Arbeit *Movie Movie*. Die von ihm verwendeten Interfaces, um den Betrachter tatsächlich in das Werk hineinzuziehen, entnimmt er der Alltagswelt und koppelt sie mit der Steuerung von Bildern: So sind Joystick, Fahrrad, Spiegel, Lichtsensoren et cetera vertraute Werkzeuge, die in den Arbeiten eine neue Funktion erhalten, indem sie dem Betrachter den Zugang in eine neue, virtuelle Welt ermöglichen.

Als Künstler hat sich Peter Weibel am intensivsten mit der Frage nach den medialen Bezügen einer mit medialen Mitteln arbeitenden Kunst befaßt. Angeregt durch eine seit den fünfziger Jahren sich stetig entwickelnde Kunst neuer medialer Environments, intermedialer Formen und völlig neuer interaktiver Formen zwischen Kunstwerk und Betrachter, die neue Wege von der Musik zur Malerei, von der Literatur zum Kino, vom Theater zur Architektur und auch von der Wissenschaft zur Kunst beschritten hatte, reflektiert er über den Verlauf und die Logik solcher »Einzelverbindungen« zur Kunst, wie es bei der Fotografie oder der Telekommunikation der Fall ist.

Für Weibel steht die Medienkunst insgesamt vor allem in engem Zusammenhang mit den neuen Telekommunikationsmedien[170]: Die Medienkunst durchlaufe wie die Analogtechniken Foto und Film mehrere Phasen: die materielle, körperliche, maschinelle Phase der Überwindung der zeitlichen und räumlichen Entfernung, die sich hieran anschließende drahtlose, immaterielle, körperlose Phase der elektronischen Töne und Bilder beispielsweise der Videokunst und Performance sowie die Phase ihrer Digitalisierung, die die Immaterialisierungstendenz noch radikalisiere. Besonders die beiden letzten Phasen seien nicht nur für die telematische Kultur charakteristisch, sondern auch für die sie begleitende Medienkunst.

Kennzeichnend sei, daß sich im gleichen Maße, wie sich die Separation von Körper und Bewegungsmaschine vollzog, auch Körper und Signal voneinander trennten. »Die Separation von Körper und Geist, von Bote und Botschaft ist die eigentliche Errungenschaft der Telekultur: Der Körper ist da und die Stimme dort, der Körper bleibt hier, aber das Bild reist. Körperlose Botschaften – reisende Zeichen.«[171]

Die Trennung von Bote und Botschaft, von Material und Code wird folglich zum Hauptmerkmal einer Ästhetik, deren Werke von der immateriellen Kommunikation geprägt sind. »Indem erstmals die Möglichkeit gegeben war, reine Information zu senden, ohne Körper oder Maschinen als Träger beziehungsweise Medium, wurde der Grundstock zur postindustriellen Informationsgesellschaft gelegt. Die körperlose, botenlose Übermittlung von Botschaften durch elektrische Signale, die Zeichencharakter haben, leitete eine universale Quantifizierung und numerische Abstraktion ein.«[172]

Mit dem digitalen Code, der den Realraum in einen »virtuellen Raum ohne Riß zwischen Realität und Fiktion«[173] verwandelt und der die Überwindung der Distanzen in Zeit und Raum ermöglicht, sei, so Weibel, auch eine Ausdehnung der Sinne in den realen wie auch in den virtuellen Raum verbunden. Die Telemedien verdoppelten sogar die Erfahrung durch die Kopplung mit der Robotertechnologie, durch Telesimulation werde der Roboter zum »Double des Körpers«. »Die mechanischen

Prothesenkörper vervollkommnen sich im simulierten Telekörper, in der Robotik. In diesem Fortschreiten vom Teleton und Telebild zur Telehand sehen wir [...] das Wesen der telematischen Gesellschaft insgesamt: die Telepräsenz, die Fern-Anwesenheit, eine simulierte Simultaneität.«[174]

Der Tradition von der fiktionalen Überwindung von Raum und Zeit von den Gründerjahren bis hin zur Neo-Avantgarde folge, so Weibel, die telematische Kunst der Nachkriegszeit als dritte Phase der Kunst im telematischen Zeitalter. Sie bildet entweder auf traditionelle Weise jene Medien ab oder reagiert mit neuen Strategien auf diese oder verwendet die Medien selbst »als neue künstlerische Produktionsmittel, Trägermedien, Ausdrucksmedien, Gestaltungsmedien und Kommunikationsmedien«[175] und setzt sie als Erzeuger- und Trägersysteme für Kunstwerke ein. »In einer dritten Phase entsteht in den sechziger Jahren die eigentliche telematische Kunst beziehungsweise eine Kunst, welche die telematischen Effekte des Realen nicht leugnen kann und will. Diese telematische Kunst im weiteren Sinne prägt charakteristische Begriffe und Themen.«[176]

Weibel nennt insgesamt 21 Kennzeichen oder Kriterien, die charakteristisch für jene neue Kunst seien, wobei die Interaktivität als Reflex auf neue Eigenschaften der Medien wie Simultaneität, Ubiquität, Globalität, Orbitalität, Kartographie, freie Skalierbarkeit, Unendlichkeit, Immaterialität, Semiotisierung, Beschleunigung, Temporalisierung, Dislokalisierung sowie Aufhebung der Identität und des Körpers erscheint. Der Code, der im telematischen Zeitalter eine binäre »Conditio sine qua non« darstelle, verschlinge nicht nur die Signale und Zeichen, Bilder und Töne, sondern auch die Körper selbst und binde sie programmatisch auf interaktive Weise in das System mit ein. Eine solche Konstellation lasse offenbar deshalb die Frage nach dem Boten und der Botschaft offen, da sich diese neu konstituierten.

Anhand seiner eigenen Arbeiten sowie der Geschichte der beobachterabhängigen Elektronik von verschiedenen Systemerfindern und Künstlern, wie zum Beispiel Alfons Schillings Sehmaschinen oder Walter Pichlers TV-Helme, Radiowesten, Handgeräte und andere technische Extensionen des Leibes oder auch Oswald Wieners Bioadapter, die insgesamt die Technologie des Datenhandschuhs und Datenanzugs, die Außenwelt vollkommen zu ersetzen, konzeptuell vorwegnahmen, skizziert Weibel verschiedene Vorstufen der VR-Technologie in Wissenschaft, Kunst, Medien und Literatur. Sie stellten den Begriff des »Feedback« in den Mittelpunkt und entwarfen einen sogenannten »Endozugang der Beobachtung«.[177] Zu den Wegbereitern dieser

Technologie zählt er auch die Experimente mit kleinen kybernetischen Robotermaschinen von Heinz Zemanek Ende der fünfziger Jahre, die zahlreichen Multimedia-Experimente mit mehreren Projektionswänden, Rundum- und Würfelleinwänden mit interaktiven Ton-, Licht- und Bildinstallationen Ende der sechziger Jahre, welche Live-Erlebnisse simulieren sollten, sowie das erste multisensorielle Umwelt-Simulationsspiel von Morton Heilig, das als Vorläufer der heutigen Videospiele gilt.

Die Medienformen haben aufgrund ihrer Eigenschaften immer auch bestimmte »Denkformen« begünstigt und wurden selbst von Denkformen geprägt. Bei diesem Brückenschlag waren häufig Künstler, Wissenschaftler und Techniker gemeinsam tätig, insbesondere in Fällen, bei denen Interpretationen und Schlußfolgerungen aus »wissenschaftlichen Theorien« für die Konzeption eines Kunstwerks relevant oder auch einfach nur mit diesem in Beziehung gesetzt werden.

So schließen etwa die Videospiele wie auch die VR-Technologie den menschlichen Beobachter in Form der interaktiven Simulation als notwendigen Bestandteil des kybernetischen Systems mit ein, was einen bestimmten konkreten »Standpunkt« evoziert und eine geistige »Haltung« den Dingen gegenüber bewirkt. Weibel verbindet eine solche mediale Erfahrung mit den neurologischen, mathematischen und kybernetischen Arbeiten von Norbert Wiener, Warren McCulloch, Heinz von Foerster, Gordon Pask, George Spencer-Brown, Gregory Bateson und Humberto Maturana und bewertet sie als fundamentale Grundlegung für den Paradigmenwechsel vom externen zum internen Beobachter. »Zirkularkausale Feedbackmechanismen (zwischen Reiz und Reaktion), die ein sich selbst steuerndes kybernetisches System herstellen und teleologische Mechanismen, ›Observing Systems‹, die zur Verfolgung und Erreichung eines Ziels selbst beobachten, stellen das abstrakte ideengeschichtliche Modell dar, auf denen die VR-Technologie beruht. Die Veränderungen der Position und der Perspektive eines Betrachters und das (perspektivische und maßstäbliche) Erscheinen eines Bildes beziehungsweise Objektes werden zu rekursiven Wechselwirkungen. Rekursion, Eigen-Werte, Eigen-Verhalten, Selbstreferenz, Homöostase, Autopoiesis sind Begriffe und Modelle, die sich daraus entwickelten. Zuerst wurde das Nervensystem als geschlossenes Errechnungssystem betrachtet (Warren McCulloch, Heinz von Foerster) und schließlich die Wirklichkeit selbst. Die Errechenbarkeit der Ereignisse im Nervensystem, wie auch die der durch sie repräsentierten Klasse von Ereignissen in der Welt, auf der Grundlage von (multisensoriellen) Daten (zuerst in der ›Fleischmaschine‹ Körper, dann im Computer), transformierte allmählich die Idee der Wirklichkeit als Natur, als natürliche Gegebenheit, in die Idee der Wirklichkeit als eine künstliche Konstruktion und schließlich berechenbare Simulation.«[178]

Unter Bezugnahme auf unterschiedliche Teilaspekte der neuen Physik seit den zwanziger Jahren, die die Komplementarität (Niels Bohr), die Unschärfe-Relation (Werner Heisenberg), die Unentscheidbarkeit (Kurt Gödel), das partizipatorische Universum (John Archibald Wheeler), das Viele-Welten-Konzept (Hugh Everett), die Nicht-Lokalität (Bell) sowie die Endophysik (Otto E. Rössler) theoretisch begründeten, sieht Weibel einen unmittelbaren Zusammenhang zwischen den Gesetzen des nichtklassischen Universums und den Computerrealitäten der VR-Systeme. Auch sie stellten den Beobachter und seine Wechselwirkung zwischen Beobachtung der Realität und Verhalten in den Mittelpunkt, auch hier werde der Beobachter Schauspieler und Zuschauer zugleich in einer von ihm unbestimmbaren und unvollständigen Welt, in der die Wahrheit von innen heraus nie vollständig zugänglich sei. Für Weibel bedeutet dies, beide Systeme auf einen Nenner gebracht zu haben: »Die Begriffe der Computer- und der Quantenwelt können sich gegenseitig erläutern. Computerinteraktivität simuliert gleichsam Quantenkomplementarität. [...] Die Konstruktion kontextkontrollierter Ereigniswelten, die das eigentliche Sujet der Computerkunst sind, wo deren spezifische Möglichkeiten, nämlich Variabilität, Virtualität und Viabilität optimal ausgeschöpft werden, ist mit der quantentheoretischen Konstruktion der Realität vergleichbar. Ebenso sind Zustandsschwankungen, -spaltungen und dynamische Speicher- beziehungsweise Vergangenheitsbegriffe (die Vergangenheit steht nicht fest, sondern verändert sich nach gegenwärtigen Entscheidungen oder Beobachtungen) für beide Welten (Quanten- und Computerwelt) relevant. Ein dynamisches System von korrelierten Variablen definiert [...] den neuen Ereignishorizont. Der nichtklassische Bildbegriff der Medienkunst entspricht dem nichtklassischen Realitätsbegriff der Quantenphysik.«[179] Beide haben, so Weibel, den Charakter von Modellen oder Kunstwelten.[180]

Die Wissenschaft, die danach fragt, wie ein System aufgebaut ist, wenn der Beobachter als Teil dieses Systems operiert, ist die Endophysik, die in den achtziger Jahren aus der Chaostheorie hervorging und von Otto E. Rössler eingeführt wurde.[181] Sie stellt, so Weibel, Diskursformen für die Ästhetik der Selbstreferenz als Eigenwelt der Bildsignale sowie für die Ästhetik der Virtualität des immateriellen Charakters der Bildsequenzen und auch für die Ästhetik der Interaktivität der Beobachterrelativität des Bildes zur Verfügung, die sich maßgeblich an der Beobachterrealität und -abhängigkeit der Erscheinungen der Welt orientieren.

Für Weibel ist die elektronische Kunst mit ihrem partizipatorischen, interaktiven, beobachterzentrierten und virtuellen Charakter die Welt des inneren Beobachters par excellence. Der Wechsel von einem externen und dominierten Standpunkt zu einer internen und partizipatorischen Perspektive bestimme das Wesen der elektronischen Kunst. Sie treibe die Entwicklung der elektronischen Kunst von der objektorientierten zur kontext- und betrachterorientierten Phase voran und werde auch »zu einem Motor des Wandels von der Moderne zur Postmoderne, das heißt des Übergangs von geschlossenen zu offenen Systemen, von entscheidungsdefinierten und vollständigen zu indefinierten und unvollständigen Systemen, von der Welt der Notwendigkeit zu einer Welt beobachtergesteuerter Variablen, von der Monoperspektive, vom Monopol zum Pluralismus, von Hegemonie zu Pluralität, vom Text zum Kontext, von Lokalität zu Non-Lokalität, von Proximität zu Telematik, von Identität zu Differenz, von Totalität zu Partikularität, von Objektivität zu Beobachterrelativität, von Autonomie zu Kovarianz, von der Diktatur der Subjektivität zur Eigenwelt der Apparate«[182].

Closed-Circuit- oder Feedback-Situationen, bei denen der Beobachter sich selbst sieht oder die Maschine sich selbst beobachtet sowie Systeme der virtuellen Realität, in denen die Hand des externen Beobachters als Teil des internen Beobachters im Bild selbst als Simulation präsent ist, sind Konstruktionen von Modellwelten »niedrigerer Stufe« als die reale Welt und enthalten einen expliziten inneren Beobachter. Weibel ist davon überzeugt, daß wir die Welt durch die elektronische Kultur immer mehr von innen sehen und daß die elektronische Kunst dabei helfen kann, das Wesen der elektronischen Kultur besser zu verstehen. Ihre Eigenschaft, das Jetzt zu erweitern und das Hier zu delokalisieren, befreie diese Technologie aus den Fesseln des Realen.

So demonstrierten die interaktiven, virtuellen Medienwerke exakt anhand der eingeführten Begriffe und Programme, die eine naturwissenschaftliche, physikalische Beschreibung der Medien- und Computerwelt darstellten, die Infragestellung des objektiven, klassischen Charakters der Welt. Sie zeigten dem Betrachter, daß er in jenen Kunstwelten interner und externer Beobachter zugleich sein könne und daß die Medienwelt als »Effekt des Realen«, wie Jacques Lacan sie nannte, der Realität gleichzusetzen sei.[183] Weibel bezeichnet diese Werke als »virtuelle Realitäten mit analogen Eigenschaften«, die ein »interaktives Trompe-l'œil« erzeugen.[184] In der Überzeugung, daß die technischen Medien, allen voran die elektronischen, eine ebensolche künstliche Modellwelt darstellen und die reale Welt mehr und mehr überziehen, wie es Jean Baudrillard beschrieben hat, konzipiert er »Spielzeugwelten«, die es dem Betrachter ermöglichen, die Schnittstelle zu überspringen und damit die Schnittstellen-Determiniertheit des inneren Beobachters aufzuheben, was in der realen Welt unmöglich ist. Mit Hilfe der Spielzeugwelt kann die Schnittstelle untersucht werden, um zwischen beobachterinternen und beobachterexternen Phänomenen zu unterscheiden und so auch die Beobachterrealität und Abhängigkeit der Erscheinungen der Welt zu studieren. »Da die Frage nach der Natur der Realität zum Beispiel im klassischen objektiven Realitätsbegriff mit der Frage nach der Kunst zum Beispiel einer nichtklassischen, beobachterabhängigen Kunst gekoppelt ist, kann eine neue Realitätsauffassung neue Kunstformen unterstützen und legitimieren.«[185]

Weibel folgert aus den endophysikalisch interpretierten Medienkunstwelten, daß die Welt als beobachterrelativ und als reines Schnittstellenproblem interpretiert werden kann. Closed-Circuit-Videoinstallationen, Cyberspace, interaktive Videoinstallationen, virtuelle Welten und andere beobachterabhängige, partizipatorische, interaktive Medienwerke als prototypische Formen eines technisch implementierten Weltbildes zeigen dem Benutzer, daß die Differenz zwischen Beobachter, Umgebung und Welt keine absolute mehr sein kann, sondern entsprechend der endophysikalischen Theorie als »beobachterobjektiv« erfahren wird.

Seit Ende der sechziger Jahre hat Weibel das Thema der »Beobachtung der Beobachtung« in unterschiedlichen Closed-Circuit-Videoinstallationen untersucht[186] und dabei die Beschränkung der Selbsterkenntnis des Beobachters durch die Technologie herausgearbeitet. Sie entsteht dadurch, daß dieser sich den Gesetzen des Interfaces anpassen muß, sobald er sich selbst betrachten will. In Weibels perspektive- und beobachterorientierten Arbeiten nimmt die Kamera jeweils die Position des Beobachters ein, wobei sich der Besucher in der virtuellen Umgebung bewegt und die aus verschiedenen verzerrten Raumsequenzen konstruierte Illusion eines klassischen Raums vorgeführt bekommt, den er auch als solchen erkennen kann. Anfang der neunziger Jahre setzte Weibel mit dem Aufkommen der digitalen Technologie die Videoarbeiten zur Erforschung der Welt des inneren Beobachters fort und übertrug die Fragestellung auf unterschiedliche Konstruktionen virtueller Räume und Realitäten. Die Frage nach der Differenz zwischen Beobachter und Umgebung war neben der beobachterzentrierten Interaktion Hauptgegenstand der Modellierung mit unterschiedlichen Interfaces.

Referenzbereiche der Ästhetik der Systeme: Schnittstellenverhalten – Modelleigenschaften – Koordination der Formen – Teilnehmerverhalten
Auch hinsichtlich der spezifischen Ästhetik ihrer interaktiven Arbeiten haben sich die Medienkünstler entsprechend ihrer unterschiedlichen Resultate geäußert. Folglich liegt der Schwerpunkt der Referenz für das ästhetische Vergnügen je nach Interaktionsbegriff entweder auf dem »Schnittstellenverhalten«, den »Modelleigenschaften«, der »Koordination der Formen« oder dem »Teilnehmerverhalten«.

Bei allen interaktiven Medienwerken ist die Rolle des Betrachters von besonderer Bedeutung für die Ästhetik. Sein Verhalten macht die Ästhetik des transformierenden Werks aus; hinzu kommen die jeweils systemspezifischen Eigenschaften.

Für die Ästhetik der computertechnisch dominierten Arbeiten auf der Basis der Videodisk oder der VR-Technologie ist das »Schnittstellenverhalten« kennzeichnend, das wiederum die Interaktivität bestimmt.

Boissier untersucht bei seiner Erkundung der Möglichkeiten der interaktiven und virtuellen Technologie besonders die ästhetischen Veränderungen von Bildern.[187] Von maßgeblichem Einfluß ist dabei die logische Folge der »Schnelligkeit« und der »Echtzeit« des Systems durch die Verschiebung der Darstellung hin zur Simulation sowie durch die Induzierung einer »Hybridisation des Realen und des Virtuellen«[188]. »Das künstlerische Ereignis befindet sich genau [...] an der Schnittstelle von Aktuellem und Virtuellem. [...] Durch die Entscheidung für den Zuschauer, die interaktive Dimension, die das Synthesebild für seine Urheber im Herstellungsstadium besitzt, beizubehalten, ist es eine radikal neue Generation von Bildern oder, genauer gesagt, von virtuellen Objekten, die die Experimentatoren aus dem künstlerischen Bereich von nun an darbieten.«[189]

Weibel beschreibt diese Grenzsituation, die durch das spezifische Potential der Schnittstelle entsteht, als »Digitalisierung der Erfahrung«. Sie machte seit Descartes alle Ereignisse berechenbar und gab ein neues Versprechen, neben der Metaphysik, Transzendenz und Religion die Sehnsüchte einer Metarealität jenseits der Grenzen des Realen zu erfüllen.[190] Die Grenzen des Realen zu überschreiten hieß immer auch, sich die Frage nach »nichtlokalen« grundsätzlichen Ereignissen oder nichtlokalen Universen zu stellen. Die Untersuchung der virtuellen Realität entpuppte sich, so Weibel, folglich auch als »Ausstiegsstrategie« aus der Wirklichkeit, als Fluchtweg mit Rückkehr, eine Extension von Raum und Zeit, von Hier und Jetzt. Ausgehend von der These, daß mit Beginn der Kunst des bewegten Bildes um 1900 der Zeitfaktor dominierte und den Blick in einer neuen Weise zeit- statt raumzentrierte, sei die »Zeit«

zur eigentlichen Schnittstelle, zur Grenze des Realen geworden, in der sich Blick und Zeit annäherten. Hier werde deutlich, daß die Definition des Begriffs der Schnittstelle allein durch den Kontext definiert werde.

In den künstlerischen Konstruktionen virtueller Welten, in denen die Bewegung der Beobachter die Bewegung der Objekte im Bild steuert, sind folglich die Begriffe »Schnittstelle«, »Messung« und »Beobachtung« von zentraler Bedeutung hinsichtlich der interaktiven Steuerung der Wechselwirkung zwischen Beobachter und Bild. Für Weibel ist die VR-Technologie sogar ein »quantentheoretisches Mikroskop«[191] zur Erforschung der neuen Wirklichkeiten und zur Transformation der alten Welt, in der die Schnittstelle transparenter gemacht werden kann.

Edmond Couchot knüpft im Grunde hier an, ordnet jedoch die Schnittstellengestaltung global den »Eigenschaften des Modells« unter, da von hier das Potential sämtlicher anderer Vorgänge bestimmt werde. Das interaktive Ereignis löse das ästhetische Vergnügen aus und werde zu einem »von der Spindel der Zeit aufgespulten Faden«, an dem sich der Rezipient festhalte, da er dessen Möglichkeiten niemals in seiner Ganzheit zu aktualisieren vermöge. Er stellt besonders die »Uchronizität[192] der Wiederholung« als eine neue Qualität des programmierten Ereignisses heraus, dessen Abläufe unendlich verschieden sind und dessen Konsequenzen keine Wirkung haben: »Das Unendliche und die Ewigkeit werden in der interaktiven Welt der Simulation beherrscht und das Unabänderliche wird verfügbar gemacht. Das Schicksal, das, was sich ereignen muß, die fatale Verkettung von Ursachen und Folgen, das letzte Ereignis, das von den Göttern befohlen oder vom Spiel des Zufalls und der Notwendigkeit herbeigeführt wird, findet nicht mehr statt.«[193] In diesem Sinne müßten interaktive Romane, musikalische oder visuelle Arbeiten ständig nach ihren Autoren als Vollendern suchen, die als Regisseure den Szenarien immer neue Gesichter verleihen. Die dabei entstehende Ästhetik der interaktiven, simulativen und virtuellen Medienwerke zeichne sich durch eine solche Verschiebung der traditionellen ästhetischen Aneignung, Ablenkung und Transfiguration des Reellen in Richtung seiner Modelle aus. Couchot bezweifelt jedoch, daß sich »Modelle« überhaupt aneignen lassen und fragt: »Kann man tatsächlich von Aneignung bezüglich numerischer Objekte sprechen, die weder aneigenbar noch umstellbar sind, da sie per definitionem metaphorische, hybride, utopische oder uchronische sind, weder feststehende noch dauerhafte Identität zeigen und keinen bestimmten Urheber kennen?«[194] Es sei besser, von einer »Kunst der Hybridation« zu sprechen, die nicht mit »Collage«, »Mischung« oder »Patchwork« zu verwechseln sei, da diese lediglich Fragmente verarbeiteten. Sie meine vielmehr eine Kunst, die sich durch die Verkettung, Struktur und Erkenntnis des Reellen mit dem simulierten Modell beziehungsweise dem Virtuellen auszeichne und eine organisch-genetische Verbindung auf folgenden Ebenen darstelle: der Ebene der Formen, die als Bilder, Texte und Töne die sinnlichen Daten der Wahrnehmung konstituieren; der Ebene aller numerisierten, digitalisierten Bilder, Texte und Töne; der Ebene des Verhältnisses zwischen Bild und Objekt sowie Bild und Betrachter; der Ebene des Universums der sprachlichen Modelle (logos) und der Werkzeuge (technè); der Ebene der Denkarten der Analyse und des Figurativen wie auch der Ebene des Reellen und Virtuellen.

Auch bei Shaw ist die Ästhetik der virtuellen Realität sowie das Werk selbst in den Koordinaten der versteckten, potentiellen Formen und Szenarien der interaktiven manifesten Formen eingeschrieben. Diese Szenarien stellen gleichzeitig die manifesten Wege der Wünsche der Benutzer dar, so daß das Kunstwerk bei jedem Benutzereingriff neu geschaffen und neu strukturiert wird. »Interaktive Arbeit ist Mechanismus, Programm und alle möglichen Formen seiner denkbaren Szenarien der Enthüllung. Jeder Benutzer ist Erzähler und Autobiograph eines dieser möglichen Szenarien.«[195] Indem er den durch interaktive Kunst entstehenden Raum als »virtuellen Raum« von Bildern, Klängen, Texten et cetera definiert, der aufgrund der Tatsache, daß er sich nur dann darstellt, wenn mit und in ihm von einem Teilnehmer gearbeitet wird, ist die Arbeit schon a priori als eine »latent Anwesende« charakterisiert. Für Shaw ist es besonders interessant, daß es auch für den nichtaktiven Betrachter die Möglichkeit gibt, das Kunstwerk so zu erleben, wie es mit den Augen eines anderen gesehen wird, so daß diese Manifestation den Charakter einer Performance bekommt.[196] Die interaktive Inszenierung realisiert ein Konzept, das auf der Basis technischer Mittel vom Künstler artikuliert wird. Für Shaw ist dies eine radikal neue Möglichkeit, sich direkt an den Betrachter zu wenden und ein Szenario zwischen ihm und dem Werk zu gestalten.

Ähnlich dem unter den Begriff des »Codes«[197] subsumierbaren Ästhetikbegriff von Edmond Couchot und Jeffrey Shaw heben auch Myron Krueger, Roy Ascott und Fred Forest das »Handlungskonzept« oder die »Verhaltensmatrix« als Grundvoraussetzung des Teilnehmerverhaltens und ästhetisches Kennzeichen einer »Ästhetik der Kommunikation« hervor: Krueger entwickelt Arbeiten, deren hauptsächlicher Aspekt die Interaktion selbst ist. Er bietet den Anwendern oder Spielern Systeme an, die eine völlig neue Form ästhetischer Erfahrung vermitteln. Dabei fand er heraus, daß sich User mit einer Figur im Spiel dann rasch identifizieren, wenn diese in Echtzeit auf Anweisungen reagiert. Nicht die realistische Darstellung ist ausschlaggebend für das ästhetische Vergnügen, sondern die Identifikation mit dem eigengesteuerten Verhalten einer grafischen Darstellung, selbst wenn sie nur von geringfügiger Ähnlichkeit mit dem Betrachter ist beziehungsweise selbst wenn es lediglich eine zeitrealistische Darstellung eines Mitspielers gibt. Die Unmittelbarkeit der Erfahrung resultiert aus dem realitätsnahen Verhalten und nicht aus der realistischen grafischen Darstellung. Die ästhetischen Resultate der experimentellen Erkundungen des *Videoplace*-Systems während der siebziger Jahre finden sich in seiner Dissertation aus dem Jahr 1974 unter dem Titel »artificial reality«.[198]

Forest kennzeichnet als allgemeines Merkmal einer »Ästhetik der Kommunikation«, und damit auch einer Ästhetik der Interaktion, künstlerisch »zu erfassen, was heute unsere Weltgesellschaft konstituiert, soweit es sinnlich erfahrbar ist«[199]. Dabei greife die Ästhetik der Kommunikation eine aus der medialen Organisation der Welt entstehende neue Sensibilität auf: »[...] das Handeln aus der Ferne, der Zusammenstoß der Zeiten durch die Begegnung des Unmittelbaren mit dem zeitlich Dauernden oder die Überwindung des Raums durch die Simultaneität der kathodischen Bilder.«[200] Folglich sei die Grundlage solcher ästhetischer Erkundungen eine »neue Sensibilität«, die nachfolgende Formen einer »Ästhetik der Kommunikation« hervorzubringen vermöge: »[...] die Inszenierung der Präsenz in der räumlichen Entfernung, das Spiel der Interaktion, die Verbindung von Gedächtnis und Echtzeit, die planetare Kommunikation und die mikroskopische Ethographie.«[201] Die mit der Möglichkeit des Eintritts in das synthetische Bild einhergehende »Ästhetik der Kommunikation« definiert er als Resultat der Veränderungen der sinnlichen Wahrnehmung und der Bezugnahme auf die Welt, deren unbegrenzter Gegenstand sich außerhalb des Sichtbaren und Berührbaren befinde und eine Zone der »Infraperzeption«[202] konstituiere.

Ein besonderer Stellenwert kommt dem Inhalt gerade bei den Arbeiten im Bereich der elektronischen Kommunikation zu. Dieser bestehe, so Forest, nicht notwendigerweise aus einem vorgegebenen konkreten Inhalt, sondern in der »Originalität seiner Verwendung in bezug auf die üblichen Gebrauchsanweisungen und in der Wahrnehmung der flüchtigen Unmittelbarkeit der Übermittlung«[203]. Beide Faktoren sind als Folge der immateriellen Qualität der Botschaft abermals wichtige Charakteristika der »Ästhetik der Kommunikation«. Auch die eigentümliche Besonderheit des Raums, in dem sich das Werk entfaltet, ist von spezifischer Bedeutung: »Der Kommunikationskünstler handelt in einem paradoxalen Raum, dessen Konfiguration und dessen verschachteltes System er definiert, nicht aber dessen Inhalte. Es ist der Raum zwischen den virtuell miteinander Kommunizierenden, der zur empfundenen Realität und zu einem gemeinsamen Imaginären wird. Unsichtbarkeit, Unmittelbarkeit, Ubiquität, Präsenz und Aktion in der Distanz sind die Quellen dieses Imaginären, die das ästhetische Gefühl und das ästhetische Gefallen zur Grundlage haben.«[204] Es wird deutlich, daß es sich nicht mehr um den kontinuierlichen, homogenen euklidischen Raum handelt, sondern um einen diskontinuierlichen Raumbegriff von gänzlich frei gestaltbarer Referenzialität. Der durch die Verwendung der elektronischen Medien neu entstehende Raum der Kommunikation »wird zu einer hybriden und symbolischen Form, deren Repräsentation den herkömmlichen Kriterien entgeht. Die Vervielfachung der Kommunikationsmittel als ständige und alltägliche Umgebung versetzt uns ins Zentrum eines informellen und virtuellen Rahmens, dessen Grenzen abstrakt bleiben. Es ist gerade die Sichtbarmachung dieses neuen Raums, sein experimentelles Erfahren, was die Künstler [...] zu vergegenwärtigen suchen«[205].

Die »Vektoren des symbolischen Austausches«, die sich über die Wahrnehmung in den Aktionen der subjektiven Beziehungen zwischen Werk und Betrachter während des Gebrauchs der Informationstechniken ausbilden, konstituieren, so Forest, eine Handlungsstruktur, die den Betrachter in eigentümliche Beziehungen verwickle, neue Praktiken ermögliche, Aktualität und Gegenwärtigkeit vermittle und ein Potential anklingen lasse, das zu einer endlosen Erkundung einlade. Mit Verweis auf Claude Lévi-Strauss betont Forest, daß die Bedeutung immer aus einer Kombination von Elementen, die selbst nicht signifikant seien, entstehe. Folglich zeichnen sie sich nicht durch die Qualität der Repräsentation, sondern der Präsentation und durch eine »intermediäre Herangehensweise«[206] aus. Das heißt auch, daß der Begriff der »Beziehung« Vorrang vor dem Begriff des Objekts hat. Das entscheidende in den Arbeiten sei nicht die Herstellung von Objekten und auch nicht die Arbeit an Formen, sondern die Thematisierung der »Raum-Zeit«[207] beziehungsweise des Zeit-Raums, was schließlich die Ästhetik der Kommunikation und der Netze ausmache. Sie zeichne sich durch die Entstehung eigentümlicher Raum-Mischungen aus dem reellen und dem virtuellen Raum aus: »Räume, in die wir auf Entfernung eingreifen können, über die Zeit hinweg und über den Raum hinweg.«[208]

Spezifika des Kunstbegriffs der Systeme: Werkontologie und Werktechnologie – Betrachterkontext und Werkkontext

Wie bereits im Kapitel *Leitformen der Systeme* angedeutet, haben die Künstler der interaktiven Medienkunst ein eigenes Bewußtsein von ihrer Stellung zu den Formen der Kunst- beziehungsweise Kulturgeschichte oder den Medien. Auch die Auffassung von der Ontologie ihrer Werke, dem Stellenwert der verwendeten Technologie oder das biographische Selbstverständnis sowie die Gestaltung des Betrachter- und Werkkontextes als Verquickung oder Grenzziehung zwischen Kunst und Leben deutet auf einen spezifischen Kunstbegriff, der nicht immer in einer kunsthistorischen Tradition steht und deshalb auch nicht als »homogen« bezeichnet werden kann.

Weibels Rückblick auf seine eigenen Arbeiten und auf die Entwicklung der Technologie seit den sechziger Jahren zeigt, daß die Idee der Partizipation des Betrachters zeitgleich mit ihrer Propagierung in den Künsten der Performance, der Fluxusbewegung und des Happenings schon technologisch umgesetzt wurde – wenn auch erst systemisch – erprobt und nicht gleich künstlerisch eingesetzt.[209] Lokal rezipierbare Arbeiten waren lange Zeit von jenem unbeholfenen Aspekt ihres technischen Systems geprägt, der aller »Apparatekunst« zu Anfang anhaftete und sich dadurch deutlich gegen eine traditionelle Auffassung des Kunstwerks stellte. So zeigte sich auch in der Präsentation der ersten Arbeiten virtueller Realität eine gewisse Unentschlossenheit, die besonders jenen Arbeiten eigen ist, die den Zugang in die Computerwelten per Datenhelm oder -handschuh ermöglichen. Nach Weibel sei das Hauptproblem für eine solche »Kunst der Informatik«[210] die Tatsache, daß der Computer der Ort dessen bleibe, was produziert werde und was deshalb lediglich als »Computerkunst« bezeichnet werden könne.

Fred Forest merkt an, daß die Informationstechnologien von Video, Telefon, Fotokopie, Videoübertragung, Radio, Fernsehen, Computer, Telematik et cetera keine materiellen Gegenstände, sondern »Immaterialien« produzieren, so daß die traditionelle Vorstellung einer »Kunst an sich« in Frage gestellt wird: »Der Kommunikationskünstler, der wirkliche ›Bildhauer‹ der Information«[211] führe die Ästhetik jedoch wieder in ihrer ursprünglichen anthropologischen Funktion als »System von Zeichen und Symbolen« ein. Im Gegensatz zu Peter Weibel lokalisiert er also das Kunstwerk nicht im Apparat, sondern in seinem ästhetischen Output.

Ob ein System schließlich als »Kunst« aufgefaßt und empfunden werde, hängt nach Roy Ascott weniger von der Intention des Künstlers, als vielmehr von der Einstellung des Benutzers ab.[212] Diese sei wiederum abhängig von der geltenden Konvention, dem gewohnten Rezeptionsverhalten und den Erfahrungen des Betrachters, was insgesamt seinen Horizont oder Kontext ausmache, der auch seine Erwartungen und Einstellungen gegenüber Medien im allgemeinen sowie gegenüber Kunst präge. Im Glossar des Katalogs des *Interactive Media Festivals* in Los Angeles 1995 definiert er »Kunst« beispielsweise nicht mehr als Kunst, die sich mit den Erscheinungen und der Nachbildung der Dinge beschäftigt, sondern sich mit »Systemen«, »Transformationen«, dem »Sichtbarwerden« sowie dem »Lebendigwerden« der Dinge auseinandersetzt. Die klassische Ästhetik, die sich mit dem Verhalten der Formen befaßte, sei von einer »Ästhetik der Erscheinungen« abgelöst worden, die die Formen des Verhaltens untersuche. Mit ihr habe sich auch die Aufgabe des Kunstwerks, statische Konstellationen und Proportionen zu untersuchen, gewandelt.

Myron Krueger betont, daß mit der Erfindung von Systemen nicht nur automatisch eine neue Ästhetik entsteht, die erst bei ihrer Beschreibung auf eine neue Ästhetiktheorie schließen läßt, sondern auch eine neue Kunstform jenseits der traditionellen Formen: »Als interaktives künstlerisches Medium unterscheiden sich künstliche Realitäten von Kunst dadurch, daß der Künstler das Kunstwerk unvollendet läßt. Es findet seine Vollendung im einzigartigen Verhalten jedes Individuums, das mit ihm interagiert.«[213] Durch diese unmittelbare und wörtliche Umsetzung der avantgardistischen Theorie des offenen Kunstwerks werde die Identität des Künstlers wie auch der Werke nicht nur verunklärt, sondern in Frage gestellt. Denn wenn jeder dazu eingeladen sei, seine ästhetischen Sinne zu stimulieren, »nicht um Kunst als passiver Betrachter zu konsumieren, sondern um sie aktiv zu schaffen«[214], so sei zwar damit das künstlerische Ziel erreicht, doch gleichzeitig auch die Ontologie des Werks selbst betroffen. Denn die ästhetische Erfahrung werde nicht von einem Spezialisten geschaffen, sondern vom individuellen Interesse und Geschmack geleitet und eben nicht durch eine Fachwelt der Kunstkritik vermittelt. Dadurch, daß Krueger nicht dieselben Mittel benutzt wie die traditionelle Kunst, könne er den Rezipienten möglicherweise dazu animieren, sich ohne Hemmungen der Erkundung des von ihm erfundenen Mediums zu widmen: »Er wird seinen Körper bewegen und dabei einzig von ästhetischen Zielen motiviert sein, wo die Ästhetik normalerweise niemals sein Verhalten steuern würde.«[215] Die dabei entstehende Art von Werkvielfalt, die durch den Benutzer zustandekomme, sei a priori ein strategisch fester Bestandteil des Werks. Damit widersetze sich Krueger seiner Ansicht nach der leichten Konsumierbarkeit von traditioneller Kunst sowie der kunsthistorischen

Einordnung und kategorischen Zuordnung seiner Arbeiten, da die Frage nach Art und Stil des Werks nicht ohne weiteres geklärt werden könne.

Kruegers System ist für eine Reihe interaktiver Arbeiten gewissermaßen ein Modellbeispiel und gleichzeitig eine neue Kategorie von Kunst, die sich allein der »Mediatisierung von Interaktivität« verschreibt. Indem sie die Interaktivität zum Inhalt erhebt, ist sie eine Form der Medienkunst, die im wahrsten Wortsinn aus der Erfindung eines computergesteuerten Kommunikationsmediums besteht und im wesentlichen ein System für kommunikative Künste wie Theater und Performance darstellt. Die avantgardistische Behauptung, jeder sei ein Künstler, ist auf technologische Weise unmittelbar eingelöst.

Während Kruegers Auffassung eher außerhalb der Kunsttradition steht, hält Shaw, obgleich er sich bewußt ist, daß eine solche Art von Kunst die Bedingungen traditioneller Kunsterzeugung und -rezeption in jeder Hinsicht verändert, an der Differenz von Kunst und Lebenswelt fest und möchte auch die Identität des Künstlers gewahrt wissen. Dies wird jedoch dadurch erschwert, daß sich bisher noch kaum neue Orte für interaktive Kunst etabliert haben, die entweder dem Markt der Massenmedien zuzurechnen oder mit dem traditionellen Gefüge der Institutionen der Museen und Galerien vergleichbar wären und dabei doch ein kunstverständiges Publikum ansprechen könnten, das teilweise bereits über ein neues Rezeptionsverhalten verfügt. Die Sammlung von »Klassikern« der interaktiven Medienkunst des ZKM | Zentrum für Kunst und Medientechnologie Karlsruhe stellt eine Verbindung zwischen dem Museum für Neue Kunst und dem Medienmuseum her und ist in dieser Hinsicht vorerst eine Ausnahme.

Nicht nur der Ort der Rezeption sei, so Shaw, problematisch, auch die Zeit, die der Betrachter bei der Rezeption eines interaktiven Werks aufbringen müsse, lasse sich von keinem, an traditionelle Kunst gewöhnten Rezipienten abfordern. Solange die neuen Formen für eine angemessene Präsentation noch nicht endgültig gefunden beziehungsweise eingerichtet worden seien, ziehe er es vor, seine interaktiven Werke möglichst kontextfrei, das heißt nicht im Zusammenhang mit anderen Arbeiten zu präsentieren. Als Alternative betrachtet er es jedoch, eigens für eine gewisse Umgebung, wie zum Beispiel für Festivals, die in zeitlicher Begrenzung Arbeiten zu einem bestimmten Thema präsentieren, interaktive Medienwerke zu entwickeln. »Man macht die Arbeit in dem Wissen, wie die Besucher in dieser Situation sein werden, man macht die Arbeit für diese Situation, weil das die gegebene Choreographie ist.«[216] Jedoch nicht nur die Rezeptionszeit, auch die zeitlichen Modalitäten, wie beispielsweise Öffnungszeiten, könnten als kontextuelle

Bestandteile der Aussage des Werks die Präsentation entscheidend beeinflussen: »Für mich war es sehr ungewöhnlich und wunderbar, *The Legible City* (Farbtafeln 4a und 4b) auf der *ars electronica* zu zeigen, wo diese zufällig in diesem Jahr 24 Stunden täglich geöffnet war. Zum erstenmal sah ich Leute um vier Uhr früh radfahren. Ich verstand plötzlich, daß das die richtige Zeit für diese Arbeit ist, weil *Legible City* ein Ort ohne Menschen ist.«[217]

Wie schon die Videokunst ist offenbar auch die computergesteuerte Medienkunst darauf angewiesen, daß die Arbeit soweit wie möglich »eigenhändig« vom Künstler konzipiert und kontextualisiert wird und daß die dramaturgische Struktur bis in die räumliche Begrenzung, die architektonische Umgebung hinein von ihm selbst bestimmt wird: Die Videoinstallationen wie auch die VR-Arbeiten, welche die sie umgebende Architektur in ihre Arbeit integrieren, sind Versuche, die kompletten Rahmenbedingungen zu choreographieren. Im Bewußtsein, daß der Ort das Werk verstärkt, hat Shaw versucht, das den immateriellen Werken ureigene Problem der Präsentationsform elegant zu umgehen. Dieser Umstand wirkt sich auch dadurch kreativ aus, daß zwangsläufig neue Werkaussagen entstehen, wenn der Ort vorgegeben ist und nicht selbst gewählt werden kann.

Die Besonderheit der Bedeutung des Ortes stellt den Künstler nicht nur vor Probleme, sondern sie ist in ganz anderer Hinsicht auch eine Chance: Da es sich als elektronisch-digitales Medienwerk auch auf der interaktiven CD-ROM präsentieren läßt, können sich innerhalb des Rahmens der von diesem Medium vorgegebenen Technologie als »Ort des Kunstwerks« aufgrund der Besonderheiten, wie etwa der privaten Rezeptionssituation und der damit einhergehenden steigenden Intensität und Rezeptionsdauer, auch weitere Möglichkeiten der kreativen Interaktion ergeben. Shaw unterscheidet jedoch eine solche Verwendung der Technologie ausdrücklich von Arbeiten, deren Faszination in der Technologie selbst beziehungsweise in ihrem bloßen Gebrauch liegt und die das Phänomen der Technologie auf intelligente Weise darstellen, wie zum Beispiel die »Phenomena Art« des Exploratoriums. Die Werke der »Phenomena Art« sind Produkte einer unmittelbaren Zeichenwerdung der Technologie und haben mit dem komplexen Bedeutungsgefüge besonders der jüngeren Arbeiten interaktiver Medienkunst nichts mehr gemein.

Mit dem Journal *artintact* des ZKM ist es Shaw gelungen, Künstler zu finden, die in seinem Sinne das Medium erproben und ihre interaktiven Werke realisieren.[218] Gerade die Möglichkeit, die Komplexität der Referenzen und Bezüge zu erforschen, ist mit einem Medium, das nach der

Logik des Cyberspace in der Lage ist, einen intellektuellen Raum zu realisieren, optimal gegeben. Die performative Dimension jedoch, die Shaws Konzept der Interaktion gerne miteinschließt, indem sie sich von vornherein auf nur einen Interakteur beschränkt, dessen Umgang mit dem System auch den umstehenden, nichtagierenden Betrachtern einen künstlerischen Genuß vermittelt, wäre durch das Medium der CD-ROM zwar immer noch gegeben, ist jedoch nicht mehr wie in den Installationen miteingeplant.

Theorien und Positionen zu Formen der Beteiligung

Nicht nur Künstler, sondern auch Wissenschaftler aus den Bereichen Kunstgeschichte, Literaturwissenschaft oder Soziologie sowie Ausstellungskuratoren haben sich mit dem Phänomen der »Beteiligung des Betrachters« im Bereich der Medienkunst auseinandergesetzt und ihre fachspezifischen Methoden und Standpunkte in die aktuellen Diskussionen eingebracht. Die theoretischen und aufgrund der verschiedenartigen Zusammensetzung dieser Gruppe äußerst heterogenen Ansätze hinsichtlich der Fragestellung oder Methodik in diesem neuen Bereich der Kunst führen nicht nur zu unterschiedlichen Lesarten, sondern auch zu unterschiedlichen Einteilungen oder Gliederungen der interaktiven Medienkunst. In den folgenden Kapiteln werden diese verschiedenen Positionen und Theorien zu den Formen der Beteiligung zum Ausdruck kommen. Sie stellen als Einschätzungen und Bewertungen von »externen« Beobachtern wichtige Ergänzungen, aber auch Bestätigungen der von den Künstlern bereits formulierten signifikanten Konstituenten der Interaktion dar.

In alle Überlegungen drängt sich dabei die Frage der Zuordnung der interaktiven Medienkunst in die Kategorie der »Kunst« oder des »Spiels« beziehungsweise der »Unterhaltung«, wobei die unterschiedlichen Argumentationen häufig von ebenso vorläufigem oder rein provokativfragendem Charakter sind wie die Arbeiten selbst. So werden keine Antworten, sondern Denkanstöße gegeben, die aufgrund ihrer unterschiedlichen und häufig auch konträren Blickwinkel jede für sich ihre Berechtigung haben.

Die drei Hauptaspekte gliedern sich entsprechend der Disziplinen in den Bereich der »Kunst- und Kulturgeschichte« und das gemischte Feld der »Medientheorie«; im weiteren Verlauf beschreibt ein kurzer Abriß die Geschichte der kuratorischen Herausbildung von Gliederungskriterien, die die »Praktiker der Theorie« bis heute entwickelt haben. Die ausgewählten Autoren Söke Dinkla, Erkki Huhtamo, Derrick de Kerckhove, Heinrich Klotz, Roger F. Malina, Frank Popper, Florian Rötzer, Itsuo Sakane und Peter Weibel haben sich seit mehreren Jahren als kompetente Sachverständige vor allem in Ausstellungsaktivitäten, als Juroren oder durch Katalogpublikationen in den neunziger Jahren ausgewiesen. Durch die Heterogenität der »Szene« erklärt sich die Mischung von streng akademisch-wissenschaftlichen und eher journalistischen Beiträgen, die jedoch der Vielfalt der Aspekte zugute kommt und als Anregung für weitere Forschungen dienen kann.

Kunst- und kulturgeschichtliche Aspekte

Die interaktive Medienkunst hat allein wegen ihrer gänzlich differenten Rezeptionsweise ein eigenes Gesicht, das sich nur schwer in gebräuchliche Kategorien der Kunstwissenschaft einordnen läßt, und daher nach einer eigenen Klassifizierung »ruft«, wie Heinrich Klotz und Frank Popper meinen.

Interaktive Medienkunst ist selbstverständlich auch noch nicht anerkannter Bestandteil des kunsthistorischen Kanons; das hat einige Kunsthistoriker jedoch nicht davon abgehalten, sich mit den »Wurzeln«, der Beteiligung, der »Partizipation«, zu befassen und eine, wenn auch nicht ungebrochene, Traditionslinie der Interaktion herauszuarbeiten (Söke Dinkla, Frank Popper). Die Besonderheiten jener Medienkunst, von denen die »automatisierte Anweisung« beziehungsweise »automatisierte Gestaltung der Dialogstruktur« durch spezifische computeriell gesteuerte Interfaces eine der wesentlichsten ist, lassen sich präzise bis in die Gegenwart hinein beschreiben und historisch zurückverfolgen (Söke Dinkla). Die Berücksichtigung auch der kulturhistorischen Bezüge evoziert eine »Phänomenologie vom Bild zum Gesamtkunstwerk« (Florian Rötzer) oder wie Weibel formulierte, eine Geschichte vom »Bild zur Konstruktion kontextgesteuerter Ereigniswelten«. Das Resümee jener Betrachtungen legt die Vermutung einer spezifischen Ästhetik der interaktiven Medienkunst nahe, die nur in Abgrenzung von der klassischen Ästhetik klar erkennbar ist und die in Form einer Theorie der »Techno-Ästhetik« von Peter Weibel vorgeschlagen wurde.

Vom technisch »bewegten Bild« zum »bewegten Betrachter«: Rezeptionsgeschichtliche und technologische Versuche der Einordnung

Wie anders als in Abgrenzung und Gegenüberstellung zur traditionellen Welt der »stillen Bilder« könnte sich leichter zeigen, worin die Spezifika und Unterschiede zur interaktiven Medienkunst liegen? Das erste Museum aller Gattungen, das Museum für Neue Kunst des ZKM | Zentrum für Kunst und Medientechnologie Karlsruhe, in dessen Bestände bisher das Medienkunstfestival *MultiMediale* diverse Einblicke gab, bietet hierfür einen geeigneten Rahmen.[219]

Der Kunsthistoriker Heinrich Klotz, Leiter des ZKM und Rektor der Staatlichen Hochschule für Gestaltung Karlsruhe, sieht die Medienkunst in der Auseinandersetzung der ästhetischen Produktionen der Moderne und Postmoderne als einen der wichtigen Indikatoren einer sogenannten »Zweiten Moderne«, die das kritische Potential der Moderne nunmehr auf »sinnliche« Art und Weise zurückerobere und

Mittel bereitstelle, die das Erzählen von »Geschichten« wieder ermöglichten.[220] Seine theoretischen Reflexionen zielen darauf ab, die Medienkunst zu würdigen, sie aus dem »Hinterhof« herauszuholen und sie ernst zu nehmen beziehungsweise sie im Kanon zusammen mit den traditionellen Künsten, zu ergründen.[221] Die Medienkunst sei mit den Veränderungen der traditionellen Künste als »neue Gattung« hinzugekommen und habe das Potential zu einem »Aufbruch der Künste«, berge aber auch die Gefahr eines spielerischen Entgleitens in eine bloße Unterhaltungskunst.

Aus dieser Perspektive erscheint die interaktive Medienkunst als eine nicht vergleichbare Gattung, die mit den traditionellen Künsten »nichts mehr zu schaffen hat«[222], da sie aus den Bezügen zur klassischen Poetik ausbricht, die Aufgabe der Erfüllung des Betrachters in der Anschauung transformiert und somit auch seine eigene Aura tilgt. Für Klotz stellt sich sogar die Frage, ob sich die interaktive Medienkunst nicht Kategorien der darstellenden Kunst aneigne und deshalb zu einem für traditionell ausgebildete Kunsthistoriker »unverdaulichem mixtum compositum« werde, das folglich auch »nirgends mehr hin gehört«.[223]

Die Interaktion als »Eingriff des Betrachters«, der gleich einem Operateur Änderungen am Werk vornimmt und damit seine Rolle als Betrachter ablegt, habe zur Folge, so Klotz, daß es unter dem verändernden Eingriff auch keine Wahrnehmung des »Auratischen« am Kunstwerk mehr geben könne: Das Auratische schwinde mit jedem Eingriff dahin und mit ihr die kontemplative Sammlung des Betrachters, die der zielgerichteten Handlung weiche. Die implizierte Intentionalität, die sich im aktiven Eingreifen ausdrücke, verdränge die Form der interessenlosen Anschauung vollends, sie stehe ihr sogar konträr entgegen. Als Beispiel nennt Klotz *The Legible City* von Jeffrey Shaw, eine Arbeit, die von vielen Fachleuten besprochen wurde und international vor allem deshalb Furore machte, weil sie ein Eintauchen in eine virtuelle Realität nicht realisiere, sondern diese vielmehr ästhetisch auf »spielerische Weise« vermittle (Farbtafeln 4a und 4b). Das Spielerische konnotiere sich seiner Überzeugung dadurch, daß es der Betrachter selbst sei, der mit seinen Bewegungen das Bild, das er vor sich sehe, ständig verändere, die Form bestimme und somit das »Image« variiere. Dadurch, daß das Kunstwerk auf diese Weise zum Spiel und der Betrachter zum »homo ludens« geworden sei, stelle sich die Frage, so Klotz, ob dies noch Kunst sei, nicht mehr. Man überschreite vielmehr an dieser Stelle die Grenzen der traditionellen Kategorien, bewege sich durch sie hindurch und befreie sich von jedweden Definitionen, um sie im Sinne der Moderne auf eine mediale Weise radikal zu hinterfragen.

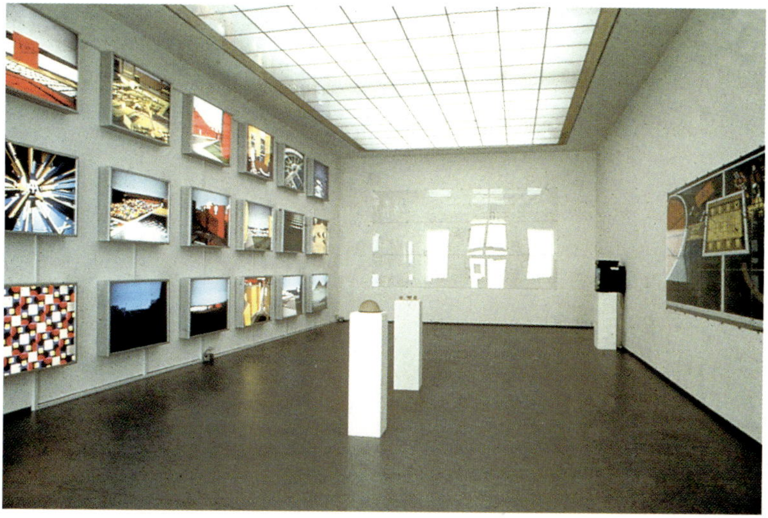

1 Matt Mullican, Lightboxes, 1990/91

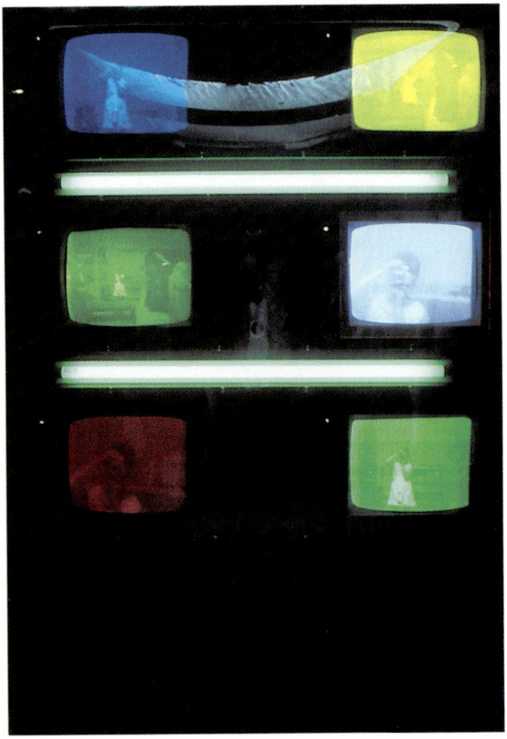

2 Les Levine, Iris, 1968

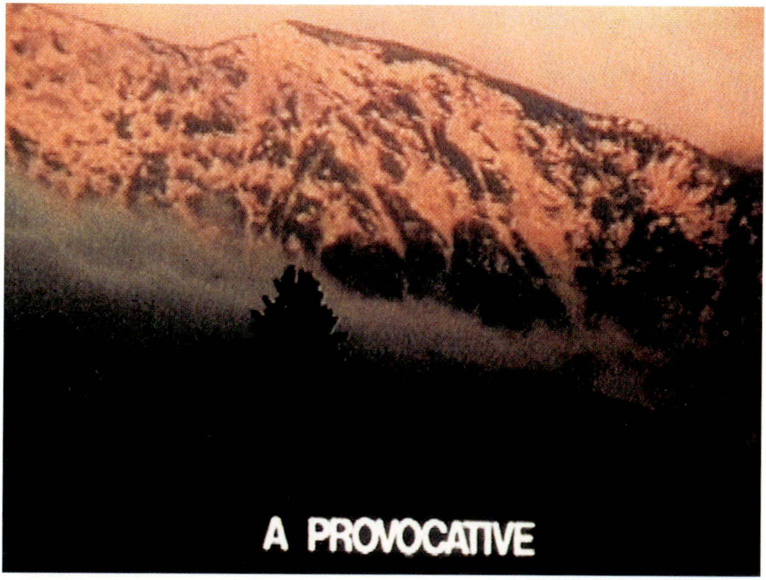

3 Bill Seaman, The Exquisite Mechanism of Shivers (Provocative), 1992

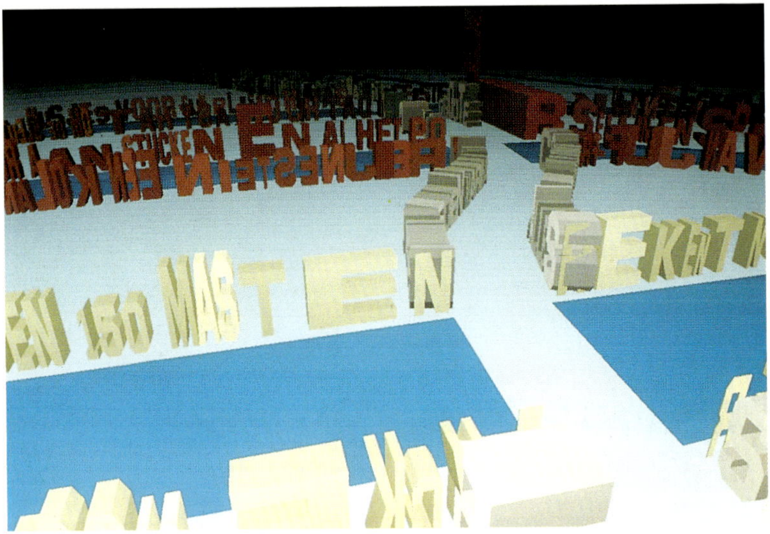

4a Jeffrey Shaw, The Legible City, Amsterdam, 1990

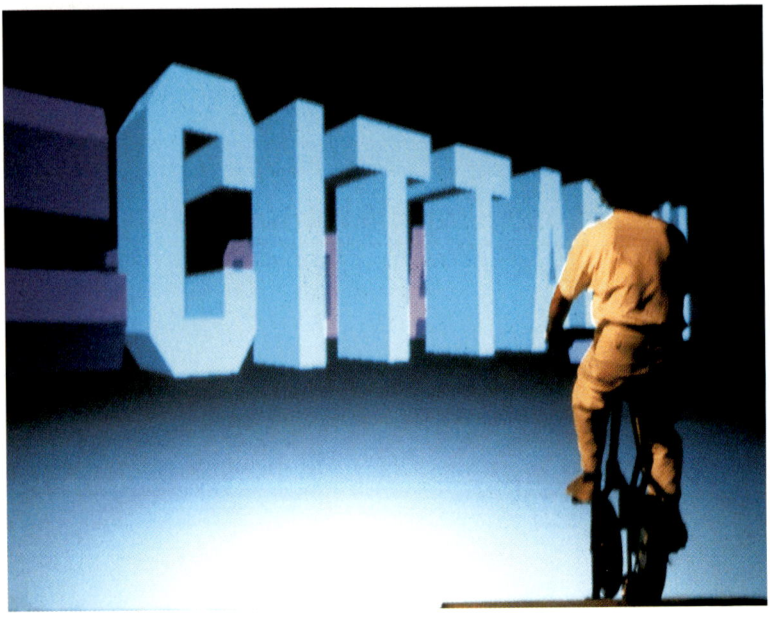

4b Jeffrey Shaw, The Legible City, Citta, 1990

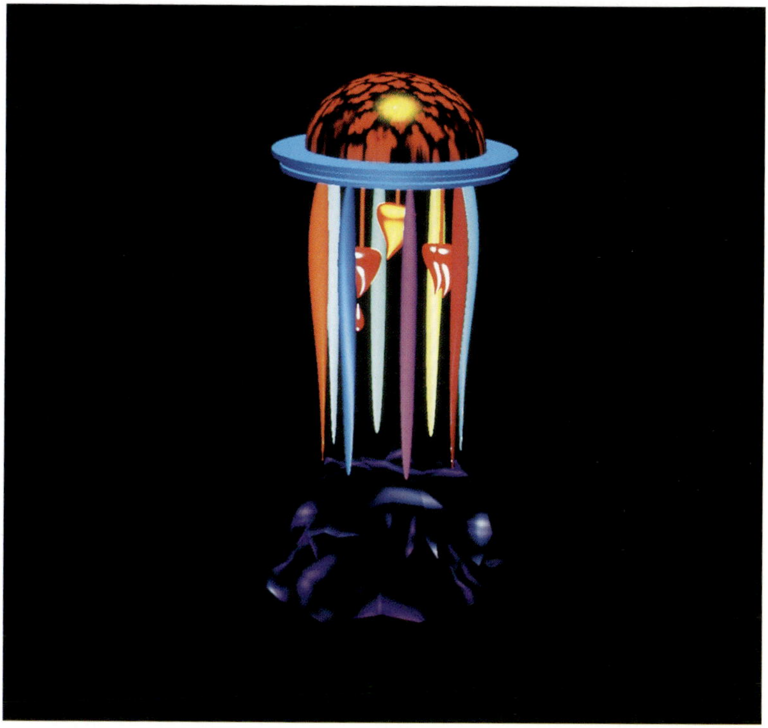

5 Nicole Stenger, Angels, 1990 – 92

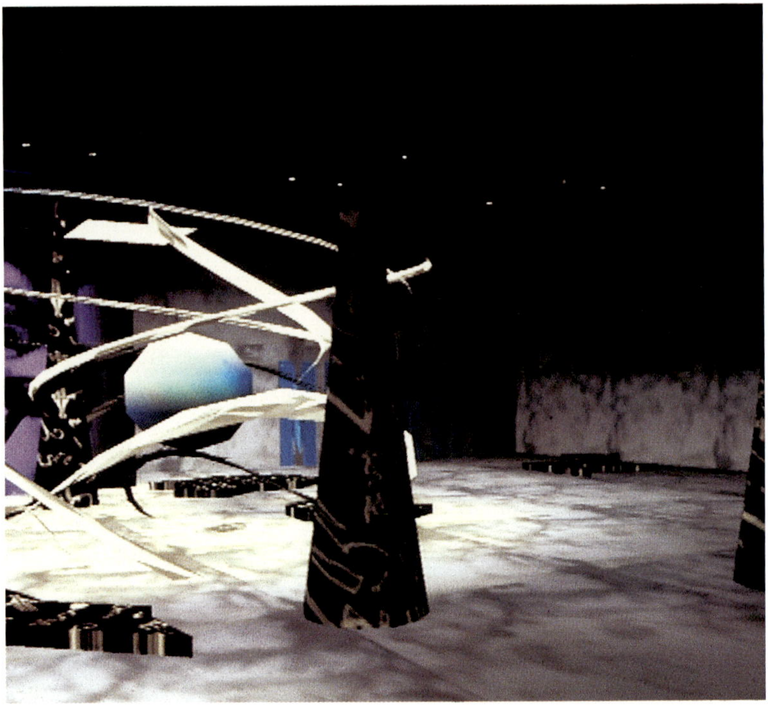

6 Monika Fleischmann, Home of the Brain, 1991/92

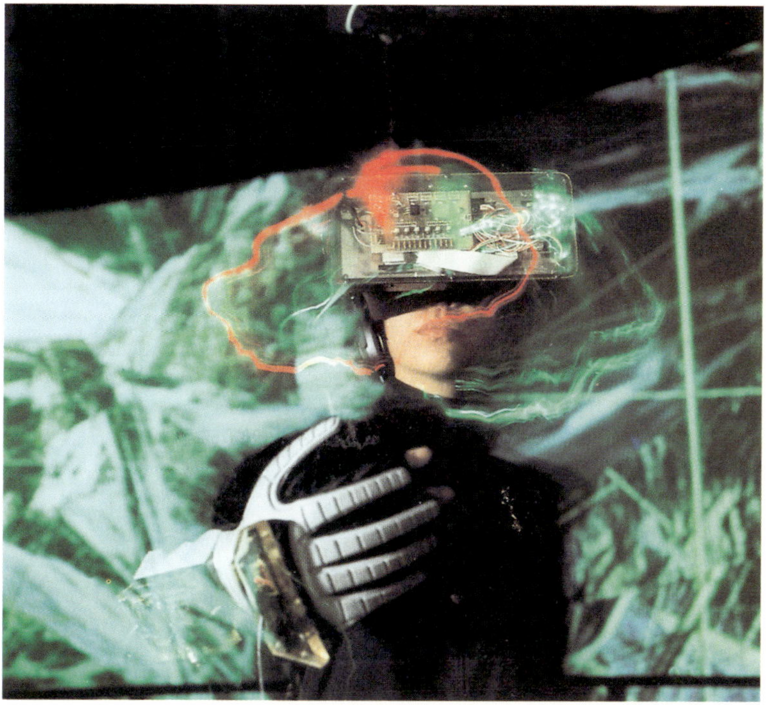

7 Ulrike Gabriel, Perceptual Arena (Outputimage; Environment), 1993

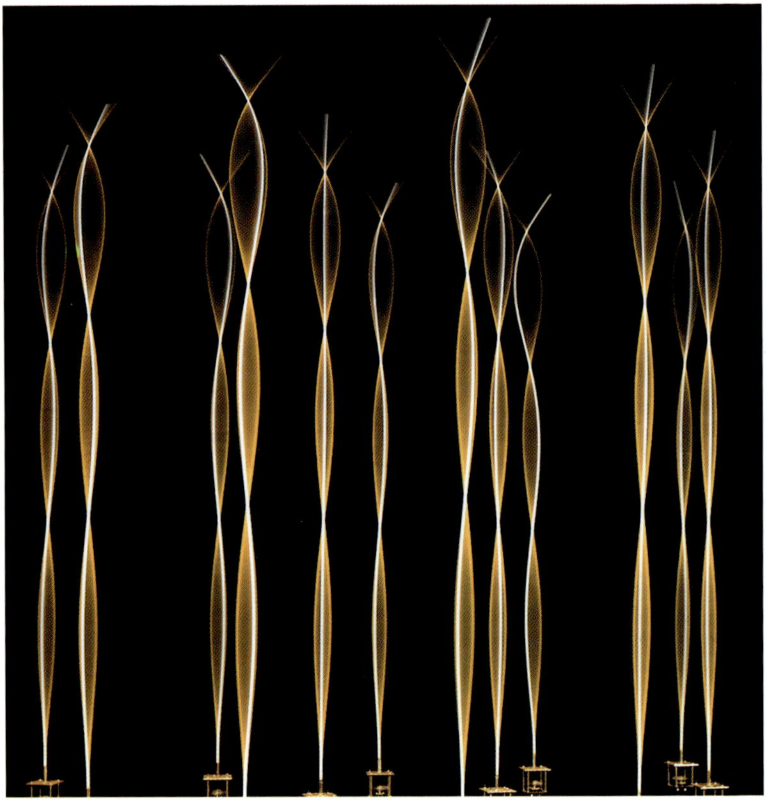

8 Wen-Ying Tsai, Cybernetic Sculpture, 1979

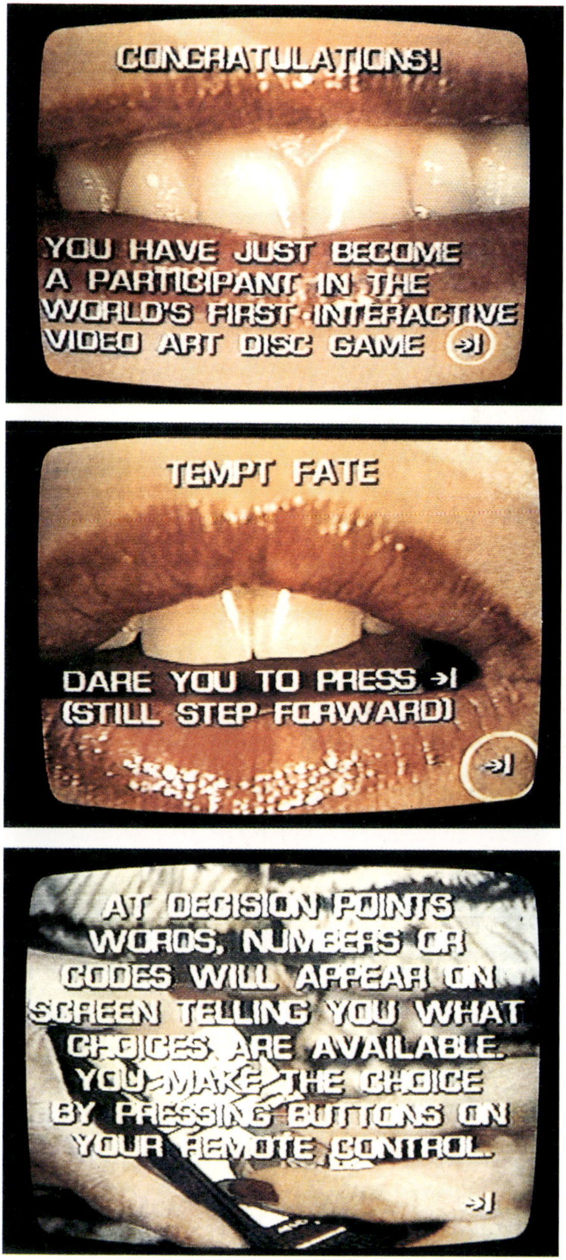

9 Lynn Hershmann, Lorna, 1980–84

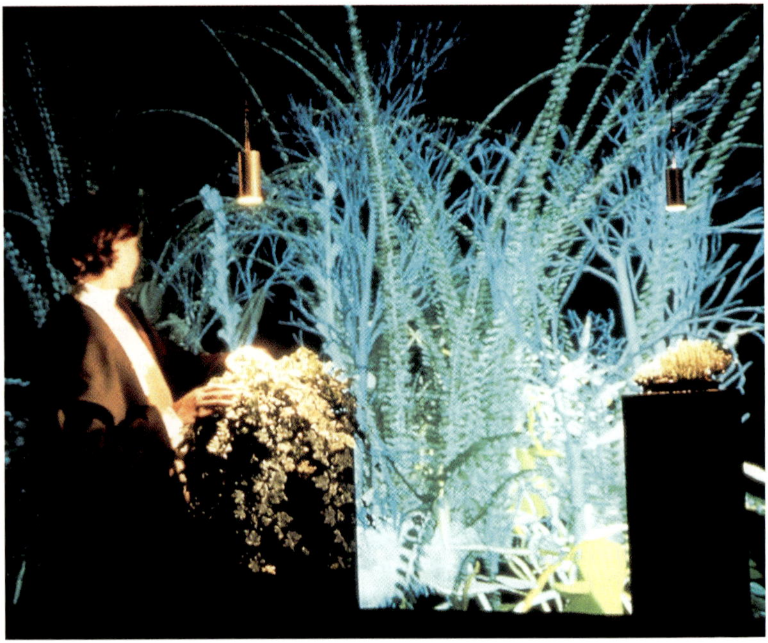

10 Christa Sommerer und Laurent Mignonneau, Interactive Plant Growing, 1992

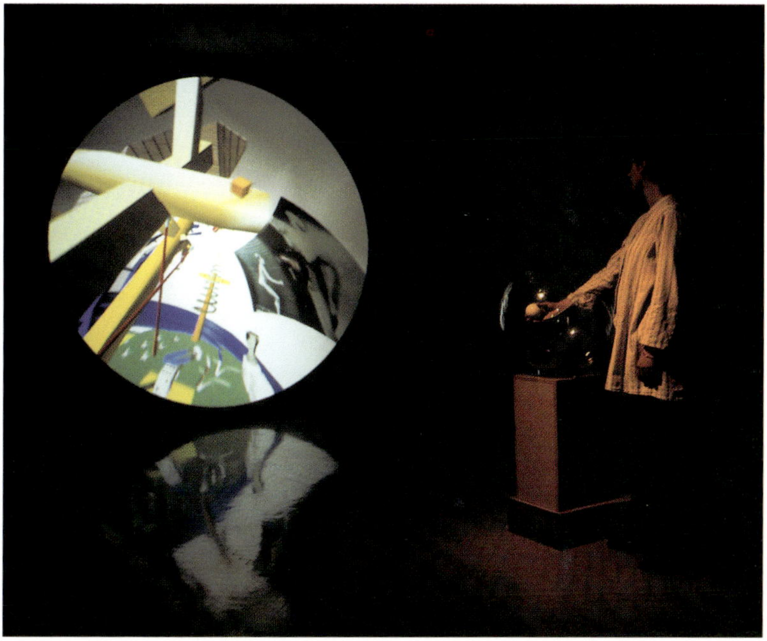

11 Agnes Hegedüs, Handsight, 1992

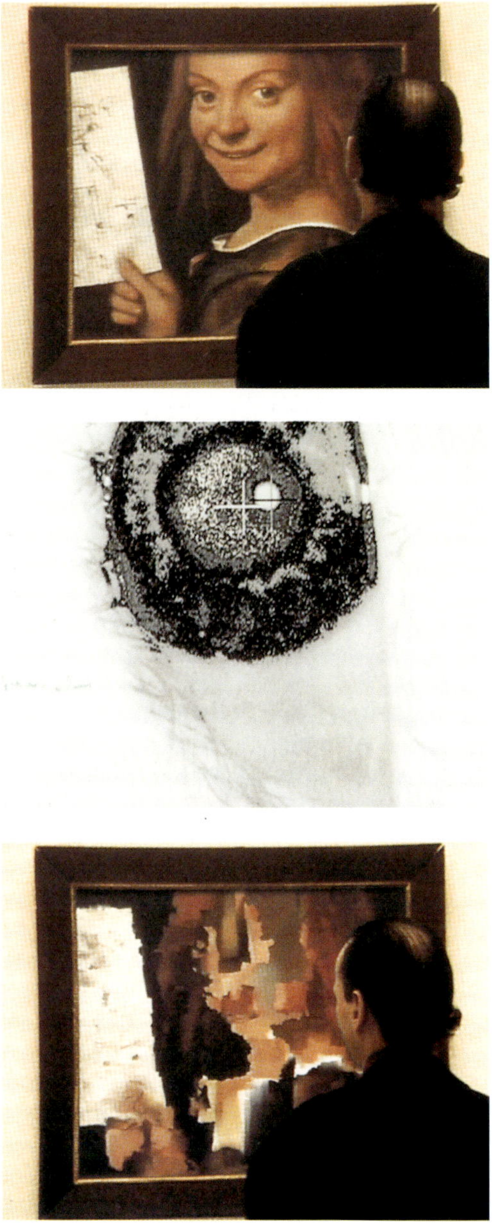

12 Joachim Sauter und Dirk Lüsebrink, Der Zerseher, 1992

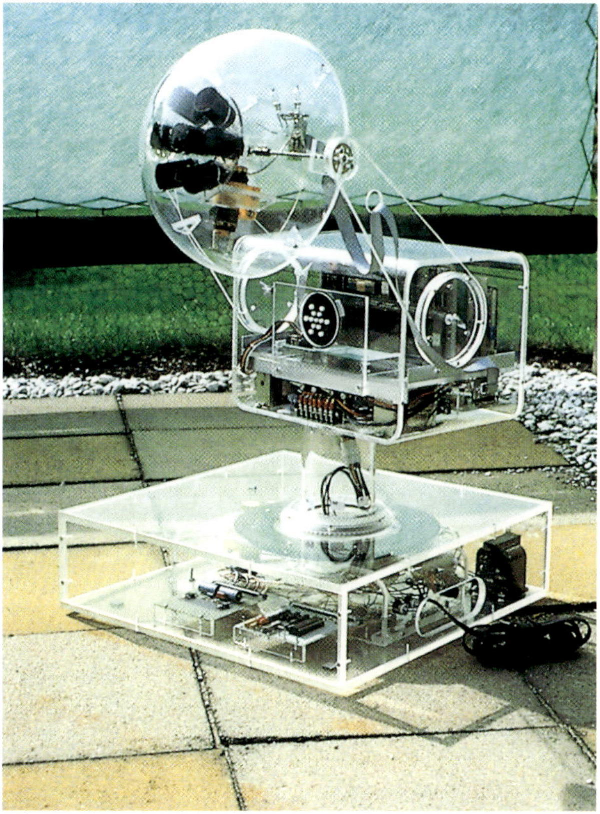

13 Norman White, Facing Out Laying Low, 1977

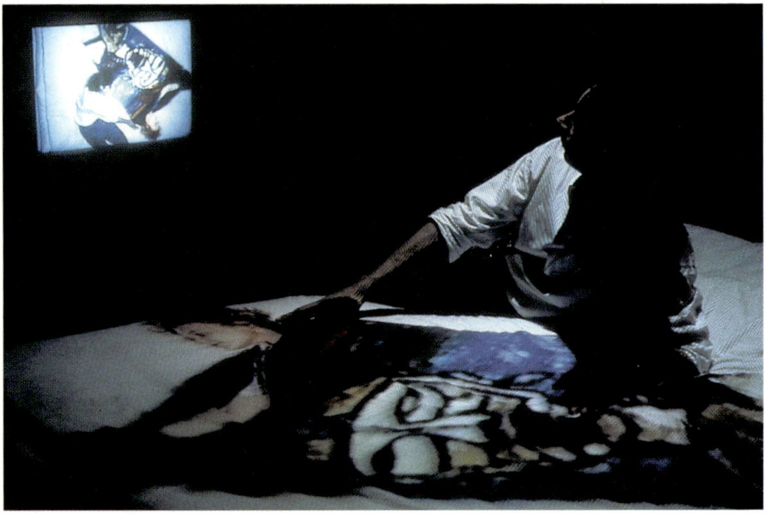

14 Paul Sermon, Telematic Dreaming, 1993

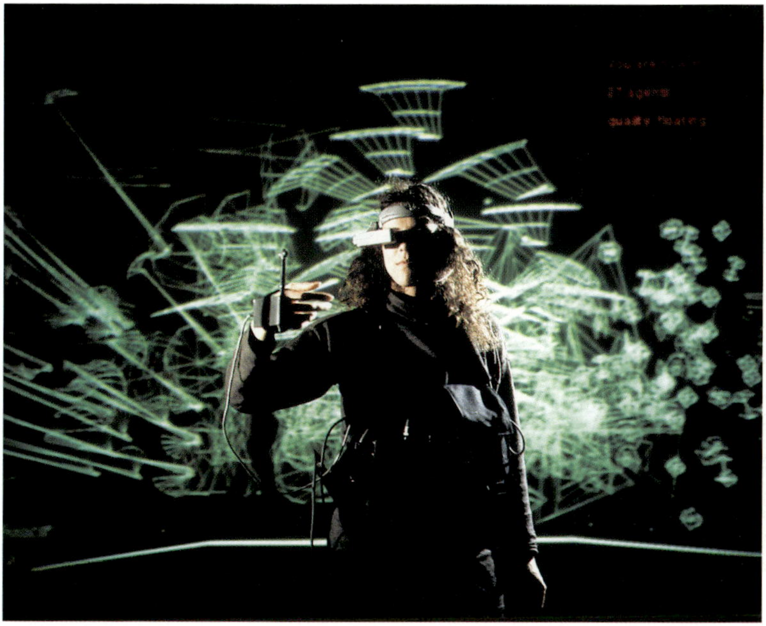

15 Knowbotic Research KR + cF, Simulationsraum Mosaik mobiler Datenklänge (smdk), 1993

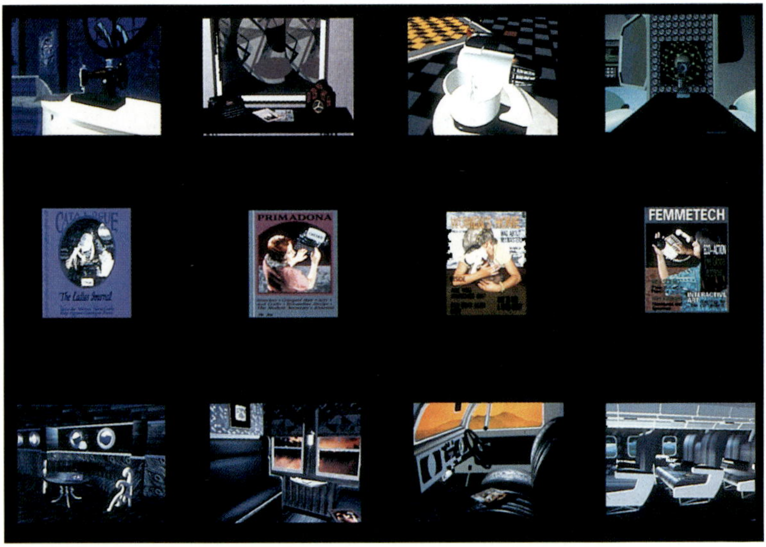

16 Jill Scott, Paradise Tossed, 1992

Auch die Kategorie der »Illusionierung« greife an einem solchen Werk nicht mehr, obgleich doch Kunst immer mit den unterschiedlichen Formen der Herstellung eines schönen Scheins zu tun hatte. Daß es sich bei der 3D-Simulation um eine neue Qualität der Illusionierung handelt, steht für ihn außer Frage. Der wesentliche Unterschied liege vor allem in der starken körperlichen Wirksamkeit der Simulation, dem »Eindruck« im wahrsten Sinne des Wortes, der eine bloße Illusionierung des Blickes übertreffe: »Die Simulation übersteigt jegliche Illusionierung und nimmt den Menschen förmlich mit hinein in die Welt des Scheins, überwältigt ihn geradezu körperlich und läßt ihn körperlich spüren, was ihm die Scheinwelt oktroyiert.«[224]

Diese Techniken führten nicht nur in die Bereiche der bloßen Sensation, der Erregung der Sinne hinein, sondern eröffneten gleichzeitig auch neue Wege der Didaktik und des Lernens. Das interaktive Medienwerk[225] werde zum »Lernwerkzeug«, mit dessen Hilfe sich Räumlichkeiten simulieren und ertäuschen ließen, die der Sphäre der Paradoxie und des spielerischen »Wunderlands« entstammten, einer von allen Zwängen befreiten Welt der reinen Formen. In der Akzentverschiebung der Möglichkeiten und des Nutzungszusammenhangs jener interaktiven Medienwerke in Richtung »Lernwerke« und »Kunstwerkzeuge«, liege, so Klotz, das Potential einer pädagogischen Nutzung der Vermittlung unterschiedlicher Szenarien, die das Werk aus der Kunst herausführe und es auf den »Weg zur Erkenntnis« bringe. Die Evozierung von »Kontrast-Erfahrungen«, die sich auf andere Weise nicht machen ließen und die von hohem aufklärerischem Wert sein könnten, seien beispielsweise Ziele, die sich jenseits der Frage, was Kunst oder Medienkunst sei, stellen und noch zu diskutieren seien.

Auch der Begriff des »in sich geschlossenen Kunstwerks«[226] werde, so Klotz, durch den Aspekt der Interaktivität, den gerade die elektronische Kunst potentiell bereithalte, von Grund auf in Frage gestellt: Denn erst die Handlung, die aktive Teilnahme am plötzlichen Geschehen und das aktive Eingreifen bringe das elektronische Kunstwerk zur Geltung. »Kunstwerke werden zu bedienbaren, reflexiven Apparaten, die nach ›Eingaben‹ verlangen und aktive Eingriffe abfordern.«

Neben der Interaktionsform, wie sie bei Jeffrey Shaws *The Legible City* deutlich wird, nennt Klotz drei weitere Formen interaktiver Medienkunst, die sich alle konzeptionell durch die Art der Benutzeroberfläche und der damit verbundenen Erschließung des Werkes voneinander unterscheiden: So verlangen etwa Closed-Circuit-Installationen oder sensitive (Kees Aafjes und Peter Weibel) und auditive Arbeiten (Walter Giers) dem Ausstellungsbesucher ein neues

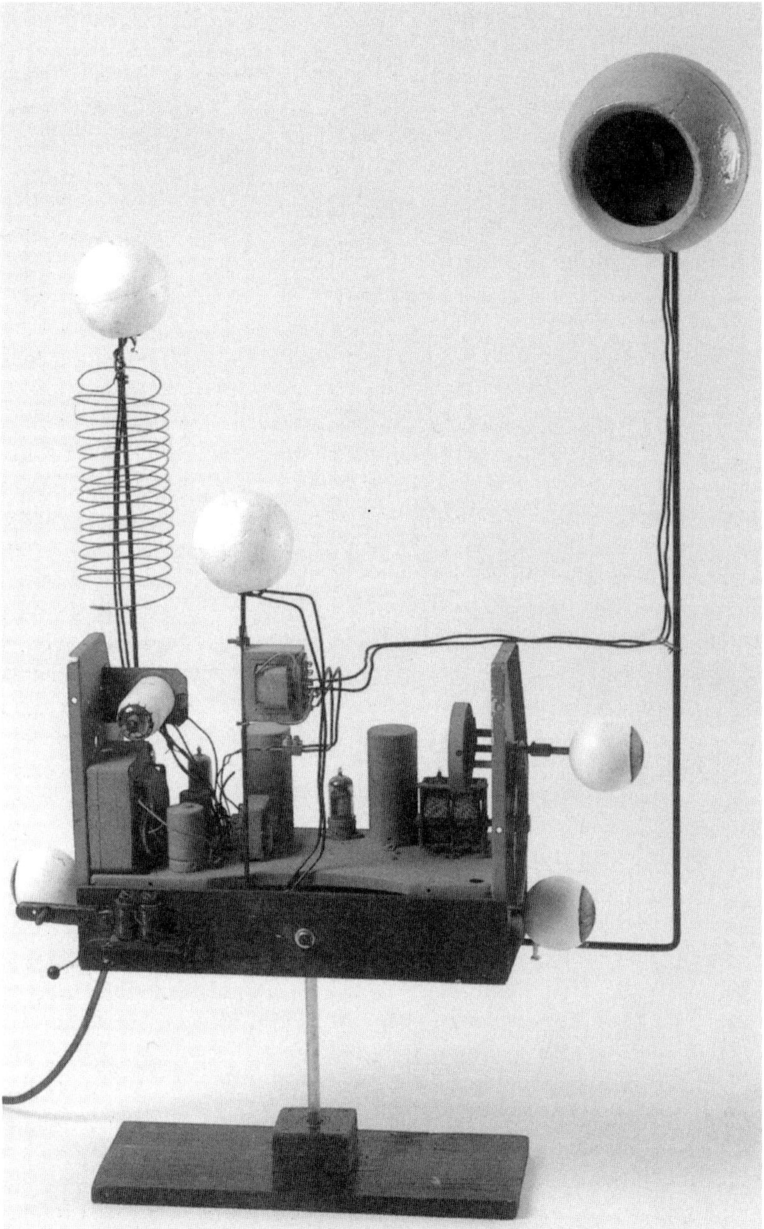

Abb. 22 Walter Giers, Mr. Brabbel, 1968

Verhalten ab, das ihn aus der nur »anschauenden Beschaulichkeit«[228] herausreiße.

Diese Einbeziehung des Betrachters ist in der Geschichte der Kunst durchaus kein Novum: Klotz verweist auf die in den darstellenden Künsten, in Tanz und Theater vorhandene »Ästhetik des Handelns«, worin der Künstler auf der Bühne Teil des Werks werde; er erinnert an die Entgrenzung der Kunst durch die Performance, das Happening und die Fluxusbewegung seit den späten fünfziger Jahren, die aus der bildenden Kunst, der Malerei und der Plastik entstanden und, indem sie diese zu ersetzen suchten, den Kunstbegriff radikal veränderten: »Mit der interaktiven elektronischen Kunst wird das traditionelle Kunstwerk durch den bloßen Eingriff des Rezipienten außer Kraft gesetzt; die Entgrenzung in das Leben hinein geschieht unmittelbar und naiv durch Nutzung und ›Inbetriebnahme‹. Banal wird verwirklicht, was jahrzehntelang pathetisch aufklärerischer Gestus war, ›den Besucher einbeziehen‹, die ›Passivität in Aktion zu verwandeln‹.«[229] Im elektronischen »Medienwerk« scheinen diese Pathosformeln der jungen Geschichte der Kunst noch einmal auf, ehe sie im Vollzug, ein für alle Mal entkräftet, aufgegeben werden.

Nicht ohne die provokative Absicht, anderen die Beantwortung seiner Fragen zu überlassen, gibt Klotz darüber hinaus zu bedenken, ob anhand solcher Arbeiten nicht die Unterscheidung »seriöse Kunst« und »unseriöse Unterhaltung« vorgenommen werden könne und man in diesem Sinne zu fragen hätte, ob es sich bei der interaktiven Medienkunst nicht um »Unterhaltungsstücke« handle, womit die Lesbarkeit des Werks als »pädagogisches Spiel« noch einmal abgewertet würde. Die Kraft der Provokation einer solchen Frage setzt jedoch eine Haltung voraus, die Kunstwerke hierarchisch in E- und U-Kategorien beziehungsweise High- und Low-Culture unterteilt, wobei das avantgardistische Moment, so Klotz, an der »Intensität des Geistesausdrucks« im Kunstwerk definiert und als Gradmesser für die hohe Kunst aufrechterhalten wird. Mit der Aufgabe einer solchen Haltung – als Künstler wie als Kritiker – wäre die Preisgabe einer die Moderne kennzeichnenden Überzeugung und ihre Pervertierung als Hervorhebung des Körper- und Sinnesbereichs durch den Akt selbst verbunden. Interaktivität ließe sich dann mit Klotz im Sinne der postmodernen Ästhetik als »Zitat überkommener, nicht mehr aufrechtzuerhaltender Pathosformeln der Moderne« deuten. Sie könne aber auch verstanden werden als Fortführung einer als modern zu bezeichnenden Geisteshaltung, als Kritik – im Sinne einer Verweigerung – an den sich nach wie vor hartnäckig haltenden hierarchischen Positionen der Kunstkritik und der traditionellen Kunstpraxis.

Ein Vergleich der interaktiven Werke mit den Maschinen und Wasserspielen der Renaissance, der Feuer- und Festaufzüge oder Tafelaufsätze, wie sie beispielsweise von dem Historiker Jacob Burckhardt[230] 1860 beschrieben wurden, setze jedoch, so Klotz, eine Unterhaltungsästhetik voraus, die noch keinen oder aber einen erst entstehenden Begriff von Kunst als »hohe Kunst« im Sinne der Akademien vertrete. Sie ziele damit vor allem auf die Charakterisierung der gegenwärtigen Situation einer allgemeinen Aufweichung der Unterschiede beziehungsweise einer Verschiebung in Richtung der Dominanz der Strategien einer zunehmend gesellschaftsrelevanten Unterhaltungsindustrie, in deren Kontext die Medienkunst als Symptom und Ausdruck eines solchen Zustandes gedeutet werden würde.

Die Vergleiche der interaktiven Medienkunst mit Phänomenen aus der Kulturgeschichte, wie sie Heinrich Klotz skizziert hat, geben brauchbare Kriterien für die Analyse der Positionen von Kunst und Kunstkritik vor. Er ist jedoch der Überzeugung, daß nicht so sehr die Interaktivität, als vielmehr das »bewegte Bild« zumindest gegenwärtig den eigentlichen Sprengstoff und das Potential einer Herausforderung an die traditionelle Ästhetik darstelle. Der »bewegte Betrachter« sei erst der zweite Schritt eines gegenwärtigen Aufbruchs der Kunst auf dem Weg in die Welt der Medien.

Der Kunsthistoriker Frank Popper, versierter Kenner der Electronic und Kinetic Art[231] sowie Organisator zahlreicher internationaler Medienkunstausstellungen in Frankreich, unterteilt die Medienkunst, die er »technological art« oder »techno-scientific art« nennt, nach den von Künstlern verwendeten Technologien in die Bereiche »Holographie«, »Video«, »Computergenerationen«, »Telekommunikation« und »Techno-Ökologie« ein.[232] Hieraus leitet er die ästhetischen Kategorien der »Immaterialität«, der »Simulation«, der »künstlichen Intelligenz«, des »Environments«, der »Virtual Reality« und der »Interaktivität« der jeweiligen Art der Medienkunst ab. »Interaktivität«, »Simulation« und »künstliche Intelligenz« hebt er als Leitkategorien der Kunst des elektronischen Zeitalters hervor.[233]

Popper charakterisiert die Medienkunst jedoch nicht rein nach ihren technisch-materiellen Eigenschaften, sondern erwähnt auch ihren Stellenwert innerhalb der Gegenwartskunst beziehungsweise ihr Eingebundensein in die Debatte um die »Moderne«, »Postmoderne« und »Late Moderne« (Charles Jencks) oder »Zweite Moderne« (Heinrich Klotz). Deren ästhetische Merkmale leiten sich aus den medialen und technologischen Folgen der Modernisierung ab; in diesem Sinne versteht er die enge Verbindung zwischen ästhetischen und technologischen Faktoren als charakteristisches Merkmal der »technological art«[234], deren vollständige Implikationen noch in der Zukunft liegen. So entscheide sich ein Künstler, der sich der avancierten Technologien bediene, einerseits dafür, dem rationalen Gedanken und der mathematischen Kalkulation den Vorzug zu geben, andererseits demonstriere er gleichzeitig auch den Gedanken des Pluralismus, der vielschichtigen Lesart, der sprachlichen Prägung und verstehe sich als experimentelle »Vorwegnahme« eines möglichen technologischen Fortschritts. Auch historisch gesehen bedeute dies, daß sich die Medienkunst nicht einer Bewegung allein zuschreiben ließe, sondern an allen drei genannten Strömungen partizipiere, vorausgesetzt man nähme die lichtkinetischen Arbeiten der Vorkriegszeit hinzu.

Von den aus der Analyse der Debatten hervorgegangenen ästhetischen Faktoren sei, so Popper, auch die Eigenschaft der Interaktivität geprägt, da sie unmittelbar von den technologischen und ästhetischen Faktoren bestimmt werde, wobei wesentliche Merkmale postmoderner Ästhetik mit den charakteristischen Eigenschaften der Verwendung des Computers einhergingen.

Obgleich Popper erwähnt, daß die Technologie häufig auch aus ironischen, kritischen oder metaphysischen Motiven eingesetzt werde und sich folglich auf der inhaltlich-metaphorischen Ebene in die Arbeiten einschreibe, hält er vor allem solche Werke für relevant, die die ästhetischen Möglichkeiten der Technologien herausarbeiten und zum Vorschein bringen. Die künstlerische Leistung leite sich jedoch immer noch primär aus der ästhetisch zu Ende gedachten Idee sowie der sicheren Handhabe ab, wofür die Künstlerbiographie ein erster Hinweis sei. Gerade bei den Computerkünstlern könne allerdings schon die Verwendung des Computers zur Erfindung von »tools« als ästhetische Leistung gewertet werden: »This means that certain ›technological‹ artists no longer produce works but the procedures that engender them.«[235] Diese Haltung zeigt, daß Popper die Systemerfindung, die eher dem Bereich der Computerwissenschaft als dem der Kunst angehört, durchaus auch dem Bereich der Medienkunst zuordnet. Vor allem Künstler wie Fred Forest oder Hervé Huitric, deren Biographien deutlich »gemischt« sind und die eine doppelte Ausbildung in der Telekommunikation beziehungsweise der Computerwissenschaften einerseits und der Kunst andererseits durchliefen, seien sozusagen legitimiert, eine im weiteren Sinne »konzeptuell-systemische« Kunst zu kreieren. Diese »konzeptuell-systemische« Kunst habe bereits den Bereich der traditionellen Kunst verlassen und stehe ganz im Zeichen der Medien und der Kommunikation.

Poppers Interesse gilt darüber hinaus besonders jenen Werken, die im Kontext der avanciertesten Technologien die Vielzahl der Aspekte einer tiefen Veränderung der Zivilisation in allen Lebensbereichen zu Tage bringen.

In einem seiner frühen Aufsätze aus dem Jahr 1988 beschreibt er anhand der Geschichte der Verbindung von künstlerischen Bildern mit Technowissenschaften auch frühe Vorläufer der interaktiven Medienkunst seit den sechziger Jahren.[236] Mit Ausnahme verbaler und klanglicher Arbeiten etwa der konkreten Poesie der fünfziger und sechziger Jahre oder der ersten Live-Performances, die jene interaktiven Impulse gleichfalls vorbereitet haben, konzentriert er sich hier jedoch ausschließlich auf die visuellen Künste.

Die ersten Arbeiten, die einen Bogen zur Technologie schlugen, beschäftigten sich mit der Interaktion zwischen Kunst, Wissenschaft und Technik. Die unter dem Begriff »kybernetische Kunst« oder »kinetische Kunst« bekannten Arbeiten der sechziger Jahre, die sich in Anknüpfung an die Traditionen des Konstruktivismus und der geometrischen Abstraktion, des Dadaismus, Surrealismus oder der sogenannten »systematischen Kunst« in erster Linie mit rein künstlerischen Fragen etwa des Lichts, der Bewegung oder der Farbe befaßten, zeigten jedoch auch bereits interaktive Elemente entweder innerhalb des Werks selbst oder in Form einer Teilhabe des Betrachters am Kunstwerk.[237] Als Beispiel führt Popper die von ihm 1966 mitorganisierte Ausstellung *Kunst-Licht-Kunst* in Eindhoven an sowie die 1967 von ihm organisierte Ausstellung *Lumière et Mouvement* am Musée d'Art Moderne in Paris, zu der Künstler eingeladen wurden, die sich in Paris mit der Weiterentwicklung der kinetischen Kunst auf der Basis der realen Bewegung und des künstlichen Lichts befaßten. Mit den technischen Mitteln – Leuchtbögen, Strahler, Scheinwerfer, mit Jod-, Natrium- oder Quecksilbergas gefüllte Birnen, Neonleuchten et cetera – entstanden Arbeiten, deren Ästhetik von der rhythmischen Bewegung durch Interzeption oder Interferenz des Lichts, der Transmission des Lichts, der Scheinwerfereffekte oder aufgrund der chromatischen Veränderungen der Polarisation von Licht bestimmt wurde. In Verbindung mit mechanischen, elektromechanischen, elektronischen, thermischen, hydraulischen und magnetischen Bewegungen oder den Zufallsbewegungen eines Mobiles beziehungsweise den Bewegungen der Lichtquelle selbst entstanden unterschiedliche Lichtkompositionen oder Lichtbilder. Popper betont, daß schon damals die Frage, inwieweit und auf welche Weise die Verwendung einer Technik die vorausgehenden ästhetischen Intentionen modifiziert, im Mittelpunkt des Interesses stand.

Durch die eingesetzten technischen Mittel seien die Künstler in der Lage gewesen, die Situation einer an ihr Ende angelangten Kunst in künstlerisch kreativer Weise zu bewältigen. Auch die Grenzen der ironisch-kritischen, plastischen und literarischen Themen des Dadaismus und Surrealismus, die an den gesellschaftlichen Kontext der Jahre vor dem Zweiten Weltkrieg gebunden waren, seien aufgrund des Einsatzes der neuen Techniken überschritten worden.

Die eigentümlich poetische »Aura«, die die Werke, die unter Verwendung der realen Bewegung und des künstlichen Lichts in einer mehr oder weniger programmierten Weise entstanden, faszinierten den Betrachter.[238] Gerade die lichtkinetischen Arbeiten brachten, so Popper, eine Ästhetik zum Ausdruck, »die von der Einladung zur Kontemplation und Meditation bis hin zur Bewußtmachung der Energie und Vitalität moderner Existenz reicht.«[239]

Einen deutlichen Bruch mit den vorausgehenden Experimenten sieht Popper in der Kunstproduktion seit den achtziger Jahren: »Das Eindringen der neuen Technologien, besonders des Computers, der Telekommunikation und der audiovisuellen Techniken [...] begründete eine wirkliche Revolution. Die Vergegenwärtigung dieses Phänomens seitens der jungen Künstler, aber auch seitens derjenigen, die sich schon längere Zeit darum bemühten, die Techniken für ästhetische Zwecke zur Geltung zu bringen, ist in dieser Entwicklung der entscheidende Punkt. Seit diesem Moment kann man von einer ›Kunst der Technowissenschaft‹ sprechen, von einer Kunst, in der ästhetische Absichten oder auf Wissenschaft begründete technologische Forschungen sich unauflösbar miteinander zu verbinden scheinen und sich jedenfalls wechselseitig beeinflussen.«[240]

Popper sieht in der neuen technologischen Situation, die zunehmend alle Lebensbereiche durchdringt, eine neuartige Verantwortlichkeit gerade der Künstler, die begannen, visuelle Werke zu entwickeln, die »bedeutsame Relationen zwischen den fundamentalen menschlichen Erfahrungen auf körperlicher, psychischer oder geistiger Ebene und den neuen Techniken mit ihrem Hintergrund des wissenschaftlichen Denkens freisetzten.«[241] Als Beleg hierfür nennt er eine Reihe von Ausstellungen, die alle in den achtziger Jahren stattfanden: Die beiden Pariser Ausstellungen *Electra*, 1983 von ihm selbst organisiert, und *Les Immatériaux*, 1985 von Jean-François Lyotard kuratiert; *Kunst und Technologie*, 1984 in Bonn; *ars electronica*, 1979–86 in Linz, sowie zum Teil auch die 42. Biennale in Venedig im Jahr 1986. Darüber hinaus erwähnt er auch Themenausstellungen wie *Les Machines sentimentales*, die 1986 im Kloster von Villeneuve-les-Avignon stattfand und die sich mit dem Bereich der Roboter-Skulpturen befaßte; *Imaginaire et Technologies*,

1987 in der städtischen Bibliothek von Bagneux, sowie *Les Mécaniciens de l'Imaginaire*, 1987 in der Cité des Sciences et de l'Industrie de La Villette in Paris gezeigt.

Aus diesen Ausstellungen hebt er *Electra* hervor, deren Konzept auf der Basis der verwendeten elektronischen Technologie den Künstlern ermöglichte, das Phänomen der Interaktivität als Mittel einzusetzen, um die schöpferischen Kräfte des Künstlers wie auch das Urteilsvermögen des Publikums freizusetzen: »Die intensive Beteiligung des Publikums, die von den Künstlern schon lange Zeit gesucht wurde und deren Grenzen am Ende der siebziger Jahre erreicht zu sein schienen, hat durch die vom Computer eröffneten Möglichkeiten einen weiteren Aufschwung erfahren. Unter der ein wenig ungenauen Bezeichnung der ›Interaktion‹ hat diese Erkundung in den achtziger Jahren zu spektakulären Ergebnissen geführt.«[242] So zählten zu dem von Edmond Couchot organisierten Bereich der numerischen Bilder Arbeiten, die die Interaktivität auf der Bildebene ermöglichten: Popper betont in diesem Zusammenhang besonders die sehr unterschiedlichen Arbeiten von Tom de Witt (Abb. 35, S. 149), Sonja Sheridan, Nelson Max (Abb. 36, S. 150) und Roy Ascott (Abb. 20, S. 66), deren künstlerische Leistung in der Erfindung unterschiedlicher interaktiver Grafiksysteme lag.

Auch die Ausstellungen *ars et machina I, II, III* sowie das *Festival des Arts Electroniques* in Rennes waren nach Popper Belege für die Versuche der Künstler, »Werke der Informatik zu schaffen, deren Schlüsselworte Simulation, Interaktivität und artifizielle Intelligenz hießen und mit einfachen mechanischen Erfahrungen verbunden sind«[243]. Daß dabei die Interaktivität in Echtzeit zwischen dem Betrachter und dem Bild durch gleichermaßen technische wie ästhetische Programme durchgeführt werde, die umgekehrt auch die Intentionen und die Persönlichkeiten der Künstler selbst beherrschten, spiele, so Popper, eine wichtige Rolle für die Gesamtkonzeption des Werks.

Mit Blick auf die Arbeiten von Jeffrey Shaw vermutet er die Ankunft einer neuen Kunstgattung und beschreibt deren ungewöhnliche, neue Rezeptionsform treffend als ein »Reisen«. »All diese Arbeiten basieren auf besonderen Technologien, die die Erzeugung einer neuen Form interaktiver Kunst ermöglicht haben, in der der Zuschauer durch eine Menge von gegebenen Worten und Bildern ›reisen‹ und sich so eine persönliche Szenerie aus dem Programm der Visualisation und des Umgangs mit dem Werk machen kann.«[244]

Von den Werken, die solche »Reisen« ermöglichen, unterscheidet er die Arbeiten der »artifiziellen Intelligenz«, die die technischen Gegebenheiten zu assimilieren und zu überschreiten suchen und dadurch zu einer Klärung der Abgrenzung der Fähigkeiten des Menschen von denen der Informatikprogramme beitragen. »Die von diesen Künstlern ausgearbeiteten Programme wenden sich gegen eigentümlich ästhetische Problemstellungen, indem sie beispielsweise einen digital codierten Raum zeigen und ihn in Verbindung mit unserem kulturellen Bewußtsein und unserer Art zu denken setzen.«[245]

In einem späteren Aufsatz von 1991 beschäftigt sich Popper spezifischer mit der Klassifizierung der von ihm so genannten »High Technology Art«.[246] Eingehend verfolgt er die chronologische Entwicklung der künstlerischen Verwendung der verschiedenen fortgeschrittenen technologischen Mittel und entwickelt eine »Medienkunstgeschichte«, die auf eine Kontinuität der High Technology Art hinweist, die von den Anfängen der kinetischen, lichtkinetischen und frühen kybernetischen Kunst bis zur Technoscience Art des elektronischen Zeitalters reicht. Dabei stellt er einen internen Zusammenhang jener Kunstformen her, die mit Licht, Laser und Holographie, mit Video und Videodisk, mit Computern oder mit Kommunikationsmedien wie Fernsehen beziehungsweise Satellitenübertragung arbeiten.

Seine jüngste Publikation *Art of the Electronic Age* aus dem Jahr 1993 verfährt in gleicher Weise und nimmt die verwendete Technologie zum Anlaß, Kunstgattungen zu bilden und diese voneinander zu unterscheiden.[247] Dabei hat das Präfix »High-Tech« einen derart wichtigen Stellenwert, daß er die gesamte Gattung der Medienkunst hierunter zusammenfaßt: »Obgleich der Ausdruck ›High-Tech‹ wahrscheinlich durch die Assoziation mit der oberflächlichen Vorstellung, daß Technologie immer ein Faktor der Entfremdung ist, einen negativen Beiklang erhalten hat, ist die Verwendung dieses Begriffs für eine ganze Reihe neuer technologischer Entwicklungen dennoch legitim, die mit Komplexität und besonders mit dem Zusammenspiel solcher multimedialer Technologien verbunden sind wie dem digitalen hochauflösenden Fernsehen, dem Stereosound, den parallelen Datenverarbeitungssystemen und Vernetzungen.«[248]

Unter der Voraussetzung einer nachweislichen Kontinuität und Kohärenz innerhalb der High-Tech Art hinsichtlich der Perspektive der Interaktion und Partizipation des Betrachters seien, so Popper, Konvergenz und Kombination der verschiedenen Techniken für die Ausbildung der neuen Kunstform entscheidend. Ausschlaggebend für die Existenz solcher Werke im öffentlichen Bewußtsein sei zum einen die technische Perfektion und Erscheinungsform der Arbeiten, zum anderen die Einbeziehung des Betrachters in den kreativen Prozeß der Entstehung des ästhetischen Objekts.

Partizipation und Interaktion: »Freiheit im guten Sinne« und »Autonomie des Betrachters«

Aufgrund der verschiedenen Qualitäten der Einbeziehung des Betrachters durch die unterschiedlichen Techniken empfiehlt Popper eine Unterscheidung zwischen der Partizipation und der Interaktion. »Im Kunstkontext der sechziger Jahre verstand man unter Partizipation die Einbeziehung auf der kontemplativen oder intellektuellen wie auf der körperlichen Ebene. [...] Neben der Entwicklung von plastischen Arbeiten, die diese Partizipation herausforderten, wurde der Zuschauer oft dazu eingeladen, an etwas teilzunehmen, das einer rituellen Zeremonie oder Stammesfete ähnelte.«[249]

Dagegen erhebe der Begriff der Interaktion heute den Anspruch einer weitaus intensiveren Einbeziehung, indem der Künstler eine Zwei-Wege-Kommunikation zwischen seinen Werken und dem Betrachter in Gang setze, die wesentlich unpolitischer sei, da sie stärker allgemein menschliche oder alltägliche Probleme und Aspekte der Umwelt mit einbeziehe. So werde gegenwärtig der Begriff der Partizipation auf ein Verhältnis zwischen einem Beobachter und einem bereits bestehenden unabgeschlossenen Kunstwerk angewendet, während der Begriff der Interaktion die mögliche Zwei-Wege-Wechselwirkung zwischen einem Menschen und der künstlichen Intelligenz impliziere: »Interactive art presents a flow of data (images, text, sound) and an array of cybernetic, adaptive and [...] intelligent structures, environments and networks (as performances, events, personal encounters and privat experiences) in such a way that the observer can affect the flow, alter the structure, interact with the environment or navigate the network, thus becoming directly involved in acts of transformation and creation.«[250]

Die Bezeichnung »Interaktive Kunst« kam, so Popper, erst Anfang der neunziger Jahre in Gebrauch.[251] Die Interaktion, die eine umfassende Kreativität in einen Kontext, der auf eine größere Öffentlichkeit hin ausgerichtet ist, einschließt und die die Integration unterschiedlicher Signalarten wie Bild und Klang in ein System erlaubt, basiert auf der konnektionistischen Verbesserung der KI-Systeme. Für Popper zeigt sich die vielversprechendste Tendenz der Interaktivität in den Forschungen, die entweder ferngelenkte sensorische Systeme weiterentwickelten oder die Erweiterung der künstlichen Intelligenz »von rechnerischen, rationalen und logischen zu assoziativen ›gedanklichen‹ Verbindungen«[252] anstrebten.

Die Wurzeln der Beteiligung des Betrachters liegen für Popper in den Ideen der Künstler der fünfziger und sechziger Jahre, durch die eine aktive Teilhabe des Betrachters am Prozeß der plastischen Kreation erreicht werden sollte. Das Werk sei folglich erst vollendet gewesen, wenn der Betrachter die an ihn gerichtete Option des Eingreifens wahrgenommen hatte. Als die wichtigsten Künstler, die in diesem Sinne arbeiteten, nennt er Yaakov Agam, Jesús Rafael Soto, Jean Tinguely und Pol Bury.

Die unterschiedlichen Formen der Partizipation beschreibt er wie folgt: »So enthüllten die kontrapunktischen und polyphonischen Bilder Agams, die auf einer Reliefstruktur basierten, ihre Struktur nur dann, wenn der Zuschauer sich vor ihnen bewegte, während durch eine andere Technik bei seinen veränderbaren Werken die beweglichen Bildteile mit großer Freiheit vom partizipierenden Betrachter arrangiert werden konnten. Bei Soto wurden die Arbeiten dieser Zeit vorwiegend mit der Hilfe von Spiegeleffekten durch die geringfügigste Bewegung des Betrachters vor ihnen verändert. Seine späteren Environments erforderten eine weitaus größere Beteiligung, um ihre gleichzeitig optischen und taktilen Effekte zu entfalten. Die [...] Werke von Tinguely stellten in den fünfziger Jahren eine Herausforderung der Technologie und insbesondere der Mechanik des Uhrwerks dar, aber sie waren auch Zeichen- und Malmaschinen, die manchmal [...] die Partizipation des Zuschauers notwendig werden ließen. Die *Plans mobiles* der fünfziger Jahre von Pol Bury lassen sich ebenso als Revolte gegenüber den Zwängen des Tafelbildes wie als Einladung des Zuschauers verstehen, [...] die Komposition zu verändern, wenn ihnen deren Anordnung nicht gefällt.«[253]

Popper hebt besonders Environment-Arbeiten hervor, die die visuellen Aspekte mit denen der Partizipation verbanden. Als Beispiel nennt er die kybernetischen Skulpturen von Wen-Ying Tsai, dessen Vibrationsstäbe unter gleichwertigem Einsatz von sowohl elektrischer Kraft als auch akustischer Publikumsbeteiligung eine stroboskopische Beleuchtung und sogenannte »reaktive Systeme« in Gang setzten (Farbtafel 8), oder die siebenteilige Installation von Liliane Lijn, bei der der Betrachter einen »Dialog« mit elektromechanischen »Wesen« führen mußte, um das Werk erfahren zu können.

Die Vorstellung von einem »idealen Zuschauer«, der sich entsprechend der Kalkulation des Künstlers verhält und die ihm zugewiesene Rolle ernst nimmt oder seine ihm angebotene Freiheit mißbraucht, sei, so Popper, eine unausgesprochene Voraussetzung für das Gelingen des Kunstwerks und die erfolgreiche Integration des Betrachters schon in den sechziger Jahren gewesen. Doch hätten bereits die Künstler zu dieser Zeit bemerkt, daß die dem Betrachter angebotene Freiheit eher irritierend wirkte und dieser meist weder die Zeit noch die Geduld aufbrachte, in der vorauskalkulierten Art und Weise wohlüberlegt einzugreifen.

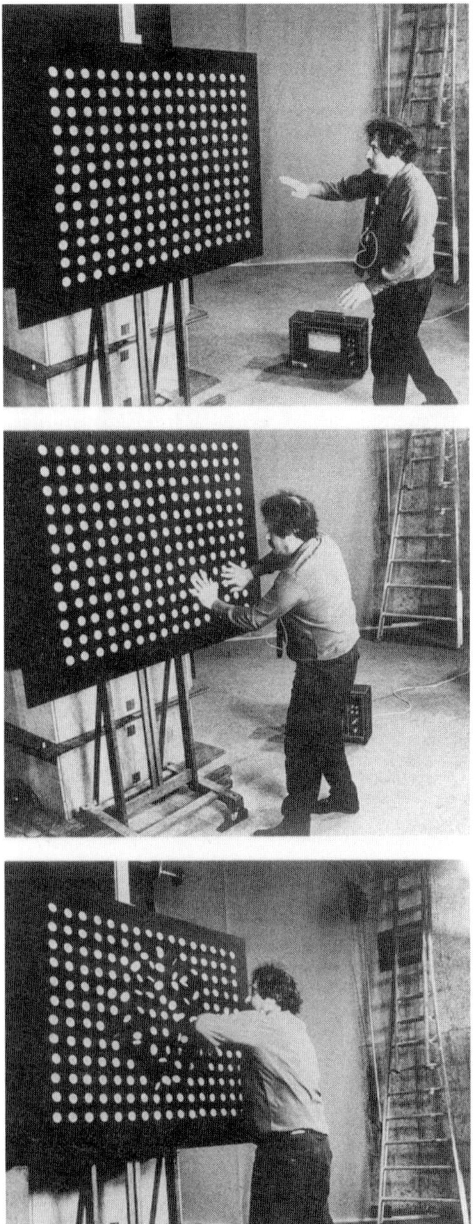

Abb. 23 Yaakov Agam, Tactile Painting, 1963

Mit der Fragestellung, wie der Betrachter seine »Freiheit im guten Sinne« zu gebrauchen habe, fanden die Pioniere der kinetischen Kunst, wie sie Popper bezeichnete, in der ihnen folgenden Künstlergeneration der »Nouvelle Tendance« weitere Anhänger und Verfechter dieser Strategie. Als Beispiel nennt Popper die sogenannten »physichromatischen, transchromatischen beziehungsweise chromosaturierten« Arbeiten der siebziger und achtziger Jahre von Cruz-Diez, in denen der Zuschauer von einem farblichen raumplastischen »Ereignis« zum anderen schritt. Eine monumentale Version dieser Arbeiten befindet sich in Venezuela und gibt dem Betrachter die Möglichkeit, 1200 rote, grüne und blaue Lampen zu bedienen und eine Vielzahl von Farbskalen zu erzeugen.

Eine andere Art der Einbindung des Rezipienten stellten die Labyrinthräume der Groupe de Recherche d'Art Visuel aus Paris dar, in denen mit neuen Techniken der Variation, Progression, Reflexion und der Transformation von Strukturen experimentiert wurde, um unterschiedliche Arten der Partizipation, die die traditionellen ästhetischen Sichtweisen überschreiten sollten, zu finden. Auch die mit optischen, stroboskopischen, magnetischen, kinetischen und luminösen Effekten arbeitenden Environments italienischer Künstler dieser Zeit arbeiteten mit dem gleichen Ziel.

Die lichtkinetischen und chromatischen Arbeiten und Environments sieht Popper im engen Zusammenhang mit den Happenings, Aktionen und Performances der sechziger und siebziger Jahre, die ebenfalls die Intention verfolgten, den Betrachter am Kunstwerk partizipieren zu lassen. Allan Kaprow prägte den Begriff des Happenings bereits 1959 und verband damit die Vorstellung, den Veranstaltungsraum nach außen hin auszudehnen. In der Absicht, den in das Kunstwerk integrierten Menschen als buntes plastisches Element der Gestaltung zu benutzen, auf das der Künstler wie auf eine lebendige Materie einwirkt, zeigt sich Kaprows Bezugnahme auf das Action Painting Jackson Pollocks als Ursprung des Happenings. Die grundlegende Idee sei jedoch gewesen, so Popper, eine Situation zu schaffen, die die Anwesenheit sowohl der Zuschauer als auch des Künstlers erforderte, so daß die Aktion des Künstlers untrennbar mit der Partizipation des Publikums verbunden gewesen sei. Als frühes Beispiel der Integration auch von technologischen Instrumenten oder Maschinen nennt Popper in diesem Zusammenhang einen Zyklus mit Performances von John Cage, Robert Rauschenberg und Robert Whitman, der 1966 in New York durchgeführt wurde.

Am Gebrauch des Wortes »Interaktivität«, das mit der Idee der Autonomie des Betrachters den Begriff der Partizipation ersetzt habe, versucht Popper den Zeitpunkt des Beginns dieser Phase zu markieren: Anhand zweier Arbeiten der Ausstellung *Electra*, bei der die Elektrizität und die elektronischen Techniken eine wichtige Rolle spielten, zeigt er bereits im Jahr 1983, daß »die Einbeziehung des Publikums [...] in eine andere Dimension eingetreten ist, als die, die beispielsweise die Arbeiten der Groupe de Recherche d'Art Visuel kennzeichneten: deren Wegstrecken, Labyrinthe und Spielmöglichkeiten in den Museen und Straßen«[254]. So bezögen die kybernetischen Skulpturen von Wen-Ying Tsai den Betrachter auf der Basis eines elektronischen Systems in das Werk mit ein, indem sie beispielsweise seine Körperspannung und seine Stimme als Steuerinstrument benutzten. Diese sensorische Einbeziehung könne auch durch Feedbacksteuerung ermöglicht werden und die Bewegungen des Kunstwerks entsprechend der Reaktionen des Betrachters unendlich oft variieren.

Le Champ d'Interaction von Piotr Kowalski registriert in einem Raum oder auf einem öffentlichen Platz zu jedem Zeitpunkt die Geschwindigkeit und Richtung der anwesenden Menschen, ihre räumlichen Bewegungen und wechselseitigen Positionen über ein im Boden eingelassenes Sensorenraster und überträgt diese in leuchtende Signale an den Wänden.

Obgleich Popper nicht entscheiden möchte, ob diese Arbeiten schon zu einer neuen Kategorie der Interaktivität zählen, so sei doch durch die Beispiele deutlich geworden, »daß die technischen und ästhetischen Anordnungen in beiden Fällen von den Künstlern so konzipiert wurden, daß das Werk weder auf der technischen noch auf der ästhetischen Ebene ohne die Intervention des Publikums, ohne seine Präsenz, seine räumliche Position oder Stimmen existieren würde«[255]. Die intensive und vollständige Beteiligung des Publikums, zustandegekommen aus

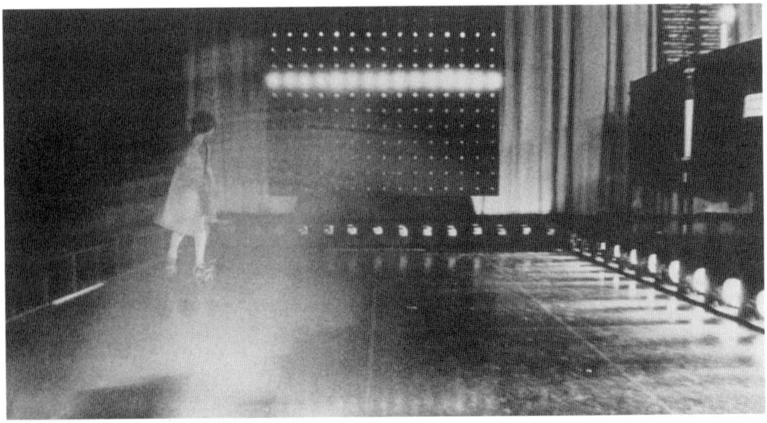

Abb. 24 Piotr Kowalski, Première Version du Champ d'Interaction, 1972

einer gelungenen Anpassung von ästhetischen und technischen Forschungen, sei besonders durch besser beherrschbare und differenziertere Techniken ermöglicht worden. Zudem habe jenen Arbeiten eine reichere künstlerische Konzeption zugrunde gelegen, die ausgedehnte physische Räume vorsahen und mehrere sinnliche Fähigkeiten der Betrachter zugleich ansprachen. Die Kriterien, die Popper mit einer solchen Betrachtung herausstellt, resultieren aus den neuen technologischen Benutzeroberflächen, den Interfaces, die auf der Basis von Mikroprozessoren differenziertere Eigenschaften sowie qualitativ und quantitativ neue Möglichkeiten der Intensität, Komplexität und Steuerung der Werke eröffneten; zu vermuten ist auch, daß sich damit gleichfalls neue Inhalte ankündigten. So haben sich vor allem mit der Entwicklung des Mikroprozessors umfassendere physische, sinnlich-emotionale und mental-konzeptionelle Möglichkeiten eröffnet, die in Verbindung mit den Techniken der numerischen Bilderzeugung und den Informationstechnologien vor allem das Bild in Interaktion mit dem Betrachter versetzten. In dieser neuen Bewegung der Medienkunst sieht Popper nicht nur einen Bruch mit den sechziger und siebziger Jahren, sondern auch eine Opposition beziehungsweise Ergänzung zu den neo-expressionistischen und historisierenden Strömungen, die die Kunst der achtziger Jahre weitgehend geprägt haben.

Die Analyse der Arbeiten dieser neuen Generation interaktiver Kunst eröffne die Einsicht in ein, wie er sagt, »radikales Kulturereignis«, das gleichzeitig die Bildproduktion, die Wahrnehmung von Bildern sowie ihren Kontext betreffe und in eine Problematik hineinführe, in der der neue Status des Künstlers, des Kunstwerkes und auch des Betrachters betroffen sei. »Selbst der Begriff der Kunst findet, ausgehend von den Phänomenen der Anregung, des Austausches und des Spiels eine neue Bedeutung. Der wesenhafte Unterschied aber zwischen der Kunst der Technowissenschaft und den Bildern der traditionellen plastischen Künste besteht in dem Sachverhalt, daß diese neue Kunst den Schwerpunkt viel stärker auf den Prozeß als auf das vollendete Werk legt.«[256] Deshalb öffneten sich diese Arbeiten, die sich in konstanter Bewegung und im Zustand der Unvollkommenheit befänden, jenen ästhetischen Kriterien, die für die Raum- und Zeitkünste anwendbar seien. Besonders die interaktiven Arbeiten zielten auf die Prozesse der von der neuen Technologie entwickelten Wahrnehmung und regten, so Popper, die Kreativität des Betrachters an: »Dabei handelt es sich nicht mehr um die Verwandlung des Unsichtbaren in Formen und wahrnehmbare Farben wie in den traditionellen Werken, [...] sondern es geht um die Entdeckung der Komplexität des Sichtbaren, der ›Realität‹.«[257] Popper spricht an dieser

Stelle von einer vom Künstler kalkulierten Freiheit, die dem Betrachter erst den wirklichen Eintritt in den kreativen Prozeß ermögliche: »Der richtige Gebrauch dieser Freiheit scheint eng an die richtige Balance zwischen dem ästhetischen Imaginären und den technischen Realitäten gebunden zu sein. Unser kulturelles Bewußtsein und unsere Art zu denken werden auf einer umfassenden Ebene durch die Kreuzung der zwei Kulturen, der künstlerischen und der technischen, modifiziert und erweitert. [...] Künftig schreibt sich das Bild in ein offenes, potentielles Universum ein, in das man umfassend eingreifen kann. Weil es algorithmisch ist, tritt es mit anderen ästhetischen Erscheinungen wie mit dem Klang und der Musik, aber auch mit der Sprache, in eine neuartige unmittelbare Beziehung.«[258]

Die Kunsthistorikerin Söke Dinkla hat den Versuch unternommen, den Beginn einer »Geschichte der interaktiven Kunst« von den Anfängen der Zuschauerbeteiligung seit der klassischen Avantgarde aufzubereiten.[259] Sie faßt das Phänomen der Interaktivität zunächst als ein allgemeines Merkmal der Kunstgeschichte und nicht allein als ein Spezifikum der Medienkunst auf. Somit rücken auch bei ihr Interaktionsformen ins Blickfeld, die nicht notwendigerweise technische Medien voraussetzen, wie es etwa beim Happening oder Environment der Fall ist. Sie zielt dabei auf einen enger gefaßten Begriff der »interaktiven Kunst«, die sich vor allem dadurch auszeichnet, daß sie, wie auch die Medienkunst, die Grenzen der kunsttheoretisch begründeten Kunstgattungen überschreitet und sich in technologisch aufwendigen Systemen manifestiert, deren »mimetische Strategien«[260] den Dialog zwischen Programm und Anwender als gestalterisches Material verwenden. Die Ebene des Vergleichs ergibt sich demnach aus der Option der Zuschauerbeteiligung und der Ansprache des Betrachters; sie wird jedoch auch dort eingeschränkt und hinsichtlich der Reaktionen auf eine größer werdende Kluft zwischen Massen- und Kunstpublikum lediglich auf die Avantgarde zu Beginn des Jahrhunderts bezogen. Mediale Vorformen der Zuschauerbeteiligung, die sich, wie das Panorama, im Grenzbereich von Kunst und Unterhaltung entwickelten, werden folglich in ihren Ausführungen nicht erwähnt. Insofern ist ihr Ansatz rein kunsthistorisch geprägt und nur von einer allgemeinen Kulturgeschichte tangiert, wenn es um technisch-computerielle Parallelentwicklungen geht, die in das künstlerische Werk Eingang fanden oder selbst zum künstlerischen Werk erhoben wurden, wie bei den Arbeiten von Myron Krueger oder David Rokeby. Da vor allem diese Werke die interaktive Kunst nachhaltig geprägt hätten, sei es nicht sinnvoll, wie Frank Popper eine einheitlich kunstgeschichtliche Traditionslinie zu konstruieren, sondern statt dessen der Heterogenität der künstlerischen Ansätze in einem ebenso heterogenen Ansatz gerecht zu werden.

Nimmt man, wie Dinkla dies vorschlägt, die »Zuschauerbeteiligung durch räumliche Integration« sowie eine meist »provokative Ansprache« als Kriterien für die Anfänge der Zuschauerbeteiligung in künstlerischen Arbeiten, so ist auch an die avantgardistischen Strömungen wie Futurismus, Dadaismus und Surrealismus zu erinnern, die eine solche Beteiligung ermöglichten, indem sie sich unterschiedlicher medialer Mittel des Alltags oder der Unterhaltung bedienten. Die Futuristen etwa versuchten 1913 mit der Form des Varietétheaters die Distanz zum Publikum zu reduzieren und benutzten zu diesem Zweck die Bühne.[261] Die Dadaisten, angeregt von dem Futuristen Filippo Tommaso Marinetti, schufen bereits 1920 Ausstellungstücke, in denen die Zuschauerbeteiligung dadurch angelegt war, daß ihnen unterschiedliche Möglichkeiten der aktiven Ergänzung, des Kommentars oder Urteils über die Werke beigegeben waren.[262] Jedoch blieb die »Benutzung, die auf Aufrüttelung und aktive Stellungnahme zielte, [...] vermutlich fiktive Möglichkeit, da das Objekt selbst die eingeübte Rezeptionsweise des distanzierten Betrachtens verlangte«[263]. Die Surrealisten, insbesondere Max Ernst, gingen 1938 bei der Integration des Betrachters noch einen Schritt weiter, indem sie ihm die Schaffung der Voraussetzungen der Rezeption buchstäblich in die eigenen Hände gaben. So sollte der Betrachter die Arbeiten erst dann ansehen können, indem er sich entweder bewegte und über eine Lichtschranke die Beleuchtung aktivierte oder aber eine Lampe in die Hand gegeben bekam.[264] Diese Inszenierungen machten erstmals nicht nur die »Sichtbarwerdung der Bilder«[265] vom Betrachter abhängig, sondern relativierten darüber hinaus sowohl die auktoriale Rolle des Künstlers als auch den Status der »unantastbaren« Kunst.

Mit Marcel Duchamps *Rotoreliefs* aus dem Jahr 1935 wurde, so Dinkla, auch die »technische Vermittlung der Wahrnehmung« für den Charakter der Arbeiten relevant, die in Folge der Eigenbewegung der Maschinerie einen wesentlichen Anteil der auktorialen Rolle abtraten. Die technische Vermittlung wurde zur bei den *Rotoreliefs* zur Voraussetzung der veränderten Bildwahrnehmung: Sechs beidseitig mit einem spiralförmigen Muster bedruckte Kartonscheiben erzeugen bei Drehung die optische Illusion von Tiefe. Die Kartonhülle, in der sie stecken, dient aufgeklappt dazu, die Scheiben auf einen Schallplattenspieler zu legen, um sie bei 33 Umdrehungen pro Minute betrachten zu können.[266]

Um die Eigenverantwortung des Künstlers noch deutlicher auf den Rezipienten zu übertragen und das Publikum in environmentartigen Aufführungen in erhöhtem Maße anzusprechen, wurde die Exklusivität der Ausstellungsorte mit der Fluxusbewegung und ihren Happenings unter Allan Kaprow, einem entschiedenen Verfechter der Partizipationsbestrebungen, aufgehoben.[267] Kaprow schickte beispielsweise die Zuschauer während einer Einzelausstellung 1958 in ein Labyrinth und konfrontierte sie dort mit unerwarteten Ereignissen.

Reaktive, partizipative Zuschauerbeteiligungen sind kennzeichnend für die Teilnahme des Publikums in den sechziger Jahren und aufgrund dieser Neubestimmung der Zuschauerrolle für einige Autoren offenbar ausschlaggebend gewesen, diese in eine Tradition der interaktiven Kunst zu integrieren, ohne jedoch genauere Differenzierungen, wie sie Dinkla versucht, vorzunehmen. So bleibt es lediglich bei der Aufzählung von den »Wurzeln« und Ideen vergangener Kunstbewegungen wie »[...] the expansion of the traditional field of art, the dream about ›total art‹, the annihilation of the barrier between life and art, the ›dematerialization of the art object‹ (Lucy Lippard), process art, participation art, concept art, Fluxus, the Happening-movement and Situationism, ›Art and Technology‹, kinetic art, ›cybernetic art‹ (Jack Burnham) closed-circuit video installations [...]«[268].

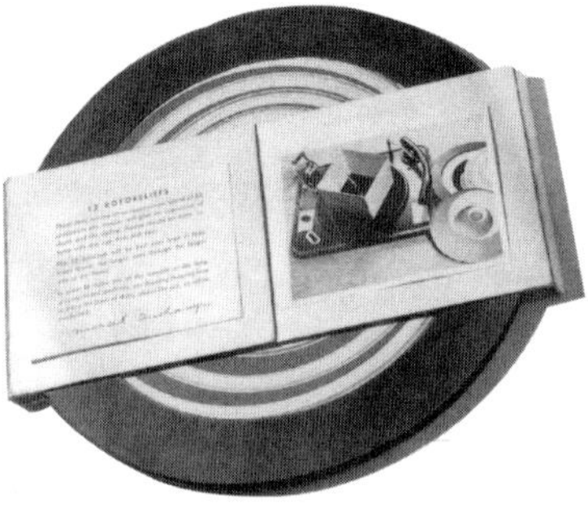

Abb. 25 Marcel Duchamp, Rotoreliefs (das komplette Set), 1935

Auch Regina Cornwell hat Anfang der neunziger Jahre versucht, das Phänomen der Integration des Publikums anhand exemplarischer Arbeiten aus dem Umfeld der Performances von Allan Kaprow (Happening), Robert Rauschenberg (reaktives Environment), Yoko Ono (partizipatives Event) und Valie Export (Closed-Circuit-Installation) in einer Traditionslinie plausibel zu entwickeln.[269]

Söke Dinkla wie auch der Medientheoretiker Erkki Huhtamo weisen darauf hin, daß sich die Bezüge, die sich zu den partizipatorischen Kunstformen der fünfziger und sechziger Jahre herstellen lassen, nicht nur kunsthistorisch, sondern auch direkt aus den Biographien jener Künstler wie Lynn Hershman, Jeffrey Shaw, Peter Weibel oder Bill Seaman ableiten lassen, deren interaktive Arbeiten sich unmittelbar aus ihren Erfahrungen mit Performance Art und Happenings et cetera entwickelten.[270] So ließe sich mit Popper und Dinkla durchaus vertreten, die interaktive Medienkunst, trotz aller Verschiedenheit, beispielsweise mit dem traditionellen Tafelbild auf eine Stufe zu stellen.

Technisch vermittelte Partizipation: Beteiligung als »Handlung nach Anweisung«

Entscheidend für die Unterschiede der künstlerischen Arbeiten, die die Zuschauerbeteiligung vorsehen, sei, so Dinkla, die Art, die Form, der Ort und die Adresse sowie die Genauigkeit der vom Künstler gegebenen »Handlungsanweisung«, die sich als brauchbare Kategorie erweise, um Partizipation und Interaktion plausibel voneinander abzugrenzen: Die Handlungsanweisungen in den Happenings von Allan Kaprow in Form von »scripts«, die das Verhalten der Performer steuerten, wurden seit der reaktiven kinetischen Kunst durch die technisch vermittelte Partizipation ersetzt: »Die Verwendung teils simpler, teils komplexer technischer Strategien läßt Mitte der sechziger Jahre eine Kunst entstehen, die als ›reaktiv‹ oder ›responsiv‹ bezeichnet wird«[271], deren Anfänge auf der 1948 veröffentlichten Theorie der Kybernetik Norbert Wieners[272] basierten. Die Partizipation könne sich nun auch allgemein auf die Umwelt beziehen und sei nicht mehr unmittelbar an den Betrachter als Einflußquelle gebunden: Als Beispiel nennt Dinkla die kybernetischen Skulpturen von Niclas Schöffer, der seit 1954 zusammen mit dem Komponisten Pierre Henry elektronische Arbeiten, sogenannte *Cysp-Skulpturen* entwirft, die auf Umwelteinflüsse wie Licht oder Geräusche mit unterschiedlichen Klängen reagieren, wobei allerdings nicht immer ein kausaler Zusammenhang zwischen Ursache und Wirkung zu erkennen ist.[273] Anknüpfend an die Lichtskulpturen von László Moholy-Nagy entstanden 1956 Schöffers erste kybernetische Skulpturen, die mit elektronischer Steuerung arbeiteten und für den Parc St. Cloud in Paris entworfen wurden.[274] Auf dieser Grundlage entwickelte er zusammen mit dem Ingenieur François Terny 1958 die ersten programmierten kybernetischen, roboterähnlichen Skulpturen.

Als eine der ersten Installationen, die mit der computergesteuerten Interaktion zwischen einem programmierten System, einem Roboterarm und mehreren Lebewesen, in diesem Falle mit Rennmäusen, arbeiteten, nennt Dinkla die Arbeit »Seek« von Nicholas Negroponte und der Architecture Machine Group vom MIT, die erstmals 1968 in der Ausstellung *Some more Beginnings – Experiments in Art and Technology* der Gruppe Experiments in Art and Technology, E. A. T. im Brooklyn Museum, New York, gezeigt wurde. Das Spielobjekt bestand aus metallenen Würfeln, die von den Teilnehmern, den Mäusen und dem Roboterarm, entsprechend der ihnen eigenen »Logik« entweder zum Nestbau verwendet oder ganz aus dem Spiel entwendet wurden.[275]

Die frühen theoretischen Überlegungen des Kommunikationskünstlers Roy Ascott, der bereits 1966 seine ersten Ideen einer »Kunst des

Behaviour« und der »cybernetischen Vision« veröffentlichte, sind eine weitere Variante des kybernetischen Gedankens der Einflußsteuerung beziehungsweise -programmierung.[276] »Cyborg-Art«, ein Begriff, den Jack Burnham 1968 in die kunsttheoretische Diskussion einbrachte, bezeichnet sowohl »elektromechanische Systeme mit lebensähnlichem Verhalten als auch Mensch-Maschine-Systeme, die durch Rückkopplung einige Eigenschaften von biologischen Organismen annehmen«[277] und vermittelt, wie schon die Kinetic Art, eine Partizipation auf technischem Wege. Der Begriff »Cyborg«, ein Kunstwort, das aus den Worten »cybernetic« und »organism« zusammengesetzt ist, verweist auf eine Kunstrichtung, die heute in den »artificial life«-Installationen im weitesten Sinne ihre Nachfolger findet. Nach Dinkla wird damit »die Anthropomorphisierung, die in der traditionellen Skulptur durch visuelle mimetische Verfahren bestimmt war, [...] auf die Reaktionsfähigkeit der Skulptur verlagert, die in ihrer Programmierung verankert ist«[278]. Auch die sogenannte »Live-Elektronik«, bei der Live-Handlungen und Klangeffekte auf der Bühne interagieren, sei eine Variante der interaktiven Verquickung von Mensch und Maschine.

Als Gegenbeispiel zu den Arbeiten, deren Gebrauchsanweisung in Form eines Scripts oder Programms dem Publikum bekannt sein mußte, damit es »sinnvoll« am Werk partizipieren konnte, nennt Dinkla die 1968 entstandenen *Soundings* von Robert Rauschenberg, eine Gruppe von Arbeiten, die für die Beteiligung des »nicht vorbereiteten Publikums« konzipiert waren und eines der ersten visuellen reaktiven Environments darstellen, das in enger Zusammenarbeit mit den Ingenieuren der von ihm und Billy Klüver 1966 gegründeten Gruppe E. A. T. entstand.[279] Die Installation beziehungsweise das reaktive Environment, das aus drei hintereinander geschichteten Plexiglastafeln von der Größe einer Wand besteht und deren erste Tafel einseitig verspiegelt ist, basiert auf der Durchsichttechnik, die bei akustisch ausgelöster Beleuchtung durch den Betrachter die Sicht auf unterschiedliche Ansichten eines Stuhls freigibt, die im Siebdruckverfahren auf den beiden unteren Tafeln angebracht sind. Die Arbeit ist als reaktives lichtkinetisches Environment im Gegensatz zu den Performances und Happenings nicht an eine Bühnensituation gebunden, sondern kann für unbegrenzte Zeit in Galerien und Museen präsentiert werden; sie ist an einen unvorbereiteten Betrachter gerichtet, der sich mit einer gewissen Bereitschaft und Offenheit für sinnliche Ereignisse mit erhöhter Aufmerksamkeit in den Ausstellungsräumen bewegt. Obwohl die Arbeit auch als reaktive Installation aufgefaßt werden könne, bezeichnet Dinkla sie eher als reaktives Environment, da sie sich dem Besucher durch ihre Reaktionsfähigkeit öffne. Sie beurteilt diese Arbeit als »wegweisend für die spätere Entwicklung der interaktiven Environments, da die Besucher durch ein verstecktes technologisches Instrumentarium in eine dialogartige Beziehung involviert werden«[280]. Nach Dinkla ist die technisch vermittelte Involvierung der Betrachters in einen visuellen oder auditiven elektronischen Prozeß im musealen Ausstellungskontext die wesentliche Voraussetzung für interaktive Environments und Installationen.

Ein weiterer wichtiger Schritt für die Entwicklung der interaktiven Kunst ist ihrer Ansicht nach auch das Prinzip der Closed-Circuit-Installation, das Ende der sechziger Jahre infolge der Bühnenaufführungen auch im Ausstellungskontext der Videokunst angewandt wurde.[281]

Da die interaktive Medienkunst hinsichtlich des intermediären Charakters sowohl des Happenings, der reaktiven Kunst als auch der Closed-Circuit-Installationen und auch hinsichtlich des Vorhandenseins einer auktorialen Anleitung jenen Kunstgattungen nahestehe, »die bereits dem erweiterten Kunstbegriff des 20. Jahrhunderts folgen und gegen das etablierte Kunstsystem gerichtet sind«[282], könne man, so Dinkla, nicht sagen, sie habe direkte Vorläufer in traditionellen Kunstgattungen. Hinsichtlich der Involvierung des Publikums gehe sie nämlich weit über ihre Vorläufer hinaus: Indem die Besucher zu Handelnden innerhalb einer dialogischen Struktur werden, in der der Künstler keine Kontrolle mehr ausübe, da das interaktive System bereits an die Stelle des »auktorialen Leiters« getreten sei, sei der Besucher auf sich selbst angewiesen und realisiere nun die Arbeit allein durch die Anwendung des Programms. Die Handlungsanweisungen des Happenings lägen hier in der »automatisierten Form« des Programms vor und seien nach wie vor wesentlicher Bestandteil des Kunstwerks. Folglich, so Dinkla, sei die auktoriale Rolle des Künstlers wie auch der Werkbegriff nicht ganz aufgegeben worden, da die Konzepte auch in der interaktiven Kunst prinzipiell erhalten bleiben.[283]

Die auf Medienkunstfestivals gesammelten Erfahrungen zeigen jedoch, daß die Besucher ohne zusätzliche konventionelle »Gebrauchsanweisungen« mit den computeriellen Installationen meist nicht zurechtkommen. So scheint zwar das vormalige Script des Happenings automatisiert, doch ist damit die Kluft zwischen Mensch und Maschine noch nicht überbrückt. Nur wenige Installationen funktionierten tatsächlich ohne Zusatzinformationen.

In diesem Sinne markiert nach Dinkla die Einführung technischer Kontrollmöglichkeiten in die Kunst gegenüber der partizipativen Happening- und Performancekunst eine Zäsur, da sie die Voraussetzung für die Automatisierung darstelle. Beide verbindet eine Transformation, die sich auch hinsichtlich des Impulses, Kunst und Leben einander näherzubringen, in Form einer entscheidenden Bedeutungsverlagerung offenbart: »Das ›Leben‹ wird nicht in erster Linie an der menschlichen Körperlichkeit oder an unmittelbar erlebbaren Alltagsereignissen festgemacht, sondern an mittelbaren mediatisierten Ereignissen. [...] Das Motto ›Kunst und Leben‹ wird heute transformiert in das Motto ›Kunst und Technik‹. Dieser Transformationsprozeß hat bereits in den sechziger Jahren begonnen und erreicht heute seinen vorläufigen Höhepunkt damit, daß die Begriffe ›Leben‹ und ›Technik‹ zusehends kongruent werden.«[284]

Gestaltung der Dialogstruktur und des Interfaces computerunterstützter Arbeiten

Mit dem Hinweis auf die gegenwärtigen Diskussionen um die Möglichkeiten des interaktiven Fernsehens oder des Internets, die die televisionären Entwürfe der Integration des Publikums in die Programmstruktur zu verwirklichen scheinen[285], hat Dinkla die Geschichte der interaktiven Medienkunst anhand der Strukturierungen des wechselseitigen Dialogs zwischen Anwender und System durch ein von der Technologie unabhängig gestaltetes Interface bis in die sogenannte »zweite Generation« hinein weiter verfolgt, wobei sie ausschließlich computeriell gesteuerte Arbeiten untersuchte. Dabei wurde deutlich, daß die Interaktivität als gesellschaftliche Strategie durchaus einem kritischen Konzept folgen kann.[286]

Sie hat insgesamt sechs wichtige Implikationen der Interaktivität unterschieden, die das Phänomen der interaktiven Medienkunst in allgemeiner Weise charakterisieren. Die folgenden Unterscheidungen sind Merkmale, nach denen die Arbeiten analysiert und beschrieben werden können:

1. »Leistung und Spiel«,
2. »Partizipation und Interaktion«,
3. »Nähe und Manipulation«,
4. »Strategien der Verführung«,
5. »nichtlineare Erzählung« sowie
6. »Erinnern, Vergessen und Rekonstruieren«.

Die Begrifflichkeiten sind weder ikonographisch noch medientheoretisch ausgerichtet, sondern eher kommunikativ, das heißt nach der vom Interface vorgestalteten Dialogstruktur der Arbeiten. Damit unterscheiden sie sich von den Kriterien, die Itoh Toshiharu, Kurator der Abteilung »Interactive Art« des Virtual Museum, durch eine Unterteilung der Arbeiten in »Machine, Media, Perception, Space, Time, Material, Communication, Information, Game, Life«287 zugrunde legte. Kriterien, die sich aus den für die interaktive Medienkunst relevanten Hauptthesen herleiten und die Arbeiten gliedern könnten, wie etwa von Jean Baudrillard (Verschwinden des menschlichen Subjekts), Marshall McLuhan (Externalisierung der menschlichen Sinnesorgane), Jean-François Lyotard (Immaterialisierung) oder Roy Ascott (Eintauchen in das globale Netzwerk)288, bleiben ebenfalls unberücksichtigt.

In Dinklas Analyse treten vielmehr besonders die wesentlichen Unterschiede hinsichtlich der Dialogstrukturierungen der partizipativen Vorgänger der sechziger Jahre und der interaktiven Medienkunst der achtziger und neunziger Jahre hervor: Diese seien ihrer Ansicht nach weder durch die informationstheoretischen Überlegungen und Konstruktionen von Umberto Eco[289], der in den sechziger Jahren die Kategorie des »offenen Kunstwerks« einführte, noch von den rezeptionsästhetischen Ansätzen der achtziger Jahre von Wolfgang Kemp[290] und dessen Modell von dem »im Bild befindlichen Betrachter« umfänglich und bruchlos zu fassen. Zwar scheine es, als nähmen sie die Wahrnehmungsprinzipien der gegenwärtigen Erfahrungswelt, besonders der virtuellen Realitäten vorweg, doch könne man auch hier nicht von einer ungebrochenen Traditionslinie sprechen: Während es die partizipativen Kunstformen mit der Absicht, sich gegen das etablierte Kunstsystem zu stellen, dem Betrachter erlaubten, in die Aktion einzugreifen, ziele das Eingreifen der interaktiven Kunst darauf, auch die Rolle der verwendeten Computertechnologie mit denselben Mitteln zu reflektieren.[291]

Nicht nur hinsichtlich der Funktion des Werkes, sondern auch hinsichtlich der Rolle des Autors beziehungsweise Künstlers stellt Dinkla wichtige Unterschiede heraus: Statt aus einer externen Position heraus die Gesellschaft zu kritisieren, nehme der Künstler heute unmittelbar am sozial-technologischen Wandel teil.

Den Beginn der Entwicklung computerieller interaktiver Medienkunst in den USA sieht Dinkla in den »responsive environments« von Myron Krueger, der seit 1969 Räume entwickelte, in denen die Bewegungen des Betrachters unterschiedliche Effekte auslösten. Eines dieser Environments ist *Glowflow*, das er zusammen mit Dan Sadin, Jerry Erdman und Richard Venesky entwarf. Es ist ausgestattet mit am Boden angebrachten Sensoren, Lautsprechern in den vier Ecken des Raumes sowie Röhren an den Wänden, die Sound- oder Lichteffekte erzeugen, wenn der Betrachter auf die Sensoren tritt. Auch Robert Rauschenberg, der 1966 zusammen mit Billy Klüver die bereits erwähnte Gruppe E. A. T. gründete, oder James Seawright entwarfen ähnliche »responsive environments«, deren Komplexität, so Dinkla, jedoch noch nicht die Interaktion selbst bestimmte. Mit Kruegers Arbeiten nahm ihrer Ansicht nach die interaktive Medienkunst[292] unter der Dialektik von »Leistung und Spiel«, die durch die Interaktion das Kräfteverhältnis zwischen Benutzer und System auslotet, ihren Anfang.

Von der amerikanischen Entwicklung unterscheidet sie die Anfänge der interaktiven Medienkunst in Europa, die etwa zehn Jahre später in den achtziger Jahren einsetzten: Während sich das individuelle Kräftespiel zwischen Benutzer und System in den USA mit der »Terminalkunst«, das heißt der Dominanz der Maus und des Bildschirms als Interface zum Beispiel in den Arbeiten von Bill Seaman oder Luc Courchesne fortsetzte, entstanden in Europa zu Beginn der achtziger Jahre erste computergesteuerte Arbeiten, die stärker auf die Form des Environments ausgerichtet waren und das Spannungsverhältnis von »Partizipation und Interaktion« kreativ auszuloten verstanden.

Als einen der Hauptvertreter dieser Richtung nennt Dinkla den Australier Jeffrey Shaw, der bei seiner ersten interaktiven Installation *Points of View*, die er 1983 in Amsterdam entwickelte, seine partizipativen Konzepte der sechziger Jahre auf eine computergesteuerte Installation übertrug: Auf einem Stuhl sitzend kann der Betrachter mit einem Joystick auf eine Leinwand projizierte Videobilder bewegen, die die Form ägyptischer Hieroglyphen haben, und mit einem zweiten Joystick entsprechende Sounds steuern. Der Zuschauer wird zum Regisseur, der das Bild- und Tonmaterial individuell auswählt. Entsprechend den älteren performativen Konzepten, die Shaw seit den sechziger Jahren verwendete, ist die Arbeit auch hier als »Performance« angelegt: Während der Betrachter im Umgang mit den Joysticks zum Performer wird, können andere seinem Spiel wie einem Theaterstück zusehen. Shaws vertraute Terminologie läßt sich aus seiner Sicht leicht auch auf die neuen Technologien übertragen, wobei die körperliche Aktion des Performers für ihn unerheblich ge-worden ist.

In der Installation *The Legible City* (Farbtafeln 4a und 4b) benutzte Shaw ein Fahrrad als Interface für die Fahrt durch eine Stadt, deren Häuser durch Buchstaben dargestellt sind. Damit kritisiere er nach Dinkla die unterschiedlichen Möglichkeiten der interaktiven Technologie selbst. Die reale Fahrbewegung, die der Betrachter auf dem Fahrrad vollziehen müsse, um den Eindruck zu bekommen, er fahre durch die Stadt, sei qualitativ dasselbe reduktive Surrogat einer »Interaktion« wie das vom Umfeld abgekoppelte Fahrtraining im Fitnesstudio. Das Moment der Verarmung und Verkümmerung einer solchen körper-

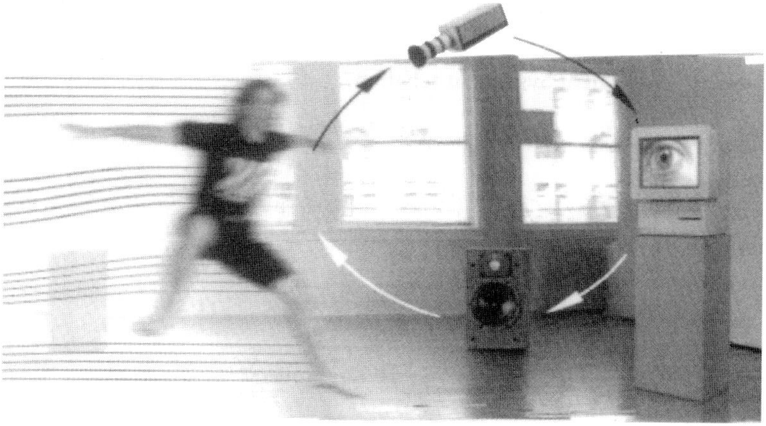

Abb. 26 David Rokeby, Very Nervous System, 1986–93

lichen Form interaktiver Betätigung des modernen Menschen, das schon monotone Züge annehme, trete in ironischer Weise deutlich zutage und zeige gleichzeitig seine meditativen Qualitäten.

Während sich Shaws Arbeiten durch die Verwendung von sichtbaren, dem Betrachter vertrauten Interfaces zwischen Partizipation und Interaktion bewegen, indem sie die körperliche Bewegung durch die Bildbewegung ersetzen, seien die Arbeiten des Kanadiers David Rokeby auf die Unsichtbarkeit und Auflösung eines »Dazwischen« bedacht. Sie verwenden die Videokamera als Interface, um das Geschehen zwischen bloßer körperlicher »Anwesenheit« und erkennbarer »Manipulation« indirekt oder direkt körperlich zu verändern. Als Beispiel für die von der Technologie unabhängige Gestaltung des Interfaces nennt Dinkla Rokebys interaktive Soundinstallation *Very Nervous System* von 1986–93, die mehrmals mit veränderter Technik und unter unterschiedlichen Titeln gezeigt wurde.

Die Verwendung der unsichtbaren Videokamera folgte den Experimenten mit Lichtsensoren und analoger Elektronik als Interface, mit der Rokeby Arbeiten von höchster Suggestion konzipierte. Dabei arbeitete er mit kameragesteuerten Klängen, die der von der Kamera erfaßte Betrachter durch seine Bewegungen beeinflussen und auf die er auch wieder reagieren konnte, so daß der dabei entstehende Closed-Circuit sukzessive eine Einheit aus Musik und Bewegung entstehen ließ und die kausalen Relationen zwischen Bewegung und Klang zweideutig beziehungsweise für den irritierten Betrachter uneinsichtig wurden.

Die Videodisk als Basis für interaktive Konzepte habe, so Dinkla, drei weitere, voneinander völlig unterschiedliche Arten der Dialoggestaltung interaktiver Medienkunst hervorgebracht: Einige Künstler haben zu Beginn der achtziger Jahre unterschiedliche »Strategien der Verführung« und »nichtlineare Erzählungen« oder auch diverse »Ersatzreisen des Erinnerns, Vergessens und Rekonstruierens« entworfen, deren Daten auf einer Videodisk gespeichert wurden. Die drei Arten der Dialoggestaltung erläutert Dinkla an einem Beispiel:

Etwa zeitgleich mit der Nutzung der ersten Videodisk im künstlerischen Bereich, *Elastic Movies Disc*, die 1984 am Medialab des MIT entstand, hat die Künstlerin Lynn Hershman aus San Francisco im selben Jahr ihre erste interaktive Installation *Lorna* (Farbtafel 9) auf Videodisk fertiggestellt, der weitere Arbeiten dieser Art wie *Deep Contact* und *A Room of One's Own* 1990 und 1992 folgten.

Ihre Intention, den Betrachter vor sich selbst als Voyeur zu entlarven, realisiert sie durch unterschiedliche provokante Aufforderungen, die ihn verbal oder gestisch verführen und ihm dabei Einblicke in unterschiedliche Erzählungen der Situation von Frauen in einer von Männern bestimmten Medienwelt geben. Die Taktilität des Touchscreens oder die Intimität der beobachteten Situation versetzen den Betrachter unweigerlich in die Rolle des Voyeurs, der, sobald er handelt, keine Alternative hat. Hershman habe die Interaktion nicht eingesetzt, um den Betrachter aus seiner passiven Rolle zu befreien, sondern um ihm seine »voyeuristische Aktivität« vor Augen zu führen. Mit ihren Arbeiten versuche sie in zweifacher Hinsicht, die passive Rezeptionsweise in eine aktive zu transformieren.[293]

Als ein Beispiel der interaktiven, nichtlinearen Organisation einer Erzählung, die sich aus kinematographischen Filmsequenzen zusammensetzt, nennt Dinkla *The Earlking* des New Yorker Künstlers Grahame

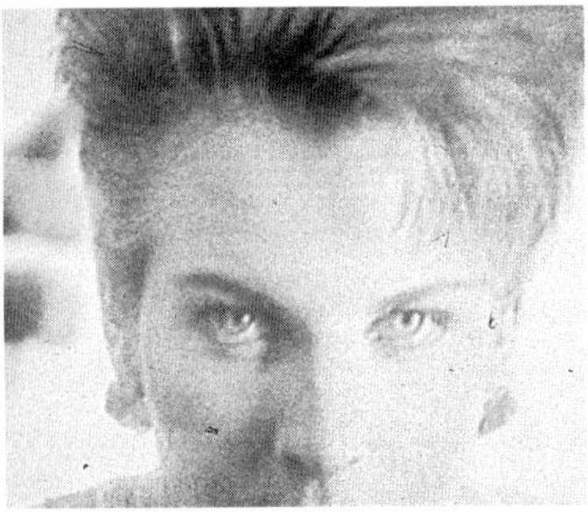

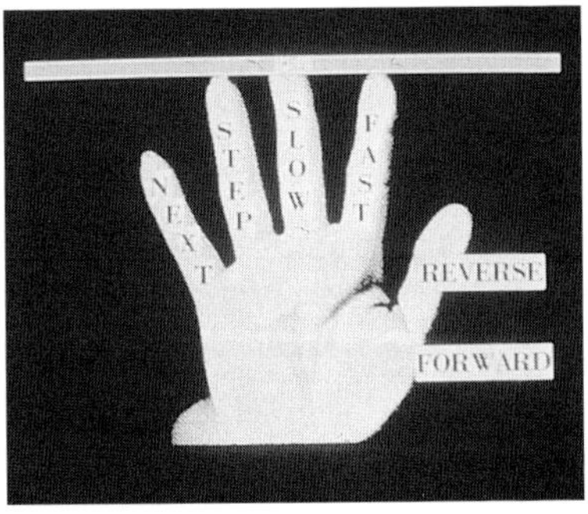

Abb. 27 Lynn Hershman, Deep Contact, 1985–90

Weinbren aus dem Jahr 1986. In dem Beispiel, das auch als ein Modell für mögliche Strukturierungen eines interaktiven Kinos oder Fernsehfilms gelesen werden kann, sind zwei unterschiedliche Erzählweisen, eine musikalische und eine erzählerische ineinander verwoben. Der nichtlineare Zugang zu den Bildsequenzen basiert auf einer Studie Freuds zur Geschichte der Neurose: So wurden die Geschichte selbst, entsprechende Bilder, die Vertonung des Mythos, gelesene Texte von Freud sowie einzelne frei assoziierbare Bilder, die Weinbren miteingestreut hat, zu Elementen der freien Variation und Kombination.[294] Dinkla wertet die Erzählung und den Gesang des Erlkönigs als historische Beispiele der Tradition mündlicher Überlieferung, die mit einer nicht-linearen, interaktiven Erzählweise konfrontiert wird. Das interaktive System übernehme die Rolle des bildlichen Gedächtnisses, wohingegen der Betrachter die Rolle des Regisseurs beziehungsweise Cutters spiele. Wollte Weinbren bewußt eher bekannte Geschichten mit hoher gesellschaftlicher Signifikanz, wie etwa Mythen, in ihrer Struktur aufbrechen und diese in ein Set bekannter Elemente zerlegen, mit denen anhand interaktiver Eingriffe allerlei Veränderungen der Erzählung möglich werden, so ist seiner interaktiven Installation darüber hinaus auf der Metaebene der Erzählbarkeit von Geschichten durchaus eine neue Betrachtungsweise abzugewinnen.

Als Beispiel für die Möglichkeit von »Ersatzreisen des Erinnerns, Vergessens und Rekonstruierens« nennt Dinkla *The Surprising Spiral* von Ken Feingold aus dem Jahr 1991. *The Surprising Spiral* ist eine Videodiskarbeit, die mit einem Touchscreen als Interface, jedoch ohne Monitor ausgestattet ist. Statt des Monitors sieht der Betrachter ein Buch, auf dessen Innenseiten Fingerabdrücke und zwei geöffnete Hände darauf verweisen, daß das Buch berührt werden soll und als Interface fungiert. Eine zweite Steuereinheit besteht aus einem nachmodellierten Mund, mit dessen Hilfe der Betrachter Tonmanipulationen vornehmen kann. Die Videodisk enthält dokumentarische Bilder aus Indien, Japan, Argentinien, Thailand, Schottland und den USA, die Feingold über einen Zeitraum von zwölf Jahren aufgenommen hat, sowie Fernsehbilder aus Japan, zum Beispiel Werbung und computergenerierte Animationen. Bei der Bedienung dieser Arbeit, so Dinkla, entsteht eine Collage disparaten Filmmaterials aus unterschiedlichen Zusammenhängen, die sich der Betrachter in vielfältiger Kombination zusammenstellen kann: ethnographische, kulturelle, historische, religiöse, ästhetische und mediale Bereiche stehen nebeneinander und verweisen unabhängig von den unterschiedlichen individuell zusammengestellten Konstellationen auf eine reale Gleichzeitigkeit des Ungleichzeitigen, deren dokumentarische Wahrheit im einzelnen nicht

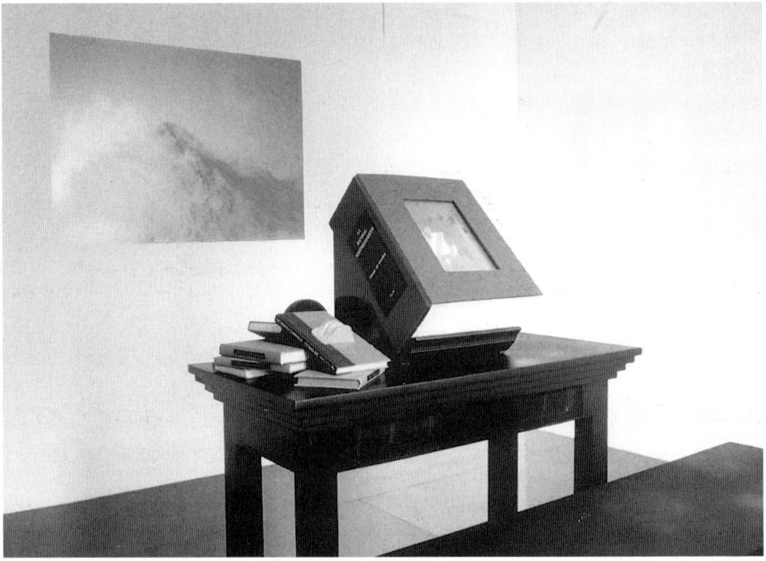

Abb. 28 Ken Feingold, The Surprising Spiral, 1991

von Interesse ist.[295] In dem dargestellten Weltgeschehen ist das Buch, das den einer Lesekultur zugehörigen Betrachter anspricht, als Steuereinheit ein Relikt der Vergangenheit und seiner Funktion völlig beraubt: Das präsente oder vergessene geschichtliche Potential folgt offenkundig nicht mehr den Gesetzen der Schriftkultur, sondern wird von den technologischen Erinnerungsmedien determiniert. Die indirekte und intuitive Auswahl der Texte und Bilder bestimmt den Verlauf sowohl der Benutzung durch den Betrachter als auch den der impressionistischen Reiseeindrücke, der kurzen, unwiederholbaren Momente, die immer unterschiedlich erinnert, rekonstruiert oder vergessen werden.

Mit der Entstehung neuer Technologien geht eine Fülle neuer Anwendungen von jungen Künstlern einher, die, so Dinkla, entweder nachbauen, was bereits geleistet wurde oder aber die Erwartungen, die an eine neue Entwicklung geknüpft werden, zu erfüllen versuchen. Sofern sie in einem der neuen Zentren für Medienkunst, etwa der Kölner Hochschule für Medien, dem ZKM | Zentrum für Kunst und Medientechnologie Karlsruhe, dem ICC, InterCommunication Center in Japan oder dem Banff Center for the Arts in Kanada arbeiten, stehen ihnen die Silicon Graphics Workstations zur Verfügung. Diese hochqualitative High-End-Technologie erlaubt den Künstlern, statt kleiner Installationen aufwendige Environments zu entwerfen. Während die Künstler zuvor häufig von einer Geschichte oder Metapher, die den Inhalt der Arbeiten beeinflußte, inspiriert wurden, steht jetzt, so Dinkla, die Interaktion selbst im Vordergrund und kommt ohne eine traditionelle Geschichte aus; das System wird »selbsterklärend«.[296]

Mit dieser neuen inhaltlichen Bedeutung der Interaktion werde das Interface immer wichtiger, die Interpretation beziehungsweise Ein-und Zuordnung der Arbeiten jedoch um so schwieriger, mehrdeutiger oder sogar beliebiger. Auch stehe jetzt offenbar der Antagonismus zwischen Mensch und Maschine nicht mehr im Brennpunkt künstlerischer Reflexion: Es interessieren vielmehr die Möglichkeiten der Koexistenz und der Verquickung beider »Systeme« innerhalb ein und derselben Existenzform. Dabei bekommt das Interesse an der Interaktivität eine neue Qualität des Lebendigen: So entstehen Arbeiten, die dem Werk unter Verwendung unterschiedlicher Strategien der Interaktivität und zunehmend engerer Feedback-Schleifen ein »Eigenleben« geben oder es mit besonderen taktilen Qualitäten ausstatten.

Als ein Beispiel für die »Erzeugung von Eigenleben« nennt Dinkla die Gruppe Supreme Particles, die in ihrer Arbeit *Architexture* das Bild des Betrachters mit einer Videokamera aufnimmt und es per Computer derart bis zur Unkenntlichkeit verfremdet, daß es, auf eine Leinwand projiziert, tatsächlich den Eindruck erweckt, ein Eigenleben zu führen und mit dem »Vorbild« des Betrachters nichts mehr gemein zu haben.

Ein weiteres bekanntes Beispiel für diese Art der »Erzeugung von Eigenleben« ist die Installation *A-Volve* von Christa Sommerer und Laurent Mignonneau aus den Jahren 1993/94. Die Installation *A-Volve* überläßt dem Betrachter das Ausloten des Spannungsverhältnisses von »Abbild« und »Eigenleben«, »künstlicher« und »natürlicher Welt«, indem sie ihm die Möglichkeit gibt, kleine Seewesen zu kreieren, die er in einem Wasserbecken durch Handbewegungen anlocken oder erschrecken kann. Aufgrund der komplexen Vielfalt möglicher Verhaltensweisen der Wesen seien die Betrachter versucht, so Dinkla, ihnen möglichst unterschiedliche Individualitäten zu geben.

Wie weit die Konsequenzen einer völligen Kontrolle unserer Umgebung durch die Computertechnologie bereits vorangeschritten sind, zeigt eine weitere Arbeit derselben Künstler, *Interactive Plant Growing* (1992, Farbtafel 10), die einen natürlichen Prozeß simuliert: Als Interface fungieren echte Pflanzen, deren Berührung ein simuliertes Wachstum digitaler Pflanzen, das an eine Wand projiziert wird, auslöst. Der virtuelle Kosmos der künstlichen Pflanzenorganismen generiert sich zunächst selbst und verändert sich schließlich in Abhängigkeit des Dialogs Mensch–Pflanze durch Berührung. Die beiden

»Welten«, die künstliche und die natürliche, widersprechen sich nicht, sondern ergänzen sich und sind eng miteinander verbundene Bereiche. Die Intensität ihrer Verbundenheit erfordere, so Dinkla, nicht eine Wiederentdeckung unseres Einfühlungsvermögens, sondern die Entdeckerfreudigkeit einer »neuen Art von Sensibilität«, wie sie auch Derrick de Kerckhove beschreibt.[297]

Das Spannungsfeld zwischen »sinnlicher Wahrnehmung« und »Bewußtsein« erzeugt, so Dinkla, durch die intimere Gestaltung des Interfaces einen derart engen »Feedback-Loop«, daß Benutzer und Werk im System miteinander zu verschmelzen scheinen: Die taktilen Qualitäten der »Prothese« vermitteln den Sinnen wie dem Bewußtsein ungewohnte Fähigkeiten.

In einem weiteren Beispiel kann der Betrachter, lediglich ausgestattet mit einem externalisierten Auge in seiner Hand, die Installation *Handsight* von Agnes Hegedüs aus dem Jahr 1992 erkunden und sowohl den virtuellen Raum als auch den Raum kultureller Transzendenz visuell »abtasten« (Farbtafel 11). Der Betrachter führt sein »externes Auge« behutsam mit der Hand durch eine Öffnung in das Innere eines vergrößerten Modells eines Auges. Das Innere dieses durch eine transparente Kugel dargestellten Auges ist leer, und doch überträgt das von der Hand geführte Kameraauge anscheinend »live« das Bild eines Objekts auf eine Leinwand. Das virtuelle Abbild des materiell nicht existierenden Gegenstandes reagiert auf jede kleinste Bewegung der Hand, so daß

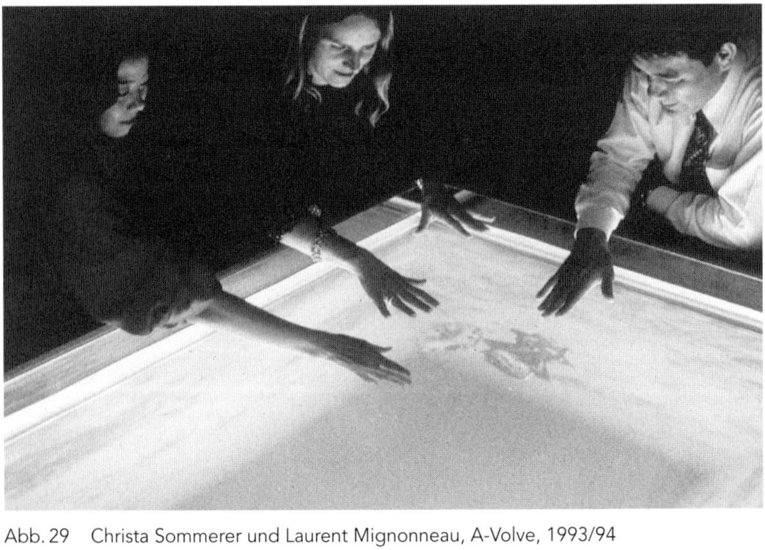

Abb. 29 Christa Sommerer und Laurent Mignonneau, A-Volve, 1993/94

er sich je nach Kameraposition aus allen erdenklichen Perspektiven betrachten läßt.

Die Installation *Der Zerseher* von Joachim Sauter und Dirk Lüsebrink aus demselben Jahr (Farbtafel 12) stattet das Auge sogar mit zerstörerischen Fähigkeiten aus. Durch die von einem »eye-tracker« aufgenommenen Augenbewegungen kann der Betrachter ein Monitorbild zerstören und wieder neu generieren.

Daß selbst die Geistestätigkeit real wirksam werden kann, wird in der Installation *Terrain 01* aus dem Jahr 1993 von Ulrike Gabriel und der Gruppe Otherspace deutlich. Nur in entspanntem Zustand ist der Betrachter in der Lage, über seine Hirnwellen kleine solarbetriebene Roboter in einer Arena zu aktivieren: Die Hirnströme steuern die Intensität des Lichts, die um so stärker wird, je geringer die Gehirnaktivität ist.

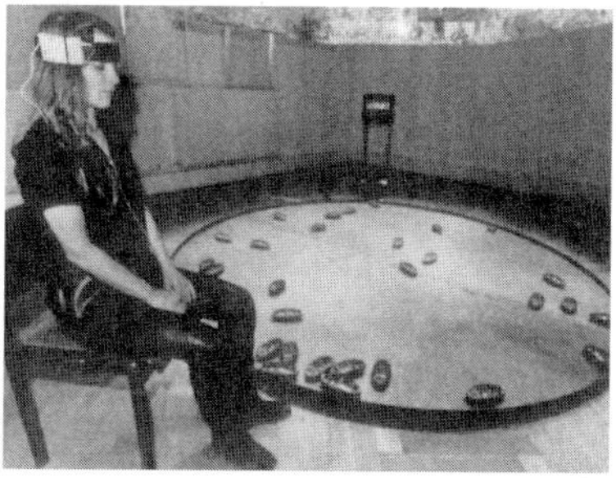
Abb. 30 Ulrike Gabriel, Terrain 01, 1993

Die angeführten Beispiele zeigen, daß man durchaus Indizien für neue Gruppierungen finden und eine Geschichte des Interfaces auch anhand der ikonographischen Entwicklung einzelner Schlüsselthemen der Medienkunst erörtern kann.

Vom Bild zum »Spiel des Umherschweifens« in der Umwelt

Der Theoretiker und versierte Kenner der Medienkunstszene Florian Rötzer vertritt die These, daß eine noch durchzuführende Situationsanalyse der Medienkunst zeigen werde, daß digitale Kunst nur wenig mit den Werken und Rezeptionsweisen der bildenden Kunst zu tun habe. Geneaologisch sei sie eher mit dem Kino, dem Video und dem Fernsehen beziehungsweise mit dem Theater, der Oper, dem Happening, der Performance und der kinetischen Kunst verwandt, das heißt »mit Versuchen, die einzelnen Kunstformen in eine integrale Kunstform zu verschmelzen, die auf allen zugänglichen sensorischen Ebenen arbeitet, den Zufall und das Außen in sich einschließt sowie das Publikum bei der Inszenierung von Ereignissen einbezieht«[298]. Folglich liege die Aufgabe der gegenwärtigen Medienkunst in der Auseinandersetzung und Erarbeitung der spezifischen Potentiale der Computertechnologie als Grundlegung einer »Theorie der Wahrnehmung in künstlichen Wirklichkeiten«, die zur Problematik des medialen Gesamtkunstwerks einen entscheidenden Beitrag leiste. Die Entwicklung etwa in Richtung der Verwendung vernetzter Technologien führe deutlich zu multimedialen beziehungsweise hypermedialen Kunstwerken, die sich eher in Konkurrenz zu den Produkten der Massenmedien befänden und ohne das Moment der Interaktivität keine zukunftsweisenden Orientierungen böten.

Rötzer sieht die Entwicklung der interaktiven Kunst im Kontext mit den kulturgeschichtlichen Veränderungen der Gesellschaft durch die Technologie der Computer- und Spieleindustrie, die Neil Postman bereits Mitte der achtziger Jahre skizziert und als Beginn der »ludischen Gesellschaft« diagnostiziert hat.[299] Obgleich die Künstler mit der Realisation interaktiver Medienwerke versuchten, eine solche Zukunft auszudeuten, würden sie diese Entwicklung gleichzeitig weitertreiben und die kulturelle Akzeptanz dafür schaffen. Parallel zur allgemeinen Entwicklung vollziehe sich auch innerhalb der interaktiven Medienkunst, deren mediale Mittel nach Neil Postman offenbar zum jüngsten Ergebnis des Umbruchprozesses vom Buchdruck zum Fernsehzeitalter zählen, eine Verschiebung vom Beobachter zum Teilnehmer, von der Betrachtung zur Interaktion, von der ästhetischen Anschauung zum Spiel sowie von der Simulation zur Stimulation.

Folglich stehe die interaktive Medienkunst im Zwischenbereich von Kunst und Unterhaltung, wobei für den Kunstbegriff nach wie vor die Trennung von Künstler und Rezipient entscheidend sei. Obgleich sich der Betrachter dem interaktiven Werk ähnlich annähere wie der traditionellen Kunst und mit den Augen das Bildschirmbild ertaste, Hypothesen über seine Bedeutung anstelle, die ästhetisch-emotionale Komponente erkunde oder den richtigen Abstand der Betrachtung suche und erteste, was man mit dem Werk anfangen könne, setzen interaktive Werke, so Rötzer, eine körperliche Erkundung voraus, die für jeden äußeren Beobachter bemerkbar die Konsequenz der »erschließenden Handlung« darstellt.

Trotz der Tatsache, daß es immer schon ein Grundmerkmal der Kunst gewesen sei, Möglichkeitsfelder durchzuspielen und Variationen beziehungsweise Kombinationen zu erkunden, sei jedoch entscheidend, in welchem Kontext das Werk stehe, aus dem heraus es schließlich betrachtet werde. Rötzer sieht die interaktive Medienkunst, die sich die Spielstruktur zum Vorbild für die Werkstruktur nimmt, als ein Zwischenstadium an, das so lange eine Folie für die Erkundungswelt darstellt, bis sich neue ästhetische Formen für die Einbeziehung des Rezipienten herausgebildet haben werden.

Anhand von drei Beispielen diskutiert er die Vorläufigkeit und Problematik eines oftmals leeren Navigationsangebots interaktiver Kunstwerke.

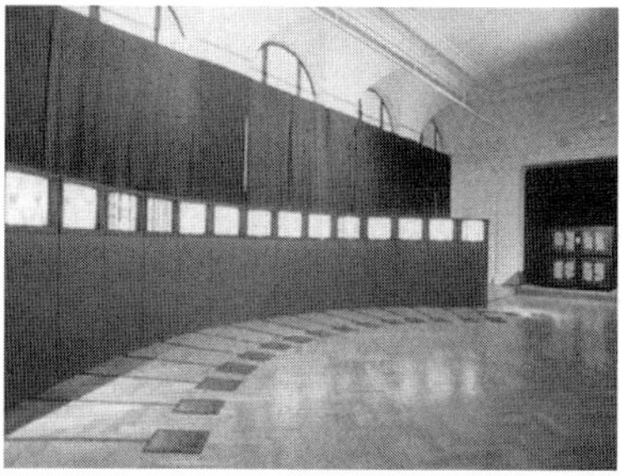

Abb. 31 Karl Sims, Genetic Images, 1991 (Installationsansicht)

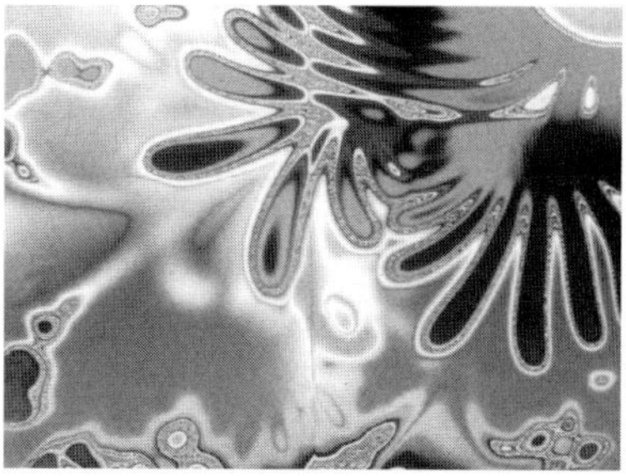

Abb. 32 Karl Sims, Genetic Image, 1991 (Detail)

Das Konzept etwa von Myron Krueger veranschauliche den Prozeß einer mehr oder weniger spielerischen Bildherstellung, der auch für den nichtkompetenten Benutzer des Systems künstlerische Qualität besitzen soll. Im Kontext gegenwärtiger Innovationen auf dem Sektor der Unterhaltungsindustrie gibt Rötzer zu bedenken, daß Kunst wohl nicht allein durch einen gegebenen oder zu inszenierenden Kontext konstituiert wird.

In gleicher Weise problematisch erscheint ihm auch das interaktive »permutationelle Kunstspielzeug« *Genetic Images* aus dem Jahr 1991 von Karl Sims, das den Besucher mit einer Installation von 16 Bildschirmen konfrontiert, auf denen unterschiedliche Populationen computergenerierter Bilder zu sehen sind. Die Arbeit, die es in der Tradition der »permutationellen Kunst«[300] ermöglicht, Zeichenwelten ohne offenkundige Bedeutung zu erkunden, indem ein Möglichkeitsfeld von Elementen und Regeln angeboten wird, das der Rezipient oder Spieler realisieren soll, ist gleichzeitig auch ein Dokument der vielfältigen Verflechtung zwischen Kunst, Wissenschaft und Computertechnik.

Die Tatsache, daß Künstler die gleiche Strategie anwenden wie etwa für die Erforschung eines Evolutionsfeldes sogenannter »Zellularautomaten«, die technisch zu den Parallelrechnern und wissenschaftlich zu der Erforschung des künstlichen Lebens sowie zur Einsicht in evolutionäre Prozesse führte, wirft für Rötzer jedoch wichtige Fragen auf: Da der Betrachter lediglich eine Auswahl treffen könne und dadurch entweder in der Position des kontemplativen Betrachters bleibe, der fertige Bilder beurteile oder aber durch seine Auswahl einen zufällig interessanten »Treffer« lande, wandere das Genie in den Rechner ab und reduziere den Künstler in der Rolle des Rezipienten auf die Instanz der Entscheidung oder Wahl. Es bleibe zu fragen, so Rötzer, wer denn wohl der Künstler sei, wo doch Karl Sims selbst eher die Rolle eines Regisseurs innerhalb einer großen Arbeitsgruppe von Technikern einnehme; auch die Frage nach dem Kunstwerk, nach der Installation als Kunstwerk bleibe offen, da es möglicherweise nur ein Instrument oder Spielzeug darstelle, das der Benutzer verwenden kann, um möglicherweise selbst kreativ tätig zu werden. Diese Art der Kreativität jedoch sei bei gleichzeitig unendlich großem Bildraum insofern begrenzt, als es sich um ein geschlossenes Bildsystem handle, bei dem die Regeln der Bilderzeugung wie bei Spielen feststehen.

Die Arbeit *Fruit Machine* von Agnes Hegedüs aus dem Jahr 1991, sei hingegen, so Rötzer, eine gelungene Installation für mehrere Mitspieler, da sie die Spielstruktur von vornherein zum Vorbild für die Werkstruktur nehme. Dadurch, daß sie sich als Kunstwerk darstelle, ironisiere sie den operationalen Stil des Videospiels. Rötzer vergleicht das Konzept, das kein Objekt, sondern eine »Funktion« dekontextualisiert, mit Duchamps *Fontäne* von 1917. Der Unterschied liege jedoch darin, daß Duchamp dem Objekt tatsächlich seine ursprüngliche Funktion voll und ganz genommen habe, während man *Fruit Machine* durchaus auch außerhalb des Kunstkontexts spielen könne. Die spielerisch bekannten Konventionen sind der Anstoß für den Prozeß kreativer Deutung; das Spiel ist Modell und Anlaß der Thematisierung und Deutung eines auf bestimmte Weise geregelten sozialen Miteinanders, das vielleicht längst universelle und multikulturelle Züge trägt.

Anhand dreier Thesen zur interaktiven Medienkunst untersucht Florian Rötzer Jeffrey Shaws Arbeit *The Legible City* (Farbtafeln 4a und 4b) hinsichtlich der Reichweite und Grenzen des vermeintlich neuen Mediums[301]: »Interaktive Medien eröffnen eine neue Art der Wahrnehmung von virtuellen Welten, zugleich sind sie eine Art Spielzeug, das den Zuschauer in das Bild hineinzieht und auch körperlich in Bewegung setzt. Interaktion heißt [...], spielerisch die Optionen zu erkunden, und nicht [...] vor einem Objekt zu stehen, das fertig ist und nur noch interpretiert werden muß. [...] Interaktive Medien durchbrechen die Linearität von Texten, die Geschlossenheit von Werken, die Passivität der Wahrnehmung. Man begibt sich auf eine Reise, navigiert durch Welten, die sich nach eigenen Bewegungen verändern.«[302]

Wesentlich sei, so Rötzer, die komplexere Form der Inszenierung und Dramaturgie, als dies bei abgeschlossenen Arbeiten eines Textes, Bildes oder Films der Fall ist, in die der Rezipient nicht eingreifen kann. Entsprechend dominant sei die Gestaltung der Schnittstelle zwischen Mensch und Computer, die inhaltlich besonders dann zu einem tragenden Baustein werde, wenn sie, wie bei Shaws Arbeit, ausdrücklich auf die Reflexion der Grenze zwischen Virtualität und Körperlichkeit hin ausgerichtet sei und gleichzeitig den Sog des Realismus geschickt zu brechen verstehe.

Die Tatsache, sich gleichzeitig in zwei Welten zu befinden, in der virtuellen und in der wirklichen, sei eine paradoxe Erfahrung, die Shaw zu einem eindrücklichen Erlebnis gestalte. Indem er dem Betrachter anbiete, Bilder als räumliche Umwelten zu betreten und sich dort nichtlinear fortzubewegen, verändere er nicht nur die Wahrnehmung von Bildern, so Rötzer, sondern auch das Rezeptionsverhalten bei der Lektüre, indem er sich nun auf selbstgewählten Pfaden bewegen und die verzweigten Möglichkeiten einer dem Hypertext ähnlichen Datenorganisation erkunden könne. »Bei *Legible City* sollte man, will man nicht in der herkömmlichen Rolle des Zuschauers verbleiben, sich von Shaw in die Rolle eines Performers versetzen lassen und zum Lesen das Fahrrad besteigen. Mit ihm läßt sich die Karte einer Stadt, deren Häuser von Buchstaben oder Buchstabengruppen repräsentiert werden, erfahren.«[303] Die gezeigten Texte beziehen sich auf die entsprechenden Orte oder allgemein auf die Stadt. Rötzer sieht in der Arbeit einen »Vorschein der Zukunft, in der die Telepräsenz in einer simulierten Umwelt zusammengeht mit der Möglichkeit der Telemotorik«[304]. Diese erlaubt es, in einer entfernten Umgebung ein reales Gerät zu steuern.

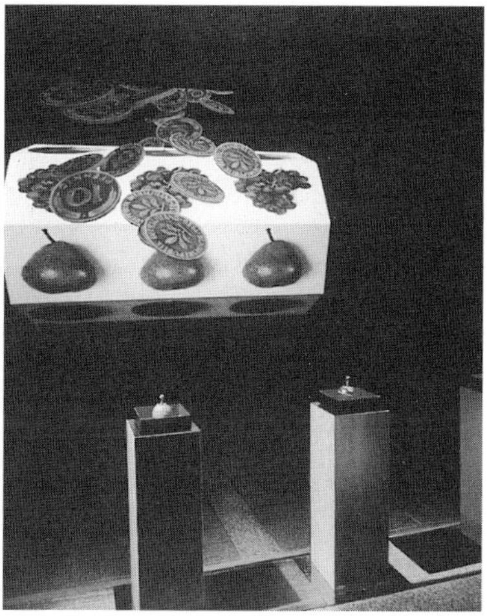

Abb. 33 Agnes Hegedüs, Fruit Machine, 1991

Die Option, sich vorbehaltlos Umwelten auszusetzen, war, nach Rötzer ein wesentliches Ziel der Bewegung der »Situationisten« in den fünfziger und sechziger Jahren, eine Bewegung, die die Praxis des »Umherschweifens« als Methode, um überraschende Situationen zu konstruieren und neue bewegliche Szenarien zu erfinden, nutzte. Die Bild-Text-Experimente existierten lange vor der Entwicklung interaktiver Medien; sie »scheinen die Möglichkeit zu eröffnen, den spielenden Menschen der Situationisten die geforderten ›beweglichen Szenarien‹ zu geben«[305]. Für Rötzer knüpft Shaws Arbeit, wenn auch nicht explizit, unmittelbar an die situationistischen Vorstellungen des Umherschweifens an: Obgleich hier ein Medium verwendet wird, das ein lineares Lesen aufbricht, so ist die Arbeit doch als eine Metapher der virtuellen Welt als Buch zu verstehen. Sie fordert den Betrachter auf, die angemessene Ansicht, Geschwindigkeit und Fahrtrichtung herauszufinden, um das Lesen dieses neuartigen Textes überhaupt zu ermöglichen. Durch die dreidimensionale Darstellung und die freie Bewegung wird eine lineare Orientierung erschwert.

Rötzer resümiert: »Virtuelle Welten und Hypertexte stellen den Labyrinthcharakter der Welt und der Texte heraus.«[306] Sich in einer solchen Welt zu orientieren, bedeutet, einen eigenen Weg zu finden, das heißt Linearität herzustellen.

Obgleich sowohl Literaten als auch Philosophen immer schon versucht haben, gegen die Linearität anzuschreiben und rhizomatische[307] Netzwerke von Textfeldern herzustellen, erlaubten erst die interaktiven Medien eine tatsächlich nichtlineare, komplexe Organisation und das Spiel mit Kombinationen, die zwar vom Autor angeboten, doch nicht mehr kontrolliert werden können und folglich den Leser zum Mitproduzenten machen.

Beobachterabhängige virtuelle Welten und Konstituierung von Welt

Entscheidend für die gelungene Rezeptionsweise des künstlerisch-medial organisierten Verhältnisses von künstlerischer Wirklichkeit und Realität ist ein verändertes Bewußtsein vom jeweiligen Status der Wirklichkeit. Rötzer unterscheidet drei verschiedene Beobachterkategorien[308]: Erstens die heute übliche kritische Erkenntnis, die sich vom naiven Beobachter erster Ordnung absetzt und die Wirklichkeit als »Bild im Bild« ansiedelt, da sie erst mit Hilfe komplizierter Versuchsanordnungen das Modell der Wirklichkeit konstruiert. Zweitens die Annahme einer verzerrten, subjektiven Perspektive, die für den wissenschaftlichen Begriff einer objektiven Wahrheit eine selbstverständliche Voraussetzung ist, weshalb die sinnlichen Wirklichkeitseindrücke zugunsten von empirisch und experimentell gewonnenen und mathematisch beweisbaren Methoden entwertet werden. Und drittens die endophysikalische Perspektive von Otto Rössler, die eine weitere Reflexionsebene, eine Beobachtung dritter Ordnung darstellt: »Der Beobachter beobachtet nicht nur einen ›naiven‹ Beobachter, sondern er ist bereits aufgeklärt über die Verzerrungen des systematisch vorgehenden Beobachters oder Wissenschaftlers.«[309]

Mit Bezugnahme auf den radikalen Konstruktivismus erinnert Rötzer auch daran, »daß die Selbstreferenzialität oder die Autopoiese als Ausgang der Konstruktion von Welt, kulminierend im Selbstbewußtsein, das logische Problem war, mit dem sich die idealistischen Philosophien Fichtes, Schellings und Hegels beschäftigten«[310] und dessen Ursprünge in der griechischen Antike liegen: In diesem Sinne könne Pythagoras' Satz, »der Mensch ist das Maß aller Dinge«, als eine Version der selbstbezüglichen Konstruktion angesehen werden, von der das wissenschaftliche Projekt ausgegangen war, in welchem man sich heute abermals verfange.

Als künstlerisches Beispiel, das jenen Sachverhalt exakt wiedergebe, nennt Rötzer die interaktive Arbeit *Der Zerseher* von Joachim Sauter und Dirk Lüsebrink aus dem Jahr 1992 (Farbtafel 12): Auf der Basis eines Eye-Tracking-Systems ist es hier durch Rückkopplung möglich, daß die Augen des Betrachters durch bloßes Anschauen ein Bild zerstören oder auflösen; das unverzerrte Bild ist nur für einen äußeren Beobachter zugänglich. Im Vergleich hierzu könne das herkömmliche Bild, das eine solche Interaktion nicht ermögliche, »als Modell für eine Beobachterposition gelten, die heute von seiten der Wissenschaften, aber auch durch neue Technologien untergraben wird«[311]. Rötzer bemerkt weiter: »Auch wenn beide Weisen der Spiegelung, also die passiv-realistische und die konstruktiv-idealistische im Verlauf der Philosophiegeschichte immer wieder kritisiert wurden, so ist der Spiegel bis hin zur Fotoplatte [...] ein Modell für das Ideal objektiver Erkenntnis und zugleich für die Möglichkeit der Täuschung geblieben.«[312] Hier schließe auch unsere Bilderfahrung an, die durch den Abstand vom Beobachter sowie den Unterschied zur Umwelt, unabhängig vom Bildinhalt, definiert sei.

Von dieser Art interaktiver Werke unterscheidet Rötzer jene Bilder, die den Beobachter wie bei der VR-Technik »einschließen«, so daß er körperlich in ihre Welt integriert ist und sich sensomotorisch aus der Ich-Perspektive in ihren Szenen annähernd so bewegen kann wie in einer natürlichen Umwelt. Diese Bilder werden von der Wahrnehmung als Umwelt interpretiert, auch wenn der Beobachter weiß, daß sie lediglich eine Welt in der Welt ist. Dabei kann die elektronische Umwelt nur als Umwelt wahrgenommen werden, wenn alle Bewegungen des Beobachters, die für die Simulation wichtig sind, selbst beobachtet werden. Die Unterscheidung von Umwelt und Selbst könne, so Rötzer, nur vom Wissen eines beobachtenden Beobachters abgeleitet, nicht jedoch als Wahrnehmung realisiert werden. »Wenn ein Bild immer eine Welt in der Welt ist [...], so läßt sich [...] der Rahmen oder das Interface verschieben, um den Vergleich von Bild und Umwelt oder den Unterschied von Bild und Träger für das kognitive System des Beobachters unmöglich werden zu lassen.«[313]

Diesen Sachverhalt führt Rötzer in einer detaillierten Darstellung »vom Bild zur Umwelt« weiter aus.[314] Entsprechend seiner These, die perfekte Illusion einer dreidimensionalen Szene auf einer zweidimensionalen Fläche weiche den dreidimensionalen Körpern und Räumen, zwischen und in denen sich der Betrachter bewegen könne, schließt er hier die Erläuterung der ungestalteten Wirklichkeit in Form eines frei verschiebbaren Rahmens an.

Die Entwicklung des Verlangens, das Geschehen aus der Ich-Perspektive zu erleben, hat, nach Rötzer, vielerlei Vorbilder: So habe das operative Eindringen der barocken Architektur in die Wirklichkeit Bild und Architektur illusionstechnisch verschränkt und eine Wirklichkeitserfahrung ermöglicht, die nicht nur das Erfahrungskino der fünfziger Jahre, sondern überhaupt unser gegenwärtiges Zeitalter kennzeichne. Diese langanhaltende Prägung basiere auf der Verbindung von wissenschaftlicher Forschung (Optik), technischer Erfindung (Gerät) und künstlerischer Konstruktion (Malerei und Architektur), die Schlußfolgerungen auf die Struktur des menschlichen Gehirns und seiner Verarbeitung von sensorischen Informationen zuließ. Obgleich Künstler dies immer getan hätten, sei jetzt die Konstruktion einer totalen Wirklichkeitsillusion nicht mehr durch einen Rahmen von ihrer Umwelt getrennt und mache deshalb den Eindruck, apparatefrei zu sein.

Das sogenannte *Sensorama* von Morton Heilig, der 1955 das Kino in eine sinnliche Erlebniswelt verwandeln wollte, sei, so Rötzer, in seinem Bestreben, mit den Bildern auch die Sinneseindrücke des Riechens und Schmeckens zu vermitteln, bereits eine Vorform der virtuellen Realität gewesen: »Man setzt sich in dieses stationäre Gefährt, ergreift einen Lenker, mit dem man allerdings noch nicht steuern konnte, sieht auf 3D-Bilder, hört durch kleine Lautsprecher entsprechende Geräusche in Stereo, sitzt im Luftzug oder wird mit Gerüchen überschüttet und Lenker oder Sitz vibrieren, wenn man gerade mit einem Motorrad oder einem Auto fährt und nicht in einer Kneipe vor einer Bauchtänzerin sitzt.«[315]

In Walter Benjamins weitsichtiger Beobachtung einer Kinorealität, in der der Apparat derart tief in die Wirklichkeit einzudringen schien, daß es den Anschein machte, er habe die Augen des Betrachters sukzessive mit der Kamera verschmolzen, kündigte sich, so Rötzer, bereits eine Tendenz der »Verschiebung von der Darstellung zur Präsentierung«[316] an, die mit der selbstreferentiellen Darstellung der Mittel einherging, die die Ausbildung einer technischen Weltsicht bis heute beförderte, jedoch umgekehrt auch wieder einen Blick auf die nicht- oder vortechnische Wahrnehmung ermögliche. Dabei gehe die Tendenz der sensorischen Stimulation in Richtung der direkten Beeinflussung des Gehirns, wobei die sensorischen Signale vermutlich durch elektrische oder chemische Mittel ersetzt würden.

Heute ließen sich beispielsweise die Teletechnologien im Sinne eines solchen »Eintretens« durch eine »Tür« in eine künstliche Wirklichkeit verstehen, auf die der Betrachter einwirken kann und die umgekehrt auch wieder auf seine Aktionen reagieren. Mit Bezug auf Vilém Flusser konstatiert Rötzer, daß solche Wirklichkeiten lediglich relational, das heißt durch ihre Intensität, Wahrscheinlichkeit oder ihre Ansprache voneinander unterschieden sind: »Mit den sogenannten virtuellen Realitäten, die keine Bilder, sondern [...] Umwelten sind, in denen wir uns befinden und die wir motorisch als simulierte dreidimensionale Räume erkunden können, ist dieser Schritt als Phase einer technischen Entwicklung vom realistischen Bild der Fotografie zum Eintritt in das Bild deutlich geworden.«[317]

Durch Telepräsenz und Telemotorik seien jedoch, so Rötzer, für den Betrachter gleichzeitig drei Welten entstanden, mit denen er in Verbindung stehe: »[Er ist] in jener Welt, deren Ort und Zeit durch die Singularität des eigenen Körpers begrenzt wird, in der virtuellen Welt, in die man eintritt, wenn man den Datenhelm anzieht, und in der Welt, in der sich beispielsweise ein Roboter befindet, den man mit seinen Bewegungen steuert und mit dessen Sensorium man sich orientiert.«[318] Wie Peter Weibel betont auch Florian Rötzer, daß vor allem in der Medienkunst der Rahmen den Raum artikuliere und die Wandfläche längst die Bildfläche ersetzt habe. In dieser werde der Bildraum zum realen Raum, dessen Rahmen ein autonomes Gebilde darstelle und die Perspektive einer »Kunst über Kunst« eröffne.

Innerhalb der Architektur und Hierarchie der Kunstformen habe der Computer bewirkt, daß alle an ihn angeschlossenen Apparate peripher würden und ihre Selbständigkeit verlören. Dies bedeute hinsichtlich des Verhältnisses der Kunstgattungen und ihrer Medien eine Aufweichung der Hierarchie, da jede Technik zum Element eines Gesamtkunstwerks im digitalen Raum werde: »Zahlen, Buchstaben, Töne, Bilder oder Bewegungen können in Bits und diese wieder in jene umgewandelt werden. [...] Unsere kulturell nach den traditionellen Medien ausdifferenzierten Zeichensysteme wie Bilder, Schrift, Sprache, Zahlen oder Musik brechen zusammen.«[319]

Der Übergang vom Bild zur Umwelt, von der realen materiellen Umwelt in der Kunst zur virtuellen interaktiven Umwelt der computerunterstützten Künste, der sich mit der Weiterentwicklung der Cyberspace-Technologie vollziehe und, so Rötzer, zu einem Bruch mit der gewohnten ästhetischen Rezeption führe, werde an den Eigenschaften interaktiver Werke deutlich. Statt einer geschlossenen Welt stehe der Betrachter einer Menge von Pfaden gegenüber und realisiere das Kunstwerk erst durch seine Aktionen; statt eines konkreten Inhaltes, wie etwa einer linearen Handlung, müsse er Räume durchforschen oder auf bestimmte Situationen unter eingeschränkten Regeln reagieren, um bestimmte vorgegebene Ziele zu erreichen. Statt des Bildes eines einzigen Kameraauges habe jeder einzelne Betrachter ein individuell unterschiedliches visuelles Erlebnis; statt dem Betrachter eine verbindliche Perspektive anzubieten, werde in rhizomatischer Weise eine Multiperspektivität zur Verfügung gestellt, an deren nichtlinearem Handlungsgeflecht auch mehrere Teilnehmer von unterschiedlichen Orten aus in verschiedener »Verkleidung« teilnehmen und sich austauschen könnten. »So hat man [...] eine neue, im Prinzip öffentliche beliebig gestaltbare Umwelt [geschaffen], bei der die Frage entsteht, was man in ihr machen soll oder erleben will. [...] Das fertige Kunstwerk verschwindet hinter der Performance der Rezipienten, die sich des Angebots wie eines Instruments bedienen und dann auf ihm möglicherweise schlecht spielen.«[320]

Techno-Ästhetik versus klassische Ästhetik: Die Begründung des Kunstwerks aus dem Zeichen

Die Medienkünste stellen vor allem aufgrund ihrer veränderten Raum- und Zeitverhältnisse mehr als nur eine Herausforderung an die Theorien der klassischen Ästhetik dar. Peter Weibel ist einer der ersten, der sich auch theoretisch damit auseinandersetzte und versuchte, eine überzeugende Beziehung zwischen den so unterschiedlichen Kunstwelten der traditionellen Künste und der Medienkünste herzustellen.

In seinen Überlegungen zu »Transformationen der Techno-Ästhetik« geht Weibel davon aus, daß die Medienkunst eine »Transformation« oder sogar »Transgression« sei, also eine »Überschreibung« und »Überschreitung« der klassischen Künste, und daß sie im Kontext der Grundlagenkrise der Moderne stehe, die die Postmoderne hervorgebracht habe.[321] Obgleich durch die Medienkunst transformiert, würden die zentralen Begriffe der klassischen Ästhetik, »Autor«, »Werk« und »Wahrheit« doch wieder zur Beschreibung medialer Werke herangezogen. Dabei seien sie nicht geeignet, das Wesen der Medienkunst, das bewegte Bild, seine Dynamik und Immaterialität oder Zeitform zu erfassen, da Medienkunst statt auf einem statischen Seinsbegriff auf einem dynamischen, interaktiven Zustandsbegriff aufbaue, der gleichzeitig auch ihre Seinsform sei.

Weibels These lautet also, daß, obgleich die industrielle Revolution und ihre zweite elektronische Phase die Transformation der klassischen Kunst in die Medienkunst bewirkt habe, deren ästhetische Beurteilungen und Urteilskriterien davon unberührt geblieben seien. Immer noch triumphiere eine Ästhetik des Objekts über die Ästhetik des Zeichens, der Sprache, der immateriellen elektronischen Zeichen und der dynamischen Zeichen der Zeit, und eine Ästhetik des Raumes herrsche über die Zeit. Entsprechend der traditionellen Ästhetiktheorie Lessings können nach wie vor in isomorpher Weise Bild und Skulptur sowie deren Symbole dem Raum, die Musik und Sprache hingegen der Zeit zugeordnet werden; es treten jedoch nach Weibel Widersprüche auf, sobald aufgrund einer neuen Technologie die Bilder und Skulpturen selbst bewegt würden und dadurch eine Kunst in der Zeit darstellten.

Von jenen Widersprüchen sei gleichfalls auch die sogenannte »Repräsentationstheorie« der Kantschen Ästhetik betroffen, nach der Kunst wie Natur sein solle, und folglich auch absichtlich »sein«, jedoch nicht absichtlich »scheinen« soll. Gleichzeitig sei das Genie, das als ein dem Bereich der Natur zugehöriges Wesen der Kunst die Regel gebe, eben zugleich Natur, es sei also ursprünglich und alleiniges Maß für die Originalität. Um jedoch eine Unterscheidung von Kunst- und Naturschönem auf der Basis der Regelmäßigkeit aufrechterhalten zu können, hat Kant den Begriff der »Erhabenheit« eingeführt und diesen nur dem urteilenden Subjekt und nicht dem Naturobjekt zugeschrieben.

Unter Hinzunahme von Heideggers Theorie vom *Erscheinen der Wahrheit des Seins und des Kunstwerks* hat sich das Sein »ins Werk gesetzt«, wobei das Sein an die Stelle des Kantschen Begriff vom Schönen trat.

Als letzte Stütze der traditionellen Ästhetik führt Weibel Hegels Begriff des »absoluten Geistes« ein, der sich an die Frage nach der Wahrheit als Begriffsbestimmung der Kunst knüpft. In seinen *Vorlesungen über die Ästhetik* entwickelte Hegel die Kunst aus dem Geist und nicht aus der Natur, so daß die Kunst a priori über der Natur steht. Die These vom »Ende der Kunst« ist somit auf die Begründung der Kunst durch den »selbstreflexiven Geist«, das »Bewußtsein« und die »Wahrheit« zurückzuführen, da man der Auffassung sein mußte, der Gedanke und die Reflexion habe die schöne Kunst überflügelt und der Begriff sei an die Stelle des Bildes getreten.

Aus der Analyse dieser vier Kunsttheorien und ihrer Erzeugerprinzipien konstruiert Weibel eine »Theorie der Techno-Kunst als Anti-Kunst«, eine Kunst, die »Werke ohne Wahrheit« schaffe und Hypothesen, Hybride und Simulationen hervorbringe. »Sie wird sogar Kunst ohne Werke schaffen und Kunst ohne Kunst, die nicht mehr als solche kognisziert wird, anonyme, kollektive Kunst ohne Originalgenies. Künstliche Kunst ohne Natur und ohne Geist, ohne Sein und ohne Wahrheit, eine ›Kunst‹ jenseits von Kunst.«[322]

Die pure Negation der historischen Dreifachbegründungen der Kunst, statt »absolut« »relativ«, statt »allgemein« »partikulär« und statt »schön« »häßlich« zu setzen, werde schon deshalb transformiert, weil die Technik die Welt selbst transformiert habe.

So zitiert Weibel Heideggers Text *Die Technik und die Kehre*, nach dem das Wesen des Seins die Technik sei, die durch den Menschen niemals überwunden werden könne. Aus der Analyse der Dialektik dieses Verhältnisses, von Heidegger als »Kehre« bezeichnet, folgert Weibel die Notwendigkeit, sich dem Wesen dieser Technik zu öffnen und die schöpferische konstruierende Funktion der Technik, ihre Ambivalenz zur Nachahmung und Vollendung der Natur so zu nutzen, daß der Mensch in ein neues Verhältnis zur Natur und zu sich selbst gestellt werde. Unter Bezugnahme auf Heideggers Begriff vom »Gestell« lasse sich die Frage des kunstschaffenden Mittels der technischen Kunst zumindest dahingehend klären, als erstmals die »Apparatur« oder »Maschine« auftauche und, indem sie zwischen dem Darzustellenden und dem Dargestellten, zwischen Objekt und Bild positioniert sei, die Signifikantenkette der klassischen Ästhetik und deren Begriffe wie »Schöpfer«, »Autonomie des Werks«, »Original«, »Souveränität« oder »Unmittelbarkeit« störe beziehungsweise negiere.

Weibel zeigt, daß die Mittel, durch die Abbildungen realisiert werden, von der ästhetischen Theorie im Grunde ausgeklammert wurden. Hieraus folgert er, daß der technische Apparat der Kunst deutlich mache, daß es keine »Ontologie der Kunst« geben könne, sondern nur »Konstruktionen von Kunst«. Das bewegte Bild zerstöre wegen seiner Apparatur die Ontologie der Bilder jeder Kunst, da es kein Konstrukt der Natur sei. Deshalb begründe die Technologie die Ontologie der Techno-Kunst.

Mit Bezug auf die Theoretiker des 20. Jahrhunderts wie Walter Benjamin, Max Bense, André Malraux, Jean Baudrillard, Jean-François Lyotard, Paul Virilio und Künstlerphilosophen wie Marcel Duchamp, John Cage oder Daniel Buren, die das Verschwinden der klassischen Ästhetiktheorien thematisierten, die den Tod des Autors, den Verlust der Aura, das Ende des Subjekts, den Mythos des Originals, das Ende der Geschichte, die Agonie des Realen, die technische Reproduzierbarkeit konstatierten und die das imaginäre Museum, das Medium als Botschaft, die Simulation, Immaterialität und Virtualität als neue »Signaturen der Zeit« forderten, konstruiert Weibel die Techno-Kunst von der Fotografie bis zum digitalen Bild als »maschinelle Kunstformen der Apparate«: »Das Sein ist daher im technischen Kunstwerk ein Apparat und ein System von Zeichen. Die Medienkunst [...] stellt an die Stelle der ontologischen Begründung des Kunstwerks aus dem Sein die Begründung des Kunstwerks aus dem Zeichen, die Semiosis. [...] In diesem Sinne macht die postmoderne Transformation diesem Zug der Moderne die semiotische Begründung der Kunst nur deutlicher.«[323]

Die Begriffe der klassischen Ästhetiken wie Original, Werk, Autor, Schöpfer, Wahrheit, Ding, Sein oder das Allgemeine würden in der technischen Medienkunst aufgehoben, negiert oder durch einen anderen Begriff ersetzt: »Statt Statik Dynamik, statt Sein Prozeß, statt absolut relativ, statt allgemein partikulär. Statt Original technische Reproduzierbarkeit, Appropriation und Simulation, statt Autor Kollektiv, Maschine, Text, statt Wahrheit Veridiktion und Virtualität, statt Ding Medium, statt Material Immaterialität, statt Realität Fiktion. Statt Sein und Realität nur Zeichen, Fiktion und Simulation.«[324]

Das Netzwerk von »Subtripeln« und »Subketten von Tripeln«, das sich aus der Umformung des ontologischen Tripels in das semiotische Axiom der Techno-Kunst ergebe, stelle die Erzeugerschemata aktueller Kunstformen dar: »Im Täuschen sehend machen ist das Ziel des künstlerischen Auges der Wahrnehmung durch die Techno-Kunst.«[325] Folgerichtig charakterisiert er die Techno-Kunst als eine Kunst, die die Wahrheit »dekonstruiert« und sie als Inszenierung etwa der politischen Macht darstellt. Somit zeige die Techno-Kunst auf fiktive Weise, was real erscheint und inszeniert, beziehungsweise was natürlich sei. Indem sie die Künstlichkeit der technischen Kreation und der synthetischen digitalen Ästhetik verabsolutiere und Prothesenkörper statt natürliche Körper erfinde, verhöhne sie Sein, Natur und Geist mit einem Schein, in dessen fiktivem Text das gefälschte Sein spreche.

Das treffendste Argument seines Ansatzes ist so einfach wie überzeugend: Nur eine Ästhetik, die als alleinige Basis der Kunst nur noch Zeichen zulasse, könne auch die Medienkunst in einem ontologisch gemeinsamen Blickfeld zusammen mit der traditionellen Kunst vergleichen. Eine Kunstwissenschaft würde dann allerdings nicht mehr ohne Semiotik auskommen und müßte darüber hinaus ihr gesamtes Repertoire des wissenschaftlichen Gegenstandes unter diesem semiotisch-medialen Aspekt analysieren.

Medientheoretische und kuratorische Aspekte

Da die interaktiven Medienwerke selbst schon Bezüge und Parallelen zu unterschiedlichen medialen Formen und Kunstgattungen herstellen oder das von ihnen verwendete Medium, den Computer und seine Möglichkeiten reflektieren beziehungsweise diese überhaupt erst zur

Anschauung bringen, sind sie auch für medientheoretische Erörterungen ein aufschlußreicher Gegenstand der historischen Betrachtung jener Entwicklung der Verquickung von »Kunst« und »Medien« (Söke Dinkla, Frank Popper).

Bei dieser Problematik scheint die Frage, ob die mediale Erfindung oder die künstlerische Idee zuerst hervortrat, unerheblich zu sein, da beide Bereiche innerhalb der Mediengeschichte immer schon eng miteinander verbunden waren. Bezeichnend ist, daß es unter diesem Blickwinkel offenbar auch keine Rolle spielt, ob die Arbeiten Kunstwerke sind oder nicht, weil sie als »pädagogische Werkzeuge der Selbstwahrnehmung« betrachtet sowieso den »Medien« zugeordnet werden, insofern sie schon allein durch ihre den Körper ansprechende »Interaktivität« eine »neue Sensibilisierung« des Menschen hinsichtlich seiner Körperbedingtheit hervorrufen (Derrick de Kerckhove).

Die Körperbezogenheit der Medienwerke und die intensive Thematisierung des Körpers als metaphorische Vergleichsgröße für Eigenschaften und Möglichkeiten der Medien ist im medientheoretischen Kontext ein vertrauter Gegenstand der Reflexion auch über gesellschaftliche Auswirkungen der Medien. In der Betrachtung dreier Bereiche, den »virtuellen Welten«, den »Schnittstellen« sowie der »impliziten Rolle des Betrachters«, treten die Spezifität des Virtuellen und die Phasen der Konstituierung durch das Bewußtsein deutlicher hervor (Derrick de Kerckhove).

Darüber hinaus scheinen die Medienwerke einzulösen, was die Avantgarde über Jahrzehnte hin versprochen hat, weil sie das lang ersehnte kollektive Bewußtsein heraufbeschwören und erstmals eine neuartige »kollektive Rezeption« ermöglichen. Es bleibt aber weiterhin fraglich, ob sie deshalb als Kunstwerke anzusehen sind. Unbestritten reihen sie sich jedoch in die »Geschichte massenmedialer Versenkungstechniken« ein, nicht ohne diese auf höherer Ebene auch zu reflektieren (Erkki Huhtamo), und somit zeichnen sie sich wieder eindeutig als Kunstwerke aus, denn nur diese sind in der Lage, dem Betrachter einen solchen sinnlichen »Sprung über den eigenen Tellerrand« zu ermöglichen und die ästhetische Idee in der Rezeption zu vollenden.

Neben den wissenschaftlichen Analysen und Einteilungen der interaktiven Medienkunst haben verschiedene Kuratoren bereits seit den fünfziger und sechziger Jahren, lange bevor es diese Gattung innerhalb der Medienkunst gab, eine kleine Anzahl von Arbeiten, die die Beteiligung des Betrachters erfordern, in unterschiedlichen Themenzusammenhängen der wissenschaftlichen und technologischen Erkundung ausgestellt (Frank Popper). War die Partizipation des Betrachters in dieser Zeit noch an die Idee gebunden, die Kunst in das Leben zu transformieren und getrennte Bereiche derart miteinander zu vermischen, daß der Betrachter beinahe automatisch »in« ein Kunstwerk hineingezogen wurde, so vollzieht sich seit den achtziger Jahren ein deutlicher Bruch mit diesen Experimenten: Als Themen wie »Elektrizität«, »Digitalisierung« und »Immaterialität« in der Kunst eine zunehmend wichtige Rolle zu spielen begannen, wurde der Beteiligung oder Einmischung des Betrachters auch eine neue soziale Bedeutung beigemessen und trat erstmals als eigenständige Qualität offen in Erscheinung (Peter Weibel).

Seither kann man folgende themenorientierte Präsentationen unterscheiden: die Untersuchung und Erkundung der Möglichkeiten der virtuellen Realität und seit Ende der achtziger Jahre auch der künstlichen Intelligenz. Anfang der neunziger Jahre rückte die Interaktivität selbst als Thema in das Blickfeld (Peter Weibel). Interessanterweise trat damit, vor allem in Japan, die Kunst wieder in den seit Ende der sechziger Jahre entstandenen Bereich der Science Art[326], indem sie für Fragen der Wahrnehmung und Kognition funktionalisiert wurde (Itsuo Sakane). Auch in diesem speziellen Ausstellungskontext wurde die Interaktivität eng an die neuen Qualitäten des Mediums Computer geknüpft und 1990 durch die Einrichtung eines Preises, des *Prix ars electronica,* erstmals offiziell als neue Kunstform proklamiert und kritisch begleitet (Roger Malina).

Computer: Vom Einfluß auf Medienformen und Kunstformen

Als eine der wichtigsten technischen Voraussetzungen zur Entwicklung computerunterstützter Installationen erinnert Dinkla, wie schon zuvor Boissier, an die Geschichte der interaktiven Bildverarbeitung und nennt deren wichtigsten Stationen.[327] Dabei durchdrangen sich, wie bereits in den Anfängen der Fotografie, die technischen und künstlerischen Aspekte, wobei das neue Medium Fotografie beziehungsweise Computer nicht nur für neue Zwecke genutzt, sondern auch hinsichtlich neuer Eigenschaften erforscht wurde.

1952 erwähnte Ben F. Lapowsky erstmals grafische Bilder, die sogenannten *Oscillons* oder *Electronic Abstractions,* die aus dem Zusammenwirken eines Kathodenstrahloszillographen und einer Braunschen Röhre erzeugt und nicht, wie beim Fernsehen, übertragen wurden.[328] Das Prinzip der Beeinflussung elektronischer Schwingungen unterschiedlicher Amplituden und der damit verbundenen Formenvielfalt lag auch den Experimenten Nam June Paiks bei seinem *Magnet TV* (Abb. 34, S. 143) aus dem Jahr 1965 zugrunde, wobei hier der Elektronenstrahl nicht erzeugt, sondern umgelenkt wurde, so daß die Manipulationsmöglichkeiten des elektronischen Bildes deutlich wurden.

Die Beeinflussungs- und Bildgenerierungsversuche mit Hilfe eines Computers hingegen wurden bereits vier Jahre zuvor, jedoch außerhalb des Kunstkontextes durchgeführt. Mit dem ersten Programm, das 1949 für den Computer *Whirlwind* geschrieben wurde und mit dem man die natürlichen, von der Schwerkraft abhängigen Bewegungen eines Balls auf einem Bildschirm simulieren konnte, wurde auch gleichzeitig der erste Schritt des Übergangs vom Computer als Recheninstrument zum bildgenerierenden Medium vollzogen.[329]

Mehr als zehn Jahre später beschrieb Ivan E. Sutherland 1962 in seiner Doktorarbeit am MIT die Entwicklung seines »Sketchpad Systems« für interaktive Computergrafik, das es dem Benutzer ermöglichte, ein Bildschirmbild unter Anwendung eines Lichtstiftes, in den eine fotoelektrische Zelle integriert war, zu erzeugen und zu manipulieren. Die durch dieses System entwickelte neue, unmittelbare Umgangsweise mit dem Computer, bei der Eingabe und Ausgabe rasch aufeinanderfolgen, bezeichnet er als »interaktiv«.[330]

Charles Csuri entwickelte diesen Ansatz in seinem 1970 veröffentlichten interaktiven Display, das auf künstlerische Anwendung ausgerichtet war, weiter. Csuri charakterisierte 1974 auf einer Tagung sein System und die damit entstandene Kunst in einer Deutlichkeit, die bis heute nichts von ihrer Gültigkeit, was die exakte Beschreibung der mit dem Phänomen der Interaktivität verbundenen Spezifika jener künstlerischen Medienwerke betrifft, eingebüßt hat: »Real-time computer art objects are an intellectual concept which can be visually experienced rather than a finalized materialized object. This kind of computer art exists for the time the participant and the computer with the CRT [= cathode ray tube] display are interacting as a process. The art object is not the computer or the display, but the interactivity of both interacting with the participant.«[331]

Dinkla hebt hervor, daß die Interaktivität offenbar allein durch den technischen Umgang mit dem System geprägt wurde, bei dem das Wechselspiel von Ein- und Ausgabe ein dialogähnliches Verhältnis entstehen lasse. Im Vergleich zu einer bloßen »Reaktion« des Apparates werde der Eindruck einer »echten« Interaktivität mit dem Apparat um so glaubwürdiger, je schneller der Output auf den Input folge. Demnach lasse sich Interaktion als »ursächlich bedingte Abfolge von Handlungen« definieren, während die Interaktivität eine Eigenschaft der beteiligten Systeme darstelle.[332]

Konsequenterweise schlägt Dinkla, wie schon Popper, für die Medienwerke der sechziger und siebziger Jahre den Begriff der »Partizipation« vor, um hiervon jene Werke zu unterscheiden, die tatsächlich die

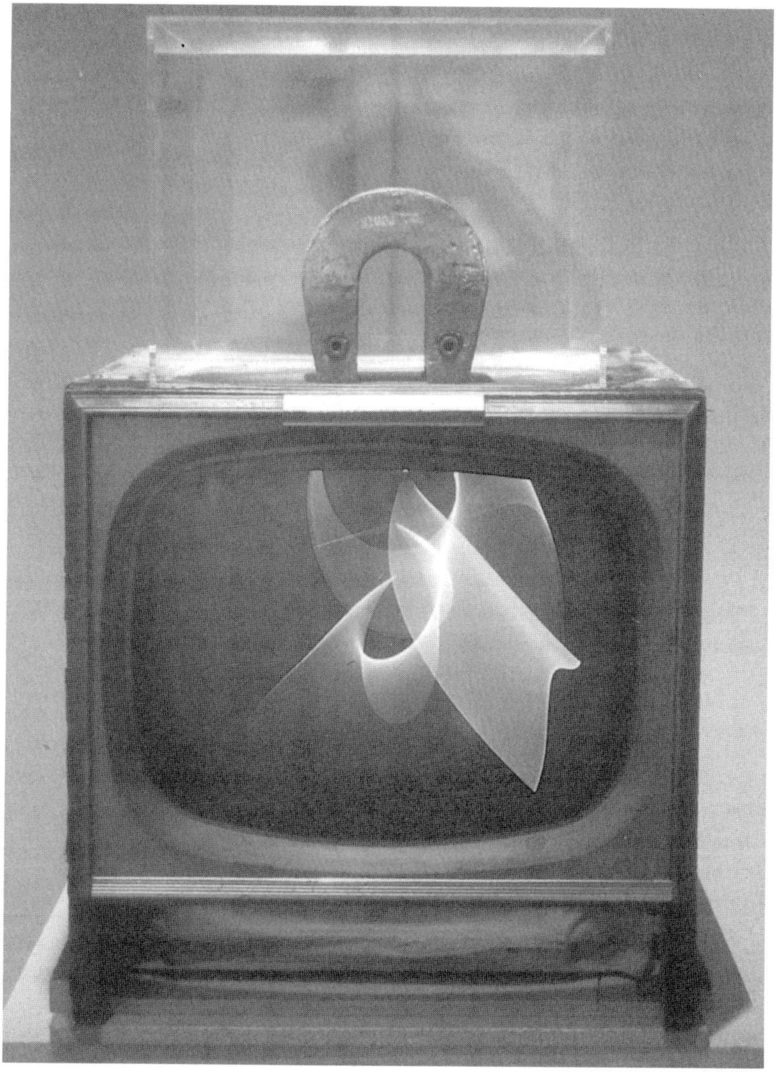

Abb. 34 Nam June Paik, Magnet TV, 1965

technische Funktion des Computers als Grundvoraussetzung ihres interaktiven Konzeptes einsetzten und in den achtziger und neunziger Jahren »computergestützte« Arbeiten produzierten.[333]

Die Anfänge der Verwendung computerieller Bauteile liegen in den Kunst- und Technologiebewegungen Ende der sechziger, Anfang der siebziger Jahre.[334] Eine der ersten Initiativen, die eine Zusammenarbeit zwischen Künstlern und Ingenieuren anstrebte, war die bereits mehrfach erwähnte, 1966 von Billy Klüver und Robert Rauschenberg gegründete Gruppe Experiments in Art and Technology, E. A. T. Drei Jahre später rief Gyorgy Kepes das Center for Advanced Visual Studies in Cambridge als Teil des Massachusetts Institute of Technology, MIT, ins Leben, zu deren ersten Mitgliedern Otto Piene, der dort als Nachfolger von Kepes von 1974 bis 1994 Direktor war, der Kunsthistoriker Jack Burnham und der Computerfilmemacher Stanley Vanderbeek gehörten.

Gemeinsam mit anderen Einrichtungen wurden zahlreiche Ausstellungen organisiert, zum Beispiel *The Machine as Seen at the End of the Mechanical Age* im Jahr 1968, die in Zusammenarbeit mit Pontus Hultén, dem damaligen Direktor des Moderna Museet, Stockholm, entstand und im Museum of Modern Art in New York gezeigt wurde.

Im selben Jahr arrangierte die Gruppe E. A. T. die Ausstellung *Some More Beginnings – Experiments in Art and Technology* im Brooklyn Museum in New York, die unter anderem einige Arbeiten präsentierte, die den Computer zur Steuerung von Installationen oder zur Bildgenerierung einsetzten.

Eine der wichtigsten Ausstellungen, die erstmals ausführlich den Zusammenhang zwischen Computertechnologie und Kunst vermittelten, war *Cybernetic Serendipity. The Computer and the Arts*, im Jahr 1969 im London Institute of Contemporary Arts von Jasia Reichhard organisiert. Hier wurden die späteren Pioniere der Bereiche gezeigt, die erstmals den Computer zur ästhetischen Produktion einsetzten, wie in der Computeranimation (John Whitney Sr., Kenneth C. Knowlton), der Computergrafik (A. Michael Noll), dem Bereich der Roboter (Nam June Paik), der kybernetischen Skulpturen (James Seawright), der computerkontrollierten Skulpturen (Eduard Ihnatowicz) oder der interaktiven Grafik (Charles Csuri).

Ein Jahr später, 1970, kuratierte der Kunsthistoriker Jack Burnham die Ausstellung *Software, Information, Technology. It´s New Meaning for Art* im Jewish Museum, New York, eine Ausstellung, die Installationen zeigte, die selbsttätig waren oder vom Besucher benutzt werden konnten.

Noch im selben Jahr stellte Charles Csuri in der Ausstellung *Interactive Sound and Visual Systems* im College of the Arts, Columbus, Ohio, interaktive Arbeiten mit grafischen interaktiven Systemen vor.

Ein weiterer Wegbereiter im Bereich der Projekte, die sich mit dem Thema »Kunst und Technologie« auseinandersetzten, war *Le Mouvement*, eine Ausstellung mit kinetischer Kunst in der Galerie Denise René, bei der Jean Tinguely seine ersten motorisierten Skulpturen vorführte.

Der kreative Prozeß, hier noch allein Sache des Künstlers, trat als Moment der Interaktivität innerhalb der künstlerischen Arbeit bereits Ende der sechziger Jahre auch in Form von Tanzperformances auf, wobei Computer zunächst die Aufgabe hatten, Lichtsignale mit Musik, später auch mit Echtzeitvideo- oder computeranimierten Bildern zu synchronisieren.[335] Die Effekte waren jedoch anfänglich Nebensache und traten hinter der Choreographie zurück, die erst später über die durch Sensoren registrierten Bewegungen der Tänzer als Steuerung der Effekte wirksam wurde. So entstanden, anknüpfend an die Funktionen der reaktiven Skulpturen, Tanzperformances, bei denen beispielsweise das Bild der Tanzenden von einer Videokamera aufgenommen, digitalisiert, verändert und über eine Großprojektion wiedergegeben wurde. Die Choreographie richtet sich dabei unmittelbar auf die Interaktion zwischen Tanzbewegung und Computersystem. Im Unterschied zu interaktiven Installationen zeichnen sich die Tanzperformances durch ihren Aufführungscharakter aus. Das Werk existiert so lange, wie die Tänzer agieren. Tanzperformances haben folglich ein »natürliches Ende«, wohingegen die technischen Interaktionen theoretisch unbegrenzt weitergehen könnten, da hier die körperliche »Schmerzgrenze« fehlt. Als einer der Pioniere im Bereich der interaktiven Tanzperformance gilt der Amerikaner Ed Tannenbaum.[336]

Dinkla nennt als eine weitere Möglichkeit der Konzeption interaktiver Medienwerke, bei denen die computerielle Steuerung eine wichtige Rolle spielt, die Video- oder Touchscreen-Installationen, die mit einer Bildplatte beziehungsweise Videodisk arbeiten, auf der visuelle und akustische Signale jedweder Art abgelegt sind und beliebig abgerufen werden können.

Eine naheliegende Form der Interaktivität zwischen Mensch und Maschine ist zweifellos die mit einem Roboter. Dinkla verweist auf die inhaltliche Nähe jener Kunst, die sich im Kontext der Automationsbestrebungen der Industriefertigung und des damit verbundenen Einsatzes von Robotertechnologie ab Mitte der sechziger Jahre erneut entfaltete: In der Nachfolge der mechanisch-kinetischen Arbeiten des Schweizers Jean Tinguely (*Meta-Matic-Roboter*, 1955; *Hommage to New York*, 1956) entwickelte Nam June Paik 1964 seinen *Robot K-456*, mit dem er fernsehtechnische Farbexperimente durchführte.[337] Die Mikroprozessortechnologie erlaubte den Künstlern neben dem Einsatz von reizaufnehmender Sensortechnologie wie Kameras, Fotozellen und Mikrophonen nicht nur eine Komplexitätssteigerung bei abnehmendem Raumbedarf, sondern auch den Einsatz neuester KI-Technologie wie zum Beispiel Spracherkennung. Dadurch erreichten sie eine Präzision, bei der die natürlichen Fähigkeiten in weiten Bereichen simuliert werden konnten. »Die Interaktion besteht hier in einer Rekonstruktion menschlicher Beziehungen, in denen die Roboter stellvertretend für den menschlichen Partner agieren oder in einer ambivalenten Rolle die Beziehungen zwischen Mensch und Maschine parodieren.«[338]

Im Vergleich zu den menschenähnlichen oder parodierenden Arbeiten, etwa von Norman T. White, Jim Pallas, Martin Spanjaard oder Simon Penny, sind die Arbeiten des Australiers Stelarc, der sich von den mimetischen Aufgaben des Roboters entfernt und statt dessen bestimmten Körperteilen neue »Roboterkörperteile«, wie beispielsweise einen Roboterarm, hinzufügt, von gänzlich anderer Zielsetzung. So soll in Verbindung mit der Teletechnologie ermöglicht werden, daß man entsprechende Roboterkörperteile fernsteuern und sich sozusagen »den Körper eines anderen oder Teile von ihm für eine gewisse Zeit ausleihen«[339] kann. Für Stelarc ist der menschliche Körper längst obsolet geworden.[340] Um dies zu verdeutlichen, führt er Performances auf, bei denen sich die Interaktion zwischen elektronischer Regelung und physiologischer Steuerung abspielt.

Der Begriff der Interaktion wird auch und gerade durch das Zusammenwirken mehrerer computeriell gesteuerter Systeme bestimmt. Dies schließt die Möglichkeit ein, daß mehrere Teilnehmer von Netzwerken sowohl direkten Zugriff auf die Daten haben als auch einen Datenaustausch durchführen können.[341] Die künstlerischen Vorläuferaktionen auf der Basis der Zwei-Wege-Telekonferenzen über Satellit in den siebziger Jahren ebneten den Boden für die telematischen Computernetzwerke des Engländers Roy Ascott, der mit dieser Technologie seit den achtziger Jahren die Idee des sogenannten »Gesamtdatenwerks« zu realisieren sucht. Dabei wird der Begriff der Interaktion auf ein Interaktionsfeld ausgedehnt, das menschliche und künstliche Intelligenz miteinander verbindet und dadurch eine verteilte Autoren- oder Urheberschaft ermöglicht.

Trotz der vielfältigen Möglichkeiten durch die Computerisierung betont Dinkla als notwendige Voraussetzung für Interaktivität das menschliche Gegenüber sowie komplexe Echtzeiteffekte des Systems, damit ein wechselseitiges Verhältnis entstehen kann. Hieraus ergibt sich hinsichtlich der Botschaft des Kunstwerks eine interessante Konsequenz: »Ein interaktives Werk müßte, wenn der Begriff im strengen Wortsinn verwendet wird, aus einem Regelsystem bestehen, daß nur das Gerüst für die Handlungen des Akteurs und noch keine Inhalte a priori festlegt. Die Inhalte würden erst durch den Benutzer oder Akteur entstehen. Das Werk an sich wäre also völlig sinnleer.«[342] Arbeiten, die folglich »die Beziehung zum System durch spontane Reaktionen eines unvorbereiteten Publikums«[343] herstellten, bildeten eine neue Kategorie der Interaktivität, zu deren Pionieren die Künstler Myron Krueger, Jeffrey Shaw und David Rokeby gezählt werden könnten.

Popper hat überzeugend beschrieben, welchen revolutionären Einfluß der Computer, indem er den Künstlern die Interaktion ermöglichte, auf die Ästhetik von mindestens fünf traditionellen Kunstgattungen hatte.[344] So entstanden als ästhetische Weiterentwicklungen die Environmental Art, die Computergrafik, Simulations- und KI-Arbeiten, Videodiskarbeiten und Werke, die mit Telekommunikation arbeiten.

Schon seit den Ursprüngen der Computerkunst, als Ben F. Lapowsky 1952 zum erstenmal in den USA einen Analogcomputer und einen Oszillographen mit einer Kathodenröhre zur Komposition seiner *Electronic Abstraction* einsetzte und 1956 mit der Produktion von farbigen Bildern begann, kündigte sich eine tiefgreifende Veränderung auch in den übrigen Gattungen an. Die ersten Experimente der computerunterstützten Environmental Art kamen von der amerikanischen Pulsa Group, die bereits 1968 interaktive Licht-Ton-Schauspiele im Freien inszenierten, bei denen auch Laserkünstler beteiligt waren, die in ihren Arbeiten Mikroprozessortechnologie integrierten.

Den *Oszillogrammen* von Herbert W. Franke folgten die ersten Computergrafiken (Kurt Alsleben, W. Fetter), die seit 1965 mittels eines digitalen Computers in Deutschland (Frieder Nake, Georg Nees) und den USA (Michael Noll, Kenneth C. Knowlton, B. Julesz) entstanden. Durch den zwischen Künstler und Werk gestellten Computer bekam die kreative Interaktion, der Schöpfungsprozeß selbst eine neue Qualität, die sich sukzessive auch auf den Betrachter übertragen ließ. Popper betont, »daß der enorme Fortschritt bei der Herstellung künstlerischer

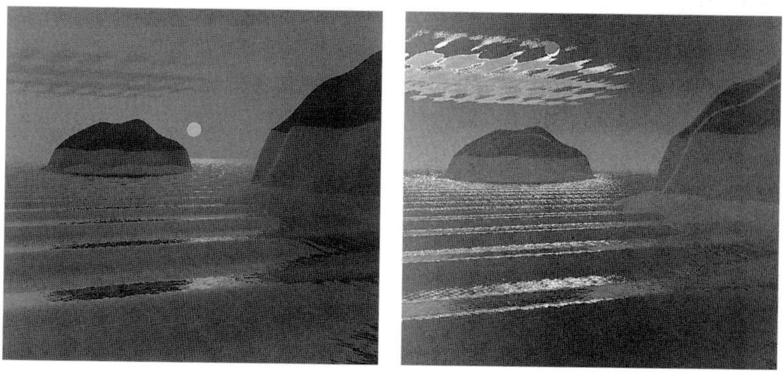

Abb. 36 Nelson Max, Carla's Island, 1981

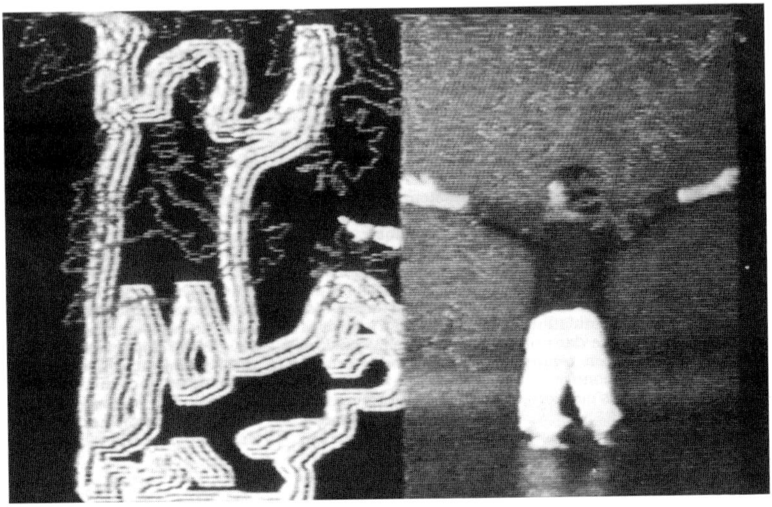

Abb. 35 Tom de Witt, Pantomationsystem, 1982

Bilder mittels des Computers dem Sachverhalt entspringt, daß dieser einen Ort der Hybridisierung oder sogar einen Schmelztiegel für viele der hochentwickelten Techniken darstellt, aber auch ein wirklich interaktives Instrument ist, das ebenso die kreative Entfaltung von plastischen Elementen wie eine neuartige Wahrnehmung von Zeit und Raum erlaubt«[345]. Mit dem Computer als Mittel zur Beschleunigung bei der Manipulation und Artikulation von Ideen sowie als Rahmen zur Synthese authentischer Imagination und Begrifflichkeit seien nicht nur Computergrafiken, sondern auch Film- und Video-Arbeiten entstanden. Die Beispiele für frühe Interaktionsformen zwischen Betrachter und Bild entnimmt Popper abermals der Ausstellung *Electra* im Jahr 1983: Die Arbeiten von Tom de Witt, Sonja Sheridan, Nelson Max (Abb. 36, S. 147) und auch von Roy Ascott (Abb. 20 und 21, S. 66 und 72) beruhten auf der unterschiedlichen Veränderbarkeit numerischer Bilder. Es seien Arbeiten entstanden, deren künstlerische Leistung in der Erfindung unterschiedlicher interaktiver Grafiksysteme lagen: das *Pantomationsystem* aus dem Jahr 1982 von Tom de Witt, mit dem der Betrachter durch gestische Bewegungen dreidimensionale, numerische Zeichnungen generieren und manipulieren konnte, das grafische Datendispositiv-System von Sonja Sheridan, ein Zeichengerät, das es erlaubte, Farbfotos mit Zeichnungen zu vermischen, oder das von Popper im weitesten Sinn als »interaktiver Film« bezeichnete System von Nelson Max, bei dem der Betrachter durch unterschiedliche Farbgebung die Tageszeit einer Meereslandschaft manipulieren konnte.

Hinsichtlich der Möglichkeiten der Interaktion mit dem Betrachter sei, so Popper, das Problem der Simulation und der künstlichen Intelligenz gleichwertig mit der interaktiven Bearbeitung synthetischer Bilder. Auch er ist wie Heinrich Klotz und Florian Rötzer der Ansicht, diese Techniken hätten auf dem Gebiet des Spiels mit dem Computer bisher die zufriedenstellendsten Ergebnisse erzielt. Die kybernetischen Skulpturen und ihre vielfältigen Beziehungen zwischen Betrachter, Werk und dem Raum, in dem beide aktiv sind, stünden am Beginn der Simulation menschenähnlichen Verhaltens und der Integration von Elementen der künstlichen Intelligenz, »der Möglichkeit von Computern, das menschliche Verhalten zu simulieren und die deduktiven Fähigkeiten des menschlichen Gehirns zu prüfen [...]«[346]

Mit Bezug auf Marie Hélène Tramus, die eine Verbindung zwischen Interaktivität, Simulation und künstlicher Intelligenz herausgearbeitet hat, verweist Popper darauf, daß Interaktivität im Grunde als »Simulation der Interaktion«, als Transformation der Realität zu verstehen sei: »If interaction refers to the individual's relations to both natural and artificial realities, interactivity refers to relations to virtual reality. It permits the transformation of natural reality (all that exists outside of the works of man) and artificial reality (all that is produced by human skill) into the virtual realities of simulation. [...] Interactivity is the simulation of interaction, rendering possible the dialogue between these different realities.«[347]

Dabei wird Interaktivität als ein essentieller »intermedialer Faktor« der Mensch-Maschine-Relation aufgefaßt, die die Aufgabe der koordinierenden Transformation der an der Relation Beteiligten übernimmt. In diesem Sinne ist Interaktivität im Kontext der neuen Technologien immer auch an das Vorhandensein eines der Realität nachempfundenen konstruierten beziehungsweise simulierten Modells gebunden, das mit den Beteiligten interaktiv kommuniziert, wie dies in vielerlei Hinsicht bei Jeffrey Shaws *Legible City* (Farbtafeln 4a und 4b) und vor allem bei den Arbeiten von Edmond Couchot, Nicole Stenger oder Stephen Wilson der Fall ist. Dabei kann sich die Simulation auf alle beteiligten Parameter, wie zum Beispiel das Verhalten, die traditionellen Darstellungstechniken, die reale Welt oder eine Fantasiewelt beziehen. Hier wird abermals die enge Verquickung von Interaktivität, Simulation und künstlicher Intelligenz deutlich, jenen Schlüsselbegriffen, die Popper als Kennzeichnung des künstlerischen Umgangs mit neuen Medien im sogenannten elektronischen Zeitalter herausgestellt hat, ohne auf einer scharfen Abgrenzung der einzelnen Bereiche zu bestehen.

Künstliche Intelligenz als ein ästhetisches Schlüsselwort verweist auf die unmittelbarste Auseinandersetzung mit dem Mensch-Maschine-Verhältnis, auf das perfekte Zusammenspiel von intelligenten Systemen und dem Menschen, das heißt der künstlichen und menschlichen Intelligenz: Indem sie die menschlichen Fähigkeiten des Denkens, des Gedächtnisses und der Deduktion maschinell – ob mit dem Computer oder als Netzwerk – nachbildet und damit kreative Antworten auf das Paradigma universaler Digitalisierung gibt, verändert sich die Kunstproduktion: »[It] no longer means the production of artifacts of a painterly or electronic nature – but rather the discovery of the inner logic of a digital world view.«[348] Für Popper ist die KI-Technologie nicht nur der fortgeschrittenste Bereich hinsichtlich der Verwendung des Computers: »[It is] an entirely new area in art, allowing the participants a multisensorial experience never encountered before.«[349]

Von den Arbeiten, deren Interaktivität sich auf die numerische Erzeugung und Veränderbarkeit der Bilder gründet, setzt er die Technik der Videodiskarbeiten ab, da sie dem Benutzer lediglich hinsichtlich der Wahl und Dauer der Sequenzen freien Spielraum läßt.

Als letzten großen Bereich, in dem der Computer bei künstlerischen Produktionen zunehmend eine wichtige Rolle spielt, nennt Popper die Telekommunikation. Um die neue Technologie, die aus der Verbindung von Computern und telekommunikativen Systemen entstanden ist, begrifflich zu erfassen, prägte Simon Nora 1978 den Terminus »Telematik«. Die ersten künstlerischen Arbeiten, die eine Interaktion zwischen den Benutzern und den Datenbanken ermöglichten, basierten auf dem Videotext- oder Bildschirmtextsystem, das die zeitlichen und räumlichen Grenzen der Face-to-Face Interaktion aufhob. Als Beispiel nennt Popper die Arbeit *La Plissure du texte: A Planetary Fairy Tale* von Roy Ascott (Abb. 21, S. 72), bei der während der Ausstellung *Electra* 1983 in Paris verschiedene Künstler, die durch das elektronische Netzwerk miteinander verbunden waren, an unterschiedlichen Orten gemeinsam einen Text schrieben, den auch das Publikum mitgestalten konnte.

Trotz der Entwicklung dieser neuen Technologien, durch die, so Popper, die Stagnation des Übergangs von der Partizipation zur Interaktivität überwunden worden sei und die zu neuen Produktionsmöglichkeiten geführt hätten, sei das Problem der »angemessenen Freiheit« für den Betrachter in keiner Weise gelöst worden. Popper vermutet: »Vielleicht ist die angemessene Freiheit jeder schöpferischen Freiheit eng an eine ausgewogene Balance zwischen der ästhetischen Imagination und der technischen Realität gebunden.«[350] Hieraus leitet er zwei unterschiedliche Ästhetiken ab, die je nach Balance der einen oder anderen Gruppe von Arbeiten zugehörig seien. Bei Werken etwa, die beim Benutzer den Sinn für die Kombinatorik fördern und den Spieltrieb ansprechen würden, erstelle der Künstler lediglich das Schema, zu dessen individueller Realisierung der Betrachter aufgerufen sei. »Der Künstler gibt in diesen Fällen nur die Regeln und die Elemente eines plastischen Problems vor, das einem Puzzle gleicht, wobei der Zuschauer die Lösung zu finden oder, mit anderen Worten, das Werk zu vollenden hat.«[351]

Von diesen puzzleartigen Konzepten unterscheidet Popper Arbeiten, die wesentlich deutlicher als »offene Werke« angelegt und von einer »Ästhetik des Zweideutigen« geprägt sind. In den Werken, in denen die Zweideutigkeit das explizite Ziel ist, stellt er hinsichtlich der Unbestimmtheit der Ergebnisse einen deutlichen Rückgriff auf das Informel und dessen Techniken der Unordnung und des Zufalls fest. Dabei sei aus dieser Perspektive unter einem Werk »[...] ein durch strukturale Eigenschaften ausgezeichnetes Objekt [zu] verstehen, das nicht nur die Aufeinanderfolge von Interpretationen, Interventionen und sich entwickelnder Perspektiven erlaubt, sondern das diese auch koordiniert«[352]. Unter Bezugnahme auf Umberto Eco nimmt Popper an, daß zwischen Form und Öffnung ein dialektisches Verhältnis bestehe, das bestimme, in welchem Ausmaß ein Werk seine Zweideutigkeit herausstellen und von der aktiven Intervention des Zuschauers abhängen könne, ohne an Qualität zu verlieren.

Arbeiten, die jedoch auf einen permanenten Dialog des Betrachters mit dem Werk hin ausgerichtet seien, überschritten jene Ästhetik der Zweideutigkeit und des offenen Kunstwerks in Richtung einer »Ästhetik der Unabgeschlossenheit«, des »non-finito«, wie Popper ergänzt. Dabei schließe sich die kreative Handlung weder in der Vollendung des Werks noch in seiner Interpretation ab, wie bei einigen offenen Kunstwerken, sondern sie bewege sich in Richtung auf eine »Kunst des Augenblicks« beziehungsweise der »Erscheinungen«, einer Kunst, die mit einer »Kunst des Verschwindens« synonym sei, die durch ihren »Genuß« vernichtet werde. Ihr Ziel sei »die ewige oder natürliche Wiederkehr, der Zyklus der Produktion–Konsumption, der in den besten Fällen die kontinuierliche Schöpfung eröffnet«[353].

Neue Sensibilisierung: Körper und Medium

Der Literaturwissenschaftler und Kunstsoziologe Derrick de Kerckhove, Direktor des McLuhan Instituts für Kultur und Technik an der Universität Toronto, beschäftigt sich gegenwärtig in Anlehnung und

Fortführung der Lehre McLuhans mit den Auswirkungen der Kommunikationsmedien auf das menschliche Nervensystem. Dabei ist er der Überzeugung, die Kunst, besonders die interaktive Medienkunst, vermittle dem Menschen in seismographischer Genauigkeit ein Bild seiner eigenen Mutation.[354]

Er unterteilt die interaktive Medienkunst hinsichtlich ihrer Möglichkeiten der Entdeckung und Reaktivierung des »Tastsinns« und des Grads seiner Dominanz gegenüber dem visuellen Ausdruck, der über Jahrhunderte hinweg die menschliche Kommunikation beherrschte. Die gegenwärtige Künstlergeneration entdecke und vermittle, so de Kerckhove, erstmals, wie sich die Erfahrungen der Menschen durch die neuen Medien änderten: »Auf die heute grundlegende Frage, wie wir uns selbst und die Welt wahrnehmen, können wir eher von Kunst und Ästhetik als von einer Standardpsychologie Wegweiser erwarten, die uns besser zu verstehen erlauben, wie Neue Medien uns verändern. Eine der zentralen Funktionen der Kunst ist, eine Brücke zwischen Technologie und Psychologie zu schlagen. Indem sie unsere Wahrnehmungen auf den neuesten Stand bringt, bereitet sie uns darauf vor, den neuen Situationen zu begegnen, die auf der veränderten Grundlage unserer eigenen technologischen Entwicklung entstehen.«[355]

Aufgrund einer historisch bedingten Konditionierung der Aufmerksamkeit auf eine versprachlichte oder versinnbildlichte Weltwahrnehmung habe eine Verlagerung der kognitiven Leistungen von den rationalen auf die »instinktiven«[356], nicht sichtbaren, psychologischen und physiologischen Einwirkungen und Veränderungen stattgefunden. Die Bedeutung der interaktiven Systeme liege in ihrer Funktion als elektronische Veräußerungen und Metaphern für unsere taktilen Sinnesqualitäten. Buchdruck, Malerei, Fotografie, Film und Fernsehen seien dagegen Projektionen und Metaphern der visuellen Sensibilität. Die elektronische Verlängerung des menschlichen Körpers stelle uns Möglichkeiten zur Verfügung, zwischen Hard- und Software hin- und herzuschalten oder zwischen Gedanken, Körper und Umgebung zu »switchen«, die vom Militär längst entwickelt und nun von den Künstlern in die allgemeine Lebenswelt überführt würden.

In diesem Sinne definiert er Interaktivität als »die technologische Erkundung und Interpretation aller denkbaren beziehungsweise erfahrbaren Intervalle, aller Formen des Austausches und der Beziehungen, die den Menschen zugänglich sind. Diese Erkundungen der unterschiedlichen Möglichkeiten, wie Menschen auf ihre Umwelt und aufeinander bezogen sind, scheinen allein durch die Vielzahl der Ausdrucksformen begrenzt zu sein, die Menschen aus ihrem Geist und an ihren Körpern entstehen lassen können«[357]. Folglich werde mit zunehmender Beschleunigung der kognitiven Prozesse durch die Technologien die Wiederentdeckung der körpereigenen Kompetenzen notwendig.

Besonders im Kontext der allgegenwärtigen Telekommunikation, die die Raum- und Zeitkategorien in Körpernähe transformierten, habe die interaktive Medienkunst durch die Entwicklung unterschiedlicher Interfaces (wie Fernbedienung, Keyboard, Eye-Tracking-Vorrichtung, Hirnwellenscanner, Touchscreen, die von Ivan E. Sutherland in den sechziger Jahren erfundenen Eyephones und Datenhandschuhe sowie der Datenanzug und das Head Mounted Display) den Benutzern eine Autonomie zurückgegeben, die an die »Magie der Kindheit« erinnere: Mit der Erfahrung der »Macht auf Distanz« werde gleichzeitig auch ein neues Spektrum von »Kontrolle« erfahren; der »Benutzer-Konsument« stehe anstelle des Produzenten im Vordergrund: »Das erste, was ein Künstler zum Verständnis von Computern und Robotern beiträgt, besteht in der Erfahrung, daß diese Maschinen nicht völlig von uns selbst getrennt sind. Sie sind Veräußerungen und Projektionen unseres eigenen Seins. Die Kunstwerke und Installationen, die neue Technologien benutzen, integrieren diese in den gesamten ›Bioapparatus‹. Als Veräußerungen erweitern sie unser eigenes Sein um das Maß ihrer eigenen Reichweite. Als Projektionen machen sie es uns möglich, Funktionen an andere Orte und andere Zeiten abzugeben.«[358]

Derrick de Kerckhove fährt fort: »Durch interaktive Medien werden die Grenzen zwischen dem, was außerhalb und innerhalb unseres Bewußtseins, außerhalb und innerhalb unseres Körpers geschieht, fließend [...].«[359]

Mit der Überzeugung, dem Computer sei es zu verdanken, daß die Interaktivität die neue dominante Beziehungsform zu unseren Medien geworden sei, deutet sich an, daß auch er, wie Popper und Dinkla, hier eine Unterscheidung zu Arbeiten vornimmt, die nicht computeriell gesteuert werden.

Im Rückgriff auf alltägliche Erfahrungen der Kulturgeschichte des Fernsehens und des Kinos werde, so de Kerckhove, die interaktive Medienkunst jedoch auch in eine phänomenologische Reihe mit einzelnen, die Wahrnehmung sensibilisierenden und stimulierenden Wirkungen der Op-Art und des Live-Fernsehens gestellt. Gleichzeitig werde sie auch mit Beispielen aus der Medienkunst seit den sechziger Jahren verglichen, sofern sie diese Medien und ihre Netzwerkeigenschaften aufgreife, transformiere und deren psychologische und soziale Veränderungen in Ereignissen inszeniere beziehungsweise enthülle. Dabei würden schwer zu vermittelnde Phänomene wie »Telepräsenz« oder »Gegenwärtigkeit« isoliert, auf künstlerische Weise herausgearbeitet und erfahrbar gemacht.

Die Beispiele reichen von den ersten Videokonferenzprojekten der achtziger Jahre von Kit Galloway und Sherrie Rabinowitz (Abb. 19, S. 64), deren Erfahrungen in das *Electronic Café* Eingang fanden, gehen in die sechziger Jahre zurück zu Nam June Paiks Fernseh-, Netzwerk- und Videokonferenz-Installationen, schließen auch Fred Forests und Mario Costas Gründung der Bewegung *Ästhetik der Kommunikation* aus dem Jahr 1983 oder Roy Ascotts künstlerische Zusammenschaltungen der kommunikativen Kapazitäten der Welt ein sowie dessen Schüler Paul Sermon, der am Department für interaktive Kunst der Kunsthochschule von Gwent die Intimität virtueller taktiler Erfahrungen erforscht.

Auch Eigenschaften wie »Transformation« und »Transpermutation«, des »Schaltens«, »Verwaltens« und »Steuerns« würden dem Benutzer von Installationen und Environments vermittelt, sofern man anhand der Systeme tatsächlich komplexe Zusammenhänge körperlich erkunden könne. De Kerckhove nennt in diesem Zusammenhang Myron Kruegers *Artificial Reality-System* (Abb. 13 und 14, S. 49) sowie das Sound und Bewegung verbindende System von David Rokeby (Abb. 26, S. 121) oder die virtuellen Systeme von Jeffrey Shaw (Abb. 9, S. 38; Farbtafeln 4a und 4b) und Monika Fleischmann (Farbtafel 6).

Im Vertrauen darauf, daß die Medienkunst die Sensibilität für den einzigen Sinn, mit dem sich der Mensch in einer Welt ohne Fixpunkte orientieren könne, den Tastsinn, zu schärfen vermöge beziehungsweise die Aufmerksamkeit auf die Notwendigkeit einer körperlichen Selbstverortung schärfe, nennt er »Prozeßhaftigkeit«, »Teilhabe«, »Interaktion«, »raumübergreifende Nähe«, »Globalität« sowie »Kontextorientierung« als diejenigen Schlüsselbegriffe, die die Medienkunst mit ihren Werken zu Bewußtsein bringen könne. Dabei stehe auch die Medienkunst in der Tradition kultur- und kommunikationsgeschichtlicher Entwicklungen, die er in einem Aufsatz zu einer Ausstellung mit dem Thema Interaktivität darlegt.[360]

Insbesondere die genannten Arbeiten von Jeffrey Shaw und Matt Mullican (Abb. 1, S. 22; Farbtafel 1) seien Beispiele, die es dem Benutzer erlaubten, den Bereich seines Bewußtseins auf eine virtuelle Welt auszudehnen und im Sinne einer Erweiterung seines Verstandes zu interagieren. Während Mullican einfache geometrische Formen zur Gestaltung der virtuellen Realität nehme, benutze Shaw Buchstaben, wodurch in beiden Fällen etwas mentalisiert und symbolisiert werde, was in seinem Wesen bereits virtuell sei. Auf diese Weise entstünden Bühnen,

Handlungen, Ansichten, Akustiken, Geschmäcker und Erfahrungen der subjektiven Vorstellung und würden virtuell anhand der Projektion unterschiedlicher Schnittstellen so vermittelt, als seien sie objektiv.

In der Konsequenz dieses Denkansatzes entstünden unter der Hinzunahme von neuronalen Netzen Akteure, Schauspieler, Seh-, Geräusch- und Geschmackswesen, die mit einem gewissen Überraschungspotential ausgestattet subjektive Reaktionen und Verhalten virtuell anhand der Modellierung unterschiedlicher Handlungszusammenhänge auf eine Weise vermittelten, als seien sie »wirklich«. De Kerckhove bezeichnet dieses Stadium als »Erhöhung der Automation« in Richtung »Autonomation«, deren Experimente aufgrund ihrer gesteigerten Komplexität ebenso reizvoll seien wie mit Bewußtsein ausgestattete Wesen. Entsprechend biete heute die Suche nach einer gesteigerten Komplexität der Interaktion einen unwiderstehlichen technologischen Anreiz. Die Größe des Subjekts werde durch immer kompliziertere Apparaturen erweitert: Durch die »Mechanisierung von Subjektivität«, zum Beispiel durch eine Videokamera als sensorische Eingabe wie im *Very Nervous System* von David Rokeby (Abb. 26, S. 121), könne der Benutzer mit weiteren subjektiven Eigenschaften und Fähigkeiten wie Klängen ausgestattet werden und mit diesen schließlich verschmelzen. Die Interaktionen jedoch, die in Kunst und Wissenschaft verwendet würden, offenbarten die Muster konstanter Interaktion als »Natur der Dinge«. De Kerckhove geht so weit, zu vermuten, daß die digitale Interaktion in enger Verbindung mit der analogen eine Dimension entstehen lasse, die möglicherweise die Grundlage für so etwas wie »Bewußtsein« sei.

Im Kontext seiner Forschungen über die Auswirkungen der Kommunikationsmedien auf das menschliche Nervensystem untersucht er auch das Verhältnis von »Kunst« und »Spiel« unter dem Aspekt ihres neuro-kulturellen Verständnisses am Beispiel interaktiver Computerinstallationen.[361] Er vertritt dabei den Standpunkt, die Unterscheidung zwischen der eher passiven Rezeption der Kunst beziehungsweise der eher die physischen Aktivitäten herausfordernden Rezeption des Spiels wie auch der interaktiven Systeme bestehen zu lassen, sie jedoch auf eine andere Ebene zu transferieren. Unter der Annahme, daß Künstler, die heute mit neuen Technologien arbeiten, sich auf der Suche nach integrativen Kombinationen zwischen Kunst, Sensibilität, Körper und Geist ähnlich verhielten wie Kundschafterzellen des Nervensystems, und dabei ganz gezielt bis an die äußerste Grenze gingen, leitet er die heutige Hauptfunktion der Kunst ab: Ihre wesentliche Aufgabe bestehe in der Anpassung der psychologischen Standardinterpretation der

Wirklichkeit an die tatsächlichen Konsequenzen technischer Innovationen.

Die zweite Hauptthese von de Kerckhove bildet einen argumentativen Leitfaden für die Erklärung, das Verständnis und die Rechtfertigung der künstlerischen interaktiven Computerinstallationen. Auf der Grundlage ihres mimetischen und heuristischen Vermögens, neu eintreffende Informationen zu integrieren und eine mimetisch simulierte Situation spielerisch zu reaktualisieren und dabei auf kreative Weise Innovationen zu entdecken, finde unweigerlich eine Wiederentdeckung der Partizipation des menschlichen Körpers statt: »Durch die von den interaktiven Systemen praktizierte Einbeziehung des Körpers verliert auch die strikte Unterscheidung zwischen Sport, Spiel und Kunst an Schärfe.«[362] Der Körper jedoch bekomme in den Kunstinstallationen eine neuartige Bedeutung bezüglich seiner sensomotorischen Einbeziehung: Er sei nicht lediglich Element des Arrangements, sondern dessen Mittelpunkt. Man könne tatsächlich beobachten, daß dieser sensomotorische Anteil in Kunstinstallationen sehr hoch sei, wobei sich die Bedeutung dessen, was man sehe und höre, aus dem Zusammenspiel dieser sensorischen Komponenten und ihrer kontextbezogenen Datenverarbeitung des verbalen und sensorischen Inputs zu einer psychosensorischen Synthese zusammensetze: »Diese neuro-kulturelle Funktion ist dadurch gekennzeichnet, daß sie das menschliche Subjekt körperlich und geistig durch Vermittlung der neuesten Technologien zu der veränderten Umwelt in Beziehung setzt. Interaktive Systeme sind tiefenexpandierte Biofeedback-Systeme. Sie lehren uns, wie wir uns an neue sensorische Synthesen, neue Geschwindigkeiten und neue Wahrnehmungen anpassen können.«[363]

Mit Verweis auf das vertraute Medium »Fernsehen«, das, so de Kerckhove, von Anfang an implizit ein interaktives Medium gewesen sei, habe sich der kulturgeschichtliche Prozeß der Produktion von Bedeutung, der sich zunächst aus der physischen in die mentale Sphäre verlagert habe, durch die neuen Medien umgekehrt. Durch sie würden die Strategien und Gewohnheiten der Informationsverarbeitung, wie wir sie mit der Intimsphäre unseres Denkapparates assoziierten, ans Licht gebracht. In Gestalt der benutzergesteuerten Module sowie der Fernbedienung konstituiere sich die Bedeutung gerade beim Fernsehen nicht mehr außerhalb desselben, sondern beziehe beide mit ein.

Zur Veranschaulichung der McLuhanschen These, die besagt, daß Technologien »Projektionen und Fortschreibungen geistiger und körperlicher Eigenschaften des Menschen« seien und den Inhalt sowie die Beziehung des Benutzers zur Welt refigurierten, zieht de Kerckhove die

These von Brenda Laurel heran, die den Computer als eine Form des Theaters beschrieben hat.[364] Er ergänzt, daß die Bühne dieser computeriellen Externalisierung nicht nur nach außen verlagert sei, sondern daß die Konfiguration der Psycho-Synthese auch tatsächlich wahrnehmbar werde und zum Vorschein gebracht würde. Vor diesem Hintergrund seien gerade die neuen Kunstformen auf ein solches, den ganzen Menschen vereinnahmendes Rezeptionsverhalten ausgerichtet, das eben gerade nicht mehr wie die traditionellen Kunstformen auf das Innere des Benutzers, das heißt der inneren psychosensorischen Synthese angewiesen sei.

Als künstlerische Beispiele, insbesondere solche, die VR-Systeme darstellten, nennt er Arbeiten aus dem Jahr 1993, die auf der *TISEA* in Minneapolis, der *ars electronica* in Linz oder der *SIGGRAPH* in Anaheim, Kalifornien, ausgestellt wurden und bei denen de Kerckhove jene »Externalisierungen neuer sensomotorischer Konfigurationen« entdeckte.

Viele dieser interaktiven Systeme stünden dabei in der Tradition der sechziger Jahre, der Popularisierung der Bioenergetik und der fernöstlichen Meditationspraktiken, da sie erstmals zu einem neuen Verständnis unseres Körpers und der Sinne beitrugen, insofern sie dazu einluden, das eigene Nervensystem neu zu entdecken. Der Betrachter sei selbst als Performer oder Anwender zum Partner bei der Sinn- und Bedeutungsproduktion seiner physiologischen Reaktionen auf das multimediale interaktive System geworden. David Rokebys Installation *Very Nervous System* (1986–93, Abb. 26, S. 121) stelle die Funktion des Körpers des Benutzers dadurch in den Mittelpunkt, daß dieser in Echtzeit verschiedene akustische Ereignisse auslösen könne. Die äußerst komplexe Installation *Terrain 01* von Ulrike Gabriel (Abb. 30, S. 127), erstmals 1993 auf der *ars electronica* in Linz präsentiert, veranschauliche eine solche Demonstration der endlos kontroversen Körper-Geist-Interaktion. De Kerckhove ist der Überzeugung, daß man allein von diesem Experiment ausgehend auf eine ganz neue Ebene philosophischer Spekulationen über das Verhältnis Mensch – Maschine, Mensch – Umwelt, mental – physisch, elektrisch – mechanisch, biologisch – technisch gelangen könne. Mit dieser Installation sei es erstmals eindrucksvoll gelungen zu demonstrieren, was schon in naher Zukunft selbstverständlich sein werde, »die Möglichkeit nämlich, allein durch Gedankenkraft, physische Ereignisse außerhalb des Körpers zu steuern. Eine Künstlerin weist hierbei der Technik den Weg. [...] Die Bedeutung des Kunstwerks liegt auf der metaphorischen Ebene. Es will den Leuten helfen, die neuen Verbindungen zwischen Innen- und Außenwelt aus eigener Erfahrung zu verstehen.«[365]

Als weiteres Beispiel für die Betonung der physischen Beteiligung des Betrachters nennt de Kerckhove Paul Sermons Installation *Telematic Dreaming* (1993, Farbtafel 14), die es ermöglicht, auf der Basis der Videokonferenztechnik in einen virtuellen physischen Kontakt mit einem Betrachter an einem anderen Ort zu treten, wobei der bloße Anblick zweier Personen als eine physische Empfindung interpretiert werde.

Unter Ausnutzung der Dichotomie von Öffentlichkeit und Privatheit werde auch in der Installation der Kölner Gruppe Knowbotic Research der Wirkungsbereich des Kunstwerks dahingehend erweitert, daß der Benutzer den durch Interaktivität ausgelösten kybernetischen Kreislauf in die Öffentlichkeit projiziere und seine Erfahrung als Performance zur Disposition stelle.[366]

Auch in der Arbeit *Interactive Plant Growing* von Laurent Mignonneau und Christa Sommerer (Farbtafel 10) werde der innere Zustand des Benutzers sichtbar gemacht und dadurch veröffentlicht. Die Art der Visualisierung scheint den Grad der Privatheit oder Öffentlichkeit der Inszenierung zu bestimmen. So entspreche dem mikroskopischen Sehen eine eher private Rezeption mit voyeuristischem Charakter. Das Spiel der Veräußerlichung und Verinnerlichung mentaler Prozesse, das zu einer Neudefinition psychosensorischer Zusammenhänge führen solle und auf der Basis von Mimesis und Heuresis den Körper spielerisch miteinbeziehe, habe aufgrund seines emotionalen Gehalts auch ästhetischen Unterhaltungswert, der sich in der Schönheit der Installation und in ihrer Fähigkeit zeige, den Betrachter begeistern und verführen zu können. Die genannten Künstler der von de Kerckhove erstmals so genannten »Zweiten Generation« stellten nicht die Maschine oder die Technologie, sondern den Benutzer in den Mittelpunkt und böten ihm innerhalb eines kalkulierten Freiraums ein kognitives Vergnügen, das auf dem Prinzip des »Trial and Error« basiere und Bedeutung erzeuge, wenn plötzlich unterschiedliche Dinge zusammenpaßten. De Kerckhove ist davon überzeugt, daß besonders die kognitiv orientierten Installationen den Betrachter dazu anregen würden, seine persönliche wie kollektive biotechnische Beziehung zur gesamten Umwelt zu überdenken und die zutiefst biologische Natur der Techniken als Extensionen seines eigenen Körpers zu verstehen.

In der letzten Konsequenz der Verbindung von Körper und Medium hat de Kerckhove die Technologie abermals in ein Verhältnis zu den menschlichen Fähigkeiten gesetzt, indem er die Internetvernetzung im Gegensatz zur »artificial intelligence« mit einer neuartigen sogenannten »collective intelligence«, einer kollektiven Intelligenz in Verbindung gebracht hat: »Collective Intelligence (CI), like Artificial Intelligence (AI), is something that happens to information-processing when it is mediated by technology. While AI and expert systems involve machines working alone in automated environments, CI puts people and machines on-line in realtime collaboration [...] A rapid synergy can establish itself instantly between people applying their minds on-line.«[367] Interaktive Künstlerkonzepte, die anhand von Spielstrukturen zwei oder mehr Benutzer in einem gemeinsamen Handlungszusammenhang ohne weitere Anleitungen zu koordinieren vermögen, wie bei den Installationen von Agnes Hegedüs *Between the Words* (Umschlagabbildung) auf der *ars electronica* 1995 oder *The Fruit Machine* auf der *MultiMediale* 1993 (Abb. 33, S. 131), seien »televirtuelle Umgebungen«, die im Internet im oben genannten Sinn als erste Schritte zur Erprobung einer gemeinsamen, universalen Intelligenz gelesen werden könnten.

Mit Bezug auf die unterschiedlichen Qualitäten der Sinneseindrücke, die die verschiedenen Techniken und Verfahrensweisen interaktiver Medienwerke hervorrufen würden, hat Derrick de Kerckhove einige Schlüsselbegriffe und Charakteristika herausgearbeitet, die eine Ästhetik der interaktiven Künste und des sogenannten Virtuellen bestimmen sollen.[368] Dabei geht er grundsätzlich von der Differenz der Bedeutungskonstituenten des Textuellen und Virtuellen aus, die sich in ihrem Verhältnis zur Sinnlichkeit manifestiert: Während der Text »die Sinne beiseiteschiebt«, rufe das Virtuelle sie herbei; während die Literatur den Text im Innern der Psyche »sensorisch erfahrbar« mache, erfinde das Virtuelle »neue sensorische Gebilde«; während Malerei, Musik und Bildhauerei jeweils einen Sinn weiterentwickele, verbinde das Virtuelle diese beziehungsweise übersetze sie in eine »vom Digitalen erzwungene Synästhesie«, und »während der Text den Körper vom Kopf und den Sinn von den Sinnen abgetrennt hatte, ist das Virtuelle dabei, sie zu vereinen«.[369] Das Virtuelle und mit ihm alle interaktiven Systeme betonten, so de Kerckhove, in der Nachfolge von Fotografie und Fernsehen die Sinne und stellten für Individuen die Möglichkeiten der multisensorischen Informationsverarbeitung bereit, die in den Medien allgemein verfügbar seien.

Indem die Kunst nach wie vor die Aufgabe habe, »dem Menschen den durch seine eigenen Entwicklungen von Grund auf veränderten Menschen zu erklären«[370], entstehe eine neue Psychologie, die sich in der virtuellen Kunst dadurch widerspiegle, daß sie den Betrachter hinsichtlich der Ausbildung unseres Bildes vom Ich, vom Anderen und von der Welt über die bis heute wirksamen Prägungen der Renaissance hinausführe und dabei auch die von der institutionellen Psychologie vernachlässigten Grundwerte erforsche.

Virtuelle Realitäten und ihre Konstituierung durch Bewußtsein

Die virtuellen Welten, verstanden als »Verbindung zwischen Imagination und Technologie«, verweisen, so de Kerckhove, auf eine lange Kulturgeschichte seit der griechischen Antike, wobei die Entwicklung dahin gehe, die technologischen Simulationen letztendlich rein durch den Gedanken zu ermöglichen. In diesem Sinne sei auch die »künstliche Imagination« in Form eines Romans schon als virtuelle Welt zu bezeichnen.

Die Konstituierung und das innere Handeln mit »inneren Bildern« sei, wie eingangs im Kapitel *Inneres Bild: Gedankenwelt* dargelegt, die erste Station auf dem Weg zu einer Phänomenologie der Interaktivität. De Kerckhove warnt allerdings vor einer vorschnellen Gleichsetzung: »Der fundamentale Unterschied zwischen VR und allen anderen Medien-Erfahrungen liegt [...] darin, daß VR dem User erlaubt, seine imaginären Fähigkeiten in einem dynamischen Prozeß zu externalisieren. Bei VR gibt es eine effektive Interaktion zwischen dem Träumer und dem Geträumten, der Traum wird real. [...] Dies läßt private Erfahrungen öffentlich werden und ermöglicht, sie mit anderen zu teilen.«[371] Insofern sei es auch nicht sinnvoll, die VR-Welten mit dem Theater zu vergleichen, da sie signifikante Unterschiede aufwiesen: »Im Theater blicken wir auf eine geschlossene, umfassende Welt, aus der wir persönlich ausgeschlossen sind. Wir stehen draußen und blicken hinein [...] Aber bei VR stehen wir in der Mitte und blicken hinaus.«[372] Die frontale Haltung gegenüber der Welt, die auf die Dominanz der Augen, des Lesens und Schreibens zurückzuführen und für den Menschen der westlichen Kultur seit der Renaissance die typische Aneignungsform der Wirklichkeit sei, werde mit den Mitteln des VR-Environments gänzlich aufgehoben und in eine körperliche Nähe gebracht. Die von Kalifornien in den sechziger Jahren ausgegangenen Bestrebungen der »Rückeroberung des Körpers« im Kontext der neuen Kulturtechnik des Fernsehens betrachtet de Kerckhove als eine Vorstufe auf dem Weg hierhin. Sie lösten eine Welle der »touch-ins« und »feel-ins« aus und brachten jenes kollektive Verlangen zum Ausdruck.

Die technologischen Entwicklungsschritte des sukzessiven Eindringens in eine taktile Umgebung seien schließlich von der Computersimulation der 2D- und 3D-Welten ausgegangen und hätten in technischer Weise unser kognitives Werkzeug des »Be-greifens« übersetzt und eine Beziehung zu den Dingen »aus dem Bauch heraus« ermöglicht. Dabei sei durch die VR-Technologie das »Nervensystem« nach außen projiziert worden. In jenen VR-Welten ist es möglich, nicht nur allein, sondern auch zu mehreren simultan zu agieren: »[...] niemals zuvor waren wir in einer Situation, in der mehrere verschiedene Blickpunkte ausgehend von verschiedenen Personen simultan in einer Kognition interagieren können, durch eine direkte Beziehung zu einem gemeinsamen Studien- oder Forschungsprojekt.«[373] Während die Kognition sich auf die Verarbeitung virtueller Realitäten innerhalb eines einzelnen menschlichen Gehirns beschränkte, erlaube nun die VR-Technologie einer Vielzahl von »Gehirnen«, das kollektive kognitive Material von »außerhalb« zu verarbeiten. Besonders die begehbaren virtuellen Architekturen seien nicht nur für mehrere zugänglich, sie verminderten auch den körperlichen Zwischenraum, seien universell verständlich und ließen die Benutzer eventuelle sprachliche oder kulturelle Barrieren leichter überwinden.

Während eine begehbare VR-Welt das Interface sukzessive verschwinden lasse, dominiere das Gefühl der Unmittelbarkeit, wenn man direkt mit Hilfe von Technologien wie »Eye-Tracking« in die VR-Welten einsteige. Derrick de Kerckhove vergleicht dieses »Einsteigen« mit der fast schon unheimlichen Erfahrung der Intimität von Kopfhörern, deren Klänge den ganzen Körper unmittelbar durchdringen. Vor allem in der künstlerischen Anwendung kämen die spezifisch ästhetischen Grundeigenschaften der virtuellen Realität, das heißt die Erforschung und Manipulation der Sinne, am deutlichsten zum Ausdruck.[374] Von hier seien die wichtigsten Entwicklungen zu erwarten, wie sie bereits von Scott Fisher, Eric Gullichsen oder Tom Zimmermann gemacht worden seien, wobei letzterer den »Dataglove« eigentlich deshalb erfunden hat, um mit Hilfe einer simulierten, virtuellen Hand eine virtuelle Gitarre zu spielen.

Als Beispiel für einen Künstler, der neben seiner Kunstausbildung auch technische Computerkenntnisse erworben und mit professionellen Computerfachleuten zusammengearbeitet habe, nennt de Kerckhove den Tänzer Vincent John Vincent, der mit dem Ziel, den Computer als Partner einzusetzen, zusammen mit Frank Mac Dougall in den Jahren 1986–92 unter dem Namen Vivid Group in Kanada das *Mandala System* entwickelte.[375]

Die interaktive Live-Installation sei, so de Kerckhove, kein VR-System im eigentlichen Sinne, doch erlaube sie, das Bild des menschlichen Akteurs auf den Bildschirm zu senden und dort Interaktionen mit Klang- und Designmodulen auszuführen. Auch der Fotograf Graham Smith ist ein Künstler, der zusammen mit Jaron Lanier und den VPL-Technikern ein System erarbeitete, das die Einspeisung eines Rundum-Videos in die computerielle VR-Umgebung ermöglicht. In *Horizonscan* kann der mit einer Videobrille ausgerüstete Benutzer die Umgebung als 360 Grad Panorama betrachten.

Von diesen inszenatorischen Arbeiten unterscheidet de Kerckhove solche, die sich mehr auf den Kunstaspekt als auf die technische Komponente der Zusammenarbeit konzentrieren: Zu einer Zeit, als VR in der Medienwelt noch kein Thema war, entdeckte der Komponist David Rokeby aus Toronto bereits die »Berührung« als Quintessenz der elektronischen Computertechnologie für seine Arbeiten. De Kerckhove bezeichnet Rokebys *Very Nervous System* (Abb. 26, S. 121) aus den Jahren 1983–91 als eine der ersten befriedigenden Arbeiten im Bereich der VR-Technologie. Mit dem Ziel, die Möglichkeiten musikalischer Schöpfung auch für Laien zugänglich zu machen und zu erweitern, habe er ein aus Videokameras, Bildprozessoren, Computer und Synthesizer bestehendes Soundsystem erfunden, das auf die Bewegungen des Benutzers mit der Erzeugung eines akustischen Raums reagiere, in dem präzise und kontrollierte Effekte erzielt werden können. Obgleich der Betrachter lediglich gestisch hantiert, ohne einen Gegenstand zu berühren, »versteht Rokeby seine Erfindung als eine Erweiterung der Berührung mit dem tonalen und musikalischen Feedback als unmittelbarem Environment der Struktur«[376]. Innerhalb der Installation stellt der Klang als Skulptur folglich eine physikalische Realität dar, der man mit dem eigenen Körper begegnen kann und die eine Erweiterung des Körpers bewirkt.

Als weitere Variante zur künstlerischen Erzeugung von VR-Welten nennt de Kerckhove den Zusammenschluß von Synthesizer und Elektroden, die die Gehirnströme messen und an das Klangsystem weiterleiten. Ein Vorläufer der von David Rosenbaum konzipierten Gehirnstromsteuerung ist die Arbeit *Cortizouk* des französischen Komponisten Pierre Henry, der bereits in den späten sechziger Jahren Gehirnströme als Input für musikalische Formen verwendete.

Anhand von drei Bereichen, den »virtuellen Welten«, den »Schnittstellen« sowie der impliziten »Rolle des Betrachters« untersucht de Kerckhove die Spezifität des Virtuellen genauer:[377]

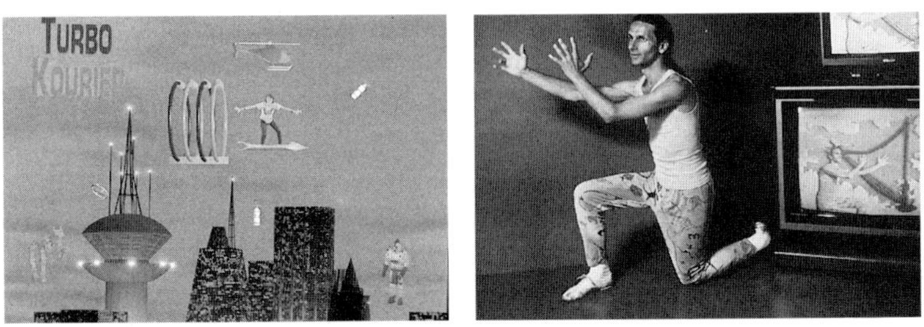

Abb. 37 Vivid Group, Mandala System, 1986–92

Die Arbeiten von Jeffrey Shaw, *The Legible City, The Virtual Museum, The Point of View,* Matt Mullicans *Five into One,* Monika Fleischmanns und Wolfgang Strauss' *Home of the Brain,* Agueda Simons Arbeiten im Bereich des »fraktalen Virtuellen«, Laurent Mignonneaus und Christa Sommerers *Interactive Plant Growing* sowie Knowbotic Research mit ihrem *simulationsraum – mosaik mobiler datenklänge, smdk* sind künstlerische Beispiele, die er dem Bereich der »virtuellen Welten« zurechnet.

Mit Bezug auf Philippe Queau erwartet auch de Kerckhove von den virtuellen Arbeiten, daß sie den Betrachter »neue Formen von Abgründen spüren lassen«, die dann am überzeugendsten seien, wenn sie tatsächlich neue Sichten auf die Welt vermittelten, auch wenn dies beispielsweise bei *The Garden* von Tamás Waliczky bisher noch in der Form der Computeranimation lediglich auf dem Bildschirm zu sehen sei.

Auch die Entwicklung von Schnittstellen ist für die Künstler und ihre Arbeit im Bereich des Virtuellen kennzeichnend: Als Beispiel für eine der ersten von einem Künstler konzipierten Schnittstellen, die den Zugang zur virtuellen Realität ermöglichte, nennt er das Fahrrad in *The Legible City* von Jeffrey Shaw, das später auch von Nancy Patterson verwendet wurde. Michael Naimarks Schnittstellenlösung in der Form eines Straßenbahnschalthebels für die Installation einer virtuellen Straßenbahnfahrt wurde hingegen nach dem Modell der Pilotenkapsel, dem »Geburtsort des Virtuellen«[378] entwickelt.

Eine weitere, für das Virtuelle spezifische Schnittstellenlösung, die darauf abzielt, »die einen Sinnesorgane durch andere wiederzugeben«[379], sieht de Kerckhove in Steuerungsformen, die bestimmte Körpersignale nutzen, um akustische oder optische Signale zu steuern. Als Beispiel nennt er die amerikanische Künstlergruppe Biomuse, die eine neuromuskuläre Schnittstelle zur direkten körperlichen Steuerung eines Synthesizers entwickelt und dieses Prinzip auch auf den Blick übertragen hat: Dabei werden die Signale der Augenbewegungen mit Hilfe von an den Schläfen angebrachten Sensoren erfaßt, so daß die neuromuskulären Bewegungen per Funkübertragung dazu benutzt werden können, einen Cursor auf dem Bildschirm zu steuern. Das System entwickelte sich aus früheren Arbeiten, die darin bestanden, willkürliche Muskelkontraktionen mit verschiedenen musikalischen Vorrichtungen so zu verbinden, daß Musik direkt durch Körperbewegungen hervorgerufen werden konnte. Das bis dahin bekannte Berühren, das immer als »materielle Hardware« die Muskelkontrolle einbezogen hatte, führte auf diese Weise geradewegs zu einem anderen grundlegenden Aspekt des Berührens, nämlich dem Umgang mit Intervallen. Die elektronische Verlängerung des menschlichen Körpers stellt uns die Möglichkeit zur Verfügung, zwischen Hardware und Software hin- und herzuschalten, zwischen Gedanken, Körper und äußerer Umwelt zu »switchen«.[380]

Das Interesse an immer stärker entmaterialisierten, an Körperfunktionen orientierten Schnittstellen, wie sie auch das Team der GMD, der Gesellschaft Mathematischer Datenverarbeitung in Bonn, unter der Leitung von Monika Fleischmann verfolgt, ist eng mit medizinischen Notwendigkeiten im Bereich physischer Rehabilitationsmaßnahmen verbunden: Die Systeme werden in zunehmendem Maße in gemeinsamer Arbeit entwickelt und kommen in beiden Bereichen, dem medizinischen und dem künstlerischen, zum Einsatz.

Mit dem *IBVA-System (Interactive Brainware Visual Analyzer)*, das es durch Simulation der Gehirnwellenspur im Biofeedback ermöglicht, einfache Befehlsvorgänge durch das Denken in Gang zu setzen, ohne dabei noch auf die Gestik angewiesen zu sein, wird eine maximale Entkörperlichung erreicht, mit der auch Künstler experimentieren. Die Installation *Terrain 01* von Ulrike Gabriel ist ein gutes Beispiel für die Verwendung dieser Technologie im Bereich der Kunst (1993, Abb. 30, S. 127). Statt, so de Kerckhove, Realität denkend zu reflektieren, wie dies in den klassischen Darstellungen der Kunst der Fall sei, werde nun Realität denkend verändert. Man könne folglich einen mentalen Realitätsansatz der Kunst erarbeiten. Rückblickend resümiert er: »Die Kontroll-Schnittstellen zwischen dem Benutzer und der Maschine haben seit der Zeit der Schalter und der elektrischen Handhebel der ersten Computergeneration bis zu den Stimm-, Atem- und Blickerfassungssystemen einen technologischen Druck hin zur Entmaterialisierung erlitten. Der technologische Fortschritt geht über die geführte Hand (Tastatur oder Maus) zur Geste und Stimme, sodann zum einfachen Blick und schließlich vom Blick zum Denken.«[381]

Der dritte Aspekt des Virtuellen, die Rolle des Betrachters, ist komplexer als die beiden ersten. De Kerckhove nennt zunächst die Bewegungsautonomie des Betrachters, die häufig durch die Künstler selber noch gesteigert wird und die einfache Bewegungsfreiheit der Videospiele dadurch übersteigt, daß er dem Betrachter die »Autonomie des Schöpfers« bietet. Auf diese Weise wird »das Werk nie vollendet, bleibt [...] ›virtuell‹ bis zur Instanz seiner Realisierung entsprechend den Parametern eines Metadesigns, das aus dem Benutzer seinen eigenen ›Designer‹ macht«[383].

Arbeiten wie *Very Nervous System* von David Rokeby (1986–93, Abb. 26, S. 121), *Mandala System* der Vivid Group (1986–92, Abb. 37,

S. 162) oder *Genetic Images* von Karl Sims (1991, Abb. 31, S. 129) stellen dem Betrachter Möglichkeiten zur einfachen Programmierung und Neuprogrammierung der Systeme zur Verfügung; es sind neu erfundene »Medien« zur computergrafischen oder audiovisuellen Konstruktion oder Komposition.

Mit dem Kunstwort »Alienarisation« bezeichnet de Kerckhove einen weiteren Aspekt der Rolle des Betrachters: Die Fähigkeit des Virtuellen zur Abkopplung der Signale vom Erzeugungsort, zur Veränderung der physikalischen Gesetze beziehungsweise zu deren Transposition, zum Verschieben und Ersetzen der Subjektivität, erlaubt es dem Benutzer, in die Rolle eines vorhergehenden Betrachters zu schlüpfen, eine andere Persönlichkeit »überzuziehen« oder frei im »Elektronenozean« zu navigieren und sich von den Steuerungs-, Wahrnehmungs- oder Feedbackkräften abgekoppelt zu erleben. »Vielleicht muß man bald von geliehener Subjektivität sprechen«[383], die, so de Kerckhove, in Verbindung mit den Telekommunikationstechnologien zu spannenden Ergebnissen führen könne. Deshalb sei vor allem aufgrund der epistemologischen Implikationen des Virtuellen der ästhetische Beitrag ein psychologischer. Aus diesem Grund vollziehe sich mit dem Einzug des Virtuellen in den Bereich der Kunst die »Wiederentdeckung des Körpers« als »Wiederentdeckung der Sinne«, speziell des Tastsinns. Die »Taktilität der Schnittstellen« scheint ein allgemeines Merkmal der Bedingungen des Virtuellen zu sein. Besonders die Künstler, so de Kerckhove, die sich im Bereich des Virtuellen betätigen, sind auf der Suche nach einem neuen Tastvermögen. Ausgehend von den unmittelbaren Versuchen der Körper und Maschine verbindenden Arbeiten von Stelarc oder dem telekommunikativen Austauschsystem von physischem Kontakt per Computer über Telefon und Modem, dem sogenannten *Bras de fer transatlantique* von Norman T. White und Doug Back, der subtilen Machtsteigerung des Blicks des *Zersehers* von Joachim Sauter und Dirk Lüsebrink (Farbtafel 12), bei dem der Blick des Betrachters das Bild zerstört, den virtuellen Berührungen von *La Plume* von Edmond Couchot, Michel Bret und Marie Hélène Tramus, David Rokebys *Very Nervous System* oder *Videoplace* (Abb. 13, S. 49) und die Arbeit *Trickling* aus dem Jahr 1970 von Myron Krueger, die das Gefühl vermittlelt, von einer grafischen Hand auf einem Bildschirm gekitzelt zu werden, findet sich die letzte Steigerung der Unmittelbarkeit jener künstlerischen Versuche mit dem virtuellen Tastsinn in *The Telematic Dreaming* von Paul Sermon (1993, Farbtafel 14), der sich in einem gemeinsamen »virtuellen Bett« während einer Videokonferenz mit einer realen Partnerin am anderen Ende der Leitung zur Schau stellte. Aufgrund der programmatischen Integration des physischen und technischen Körpers in das System erweitert sich einerseits das Feld der Empfindungen wie auch das Sehfeld über riesige Entfernungen und somit auch der traditionelle Standpunkt des Betrachters und andererseits kommt auch in der Wortbedeutung der »Eyephones«, der »Augentelefone« das punktuelle Potential der Wahrnehmungsübertragung zum Ausdruck, das typisch für die anderen Sinne ist.

Mit den neuen Videotechnologien der 360-Grad-Sehweise ist der Betrachter zusehends auch ins Geschehen eingebunden, das heißt er ist nicht mehr Betrachter eines Bildschirms, sondern Eindringling. Systemerfindungen im Bereich der Kunst, wie das Videoaufzeichnungssystem *Horizonscan* von Graham Smith oder das robotergesteuerte Echtzeit-Projektionssystem *EVE, Extended Virtual Environment* von Jeffrey Shaw aus dem Jahr 1993 oder der *Virtual Dome* (1995) von Michitaka Hirose als rein technische Erfindung, erlauben dem Betrachter, sich auf der Basis unterschiedlicher 360-Grad-Aufzeichnungstechniken und -projektionen innerhalb einer visuellen Umgebung aufzuhalten und sich dort umzusehen. De Kerckhove hofft, daß eine an der psychologischen Lehre anknüpfende Kunst es schaffen wird, »die übliche visuelle Wahrnehmung der Welt mit Frontalbeziehung gegen die umweltgeprägte Beziehung einzutauschen«[384]. Statt des Gesichtspunkts werde ein »Seins-Punkt« zum zentralen Referenz- und Orientierungspunkt innerhalb einer expansiven, komplexen Sensorenwelt. Dieser »Ort der Selbstwahrnehmung« erweitere, stimuliere und integriere das Feld der kognitiven Operationen. Er ist davon überzeugt, daß das, was wir über unsere eigenen psychologischen Veränderungen lernen könnten, am direktesten durch die aufmerksame Beobachtung der künstlerischen Arbeiten möglich sei. Diese lehrten, daß unser »Seins-Punkt« an die Stelle des Gesichtspunkts trete und daß in diesem Sinne der Körper im virtuellen Raum wieder zum Zentrum der Wahrnehmung werde.

Versenkungstechniken versus Metakommentare der Kunst

Erkki Huhtamo, Professor für Medientheorie an der Universität Finnland, ist als Kurator internationaler Ausstellungen zur Video- und interaktiven Computerkunst ein bedeutender Kritiker, Kenner und Begleiter dieser Kunstszene. Jüngst war er einer von 15 Jurymitgliedern des *Interactive Media Festivals* in Los Angeles, einer Veranstaltung, die alljährlich aus einer Vielzahl von CD-ROMs, Simulationssystemen der Unterhaltungsindustrie und experimentellen Netzwerkprojekten die besten Arbeiten mit dem *Sparky*-Preis auszeichnet.

Im Zusammenhang der neuen Arbeiten der neunziger Jahre erinnert er an die von Gene Youngblood schon in den achtziger Jahren sehr präzise benannten Grundfunktionen der Interaktivität, die auch heute noch ihre Gültigkeit besitzen[385]: Als wesentliche Grundmerkmale nannte Youngblood »Unterbrechung«, »Auswahl« und »kreative Unterhaltung«, wobei zu dieser Zeit die sogenannte höhere Form der Interaktion, die »kreative Konversation«, noch eine Utopie war. Die heutigen interaktiven Medienwerke hingegen, die künstliche Intelligenz einsetzen und sogenannte »artificial life forms« darstellen, ermöglichen einen solchen, das jeweilige System verändernden Austausch zwischen Mensch und Maschine.

Ausgehend von der Analyse von *EVE, Extended Virtual Environment,* einer roboterunterstützten Kuppelprojektion von Jeffrey Shaw[386], verfolgt Huhtamo die wichtigsten Stationen der Geschichte des bewegten Bildes und seiner Techniken der Versenkung, wie sie im Zusammenhang mit Virtual Reality oder Cyberspace in Mode gekommen sind: »Das Bild wird von einem starren, gerahmten und fernen Objekt zu einem dynamischen, sich entwickelnden Wesen, einer künstlichen Umgebung, mit der man interagieren, die man sogar ›bewohnen‹ kann. Der Zuschauer ist gefragt, die Kluft zu überwinden, die ihn vom Bild trennte [...] Er wird aufgefordert, das Bild zu betreten und sich vom Zuschauer in einen Teilnehmer zu verwandeln, zu einem ›virtuellen Reisenden‹ zu werden.«[387] Auch bei *EVE* erhält das Verhältnis von Mensch und Maschine insofern eine neue Dynamik, als der individuelle Blick des Betrachters zum Interface für eine Reise in das Innere der verräumlichten Datenbank wird: Als Variante der technik- und kulturgeschichtlichen Formen des sich Versenkens ermöglicht es *EVE* in der Form eines sogenannten »versteckten Panoramas« dem Betrachter, diesen Raum durch die Wiedereinführung eines Bildrahmens als bewegliches Fenster, das an die Blickrichtung des Betrachters gekoppelt ist, zu erkunden. In diesem Sinne ist *EVE* sowohl eine Erweiterung als auch eine wohlüberlegte Beschränkung der überlieferten Techniken des Panoramas.

Nach Huhtamo verweisen die jüngsten Virtual Reality- und Cyberspace-Praktiken überhaupt auf einen neuen Umgang mit Bildern, der sich durch die Bezeichnungen des »Eintauchens«, des sich »Versenkens« oder des »Reisens« ankündigt und der in den künstlerischen Installationen den Betrachter dazu veranlaßt, sein Verhältnis zu den Bildern neu zu überdenken. Das Stichwort der »Versenkung« wird hierbei zum Schlüsselwort für die Anführung der einzelnen Stationen und Techniken als Vergleichsgrößen der Geschichte: Die illusionistische

Architekturmalerei des Barock etwa bringt er in Verbindung mit den Filmpalästen der zwanziger Jahre als sogenannte »neue Kathedralen der Massenmedien«, die »eine [dem barocken Kunstverständnis] vergleichbare Fusion von Architektur, Skulptur und Malerei angestrebt«[388] hatten und lediglich durch das bewegte Bild ergänzt wurden.

Eine Weiterentwicklung bei der Auflösung des Übergangs zwischen der Umgebung des Betrachters und den imaginären Bildwelten auf der Leinwand hat das Omnimax-Kino der siebziger Jahre bewirkt, bei dem sämtliche Wandflächen des Projektionsraums, so auch der Himmel, zu einer riesigen kuppelförmigen Leinwand verwandelt worden sind. Diese Grenzauflösung sei vergleichbar mit den 360-Grad-Panoramen des 19. Jahrhunderts.

Der Wunsch nach Versenkung und Kontemplation habe in diesem Jahrhundert allerlei Werkzeuge hervorgebracht, wie beispielsweise die stereoskopischen Sehapparate, die den Betrachter schon in den Anfängen der Fotografie in »virtuelle Welten« entführten und ihm anboten, in ein künstliches Paradies zu entfliehen. »Das 20. Jahrhundert übernahm diese Errungenschaften, kreuzte sie miteinander und verschmolz sie mit modernen technologischen Erfindungen«[389]: Das Panorama etwa habe sich zum kreisförmigen Panoramakino der Science Center gewandelt oder sei zum Cinemascope-Format der Kinoleinwand der fünfziger Jahre »geschrumpft«. Auch Stereoskope seien in abgewandelter Form wieder aufgetaucht, verkleinert als sogenanntes »view-master«-Kinderspielzeug, als dreidimensionales Filmspektakel oder in der heutigen Form als Virtual-Reality-Brillen. Das Kuppelformat habe schließlich als geeignete Schnittstelle zwischen Begrenztheit und Unendlichkeit im Planetarium einen Nachfolger wissenschaftlicher Nutzung gefunden.

In den fünfziger Jahren sei schließlich die Simulation der kosmischen Choreographie des Planetariums von Jordan Belson und Henry Jacobs in das konzeptuelle Multi-Media-Spektakel der »Vorkonzerte« transformiert worden. Mit der psychedelischen Szene der sechziger Jahre wurde hieraus die sogenannte Art of Lumina, eine künstlerische Bewegung, die Multi-Media-Umgebungen erfand, um das Publikum erst in andere Bewußtseinszustände zu entführen, um sie anschließend daraus wieder zurückzuholen, da auch die Reflexion der illusionistischen Techniken als Mittel zum Vorstoß in das Unbewußte möglich sein sollte. Huhtamo sieht in den heutigen »Technohouse-Parties« und »Raves« eine Fortführung dieser Tradition, die von einer Virtual-Reality-Mode und den Computerspielen begleitet wird.

Seine theoretischen Reflexionen und seine gesellschaftskritischen Bedenken, speziell gegenüber der für die computergesteuerte interaktive

Medienkunst typischen »Zwittersituation« von Kunst und Medium, veröffentlichte er in einem Beitrag zur *SIGGRAPH Art Show* 1991.[390] Da die interaktive Medienkunst offenbar auf dem Weg sei, die Kunstform der neunziger Jahre zu werden, sei es gerade deshalb wichtig, an deren Wurzeln zu erinnern: an die Fluxusbewegung und an Experiments in Art and Technology, E. A. T. in den sechziger Jahren, an die Vielfalt der sogenannten postmodernen Strategien der Verwendung von Neuauflagen, Recycling und Techniken des Zitierens und des damit verbundenen Problems der Unterscheidung von Original und Kopie, die alle das Ziel verfolgten, die Ordnung der traditionellen Kunstrezeption aufzubrechen oder sogar zu ersetzen. Wie schon Popper und Klotz, so stellt auch Huhtamo eine strukturell begründete Verbindung zwischen den postmodernen Ästhetiken und der Medienkunst her, wie sie aus den theoretischen Überlegungen zur Architektur, Literatur und bildenden Kunst entwickelt wurde.

Trotz solcher historischer Parallelen betont er, daß man die interaktive Medienkunst als die Kunstform schlechthin charakterisieren könne, die den Computer benutzt. Obgleich sie im Grunde schon seit der Verbreitung des Personal Computers existiere, habe sie erst zu Beginn der neunziger Jahre ihre neuen Wege der Erkundung des Mediums beschritten. Mit der Entwicklung des Computers habe sich folglich der historische Begriff der Interaktivität und damit der Anspruch an die Medienkunst verändert: Interaktivität sei, so Huhtamo, heute nicht mehr Zeichen künstlerischer Innovation und Gemeinschaft wie noch vor zehn Jahren, sondern als solche ein »leeres Konzept« und »ohne Inhalt«. Diese Tatsache sowie ihre gleichzeitige Mystifizierung, die sich losgelöst von ihrer Entstehungsgeschichte auch in der Diskrepanz zwischen der Ideologisierung des Konzepts und der Vielfalt praktischer Anwendungen in Banken, an Automaten, Spielen oder im Internet zeigt, kündigen das Aufkommen einer »Gesellschaft der Interaktivität« an, die mit den Mitteln der Interaktivität alle Probleme gleichzeitig zu lösen versucht.

Die interaktive Medienkunst, die sich zwischen diesen Fronten bewegt, teile sich, so Huhtamo, in zwei Richtungen: In eine, für die schon die bloße Innovation der Technologie ein kreativer Akt sei, so daß ein System als Kunst verstanden werde, dessen Technologie allein die Attraktion ausmache. Und in eine Richtung, die mit diesem Medium eine Idee oder Haltung ausdrücke, die sie von Anbeginn ihrer Arbeit bewegte und die sich, an die Grenze der technischen Möglichkeiten angelangt, weiterentwickeln mußte. Huhtamo erinnert an dieser Stelle an die Frühgeschichte des Kinos oder die Frühgeschichte der digitalen

Systeme, als die Techniken selbst noch die Hauptattraktion darstellten und erst nach der Erarbeitung einer speziellen Sprache, der Syntax und des Vokabulars, künstlerische Werke hervorbringen konnten. Ohne sich deutlicher auszudrücken, bleibt aus seiner Sicht der Maßstab für Kunst eine Frage des Bezugs zu einem »benachbarten Bereich« beziehungsweise zum »Markt«, dem Ort von Angebot und Nachfrage. Gleichfalls stellt er diesbezüglich auch die Bedeutung des Wandels eines allgemein definierten Kanons der Kunst und der Entwicklung von spezifischen Kunstkriterien heraus. Die Technikproblematik stelle sich in der gegenwärtigen Phase der interaktiven Computerkunst recht deutlich: Gesplittet zwischen unterschiedlichen Kontexten, dem der Technologie und dem der Kunst, werde sie von diesen Bereichen unterschiedlich definiert. Anhand eines Statements von William Bricken, einem der führenden Entwickler von Virtual-Reality-Systemen, der 1993 auf der *SIGGRAPH* postulierte, schon der Code der 3D-Soundwelten der NASA sei Kunst, da er von ästhetischen Überlegungen motiviert sei, zeigt Huhtamo die Tiefe des Grabens zwischen der Welt der Kunst und der Computerwelt auf: Während eine solche Auffassung in der Kunstwelt völlig unsinnig sein könne, so sei sie unter wissenschaftlichen, funktionellen und kommerziellen Gesichtspunkten durchaus sinnvoll. Gerade die Gegenüberstellung dieser Welten auf einer Veranstaltung wie der *SIGGRAPH* zeige deutlich, was das Künstlerische der Medienkunst ausmache, nämlich seine Funktions- beziehungsweise Zweckfreiheit, eine Art kreativer Zeitvertreib, wobei ein hoher technischer Aufwand es ermögliche, eine gewisse Solidität der Technik zu genießen, deren experimentelle Erprobung möglicherweise bestimmte Produktentwicklungen beeinflussen könne. Ein weiteres Charakteristikum sei die neutrale und meist wertfreie Haltung der Arbeiten gegenüber der verwendeten Technologie; nur in Ausnahmefällen würden, so Huhtamo, auch die ideologischen und politischen Einflüsse der Computertechnologie oder die Einrichtungen, die sie unterstützen, thematisiert.

Seine Thesen belegt Huhtamo an vier Beispielen der interaktiven Medienkunst: Zur Gruppe der Systementwickler, die sich als Künstler verstehen, da sie schon in der Erfindung und Gestaltung des »Codes« der technischen Systeme einen kreativen Akt sehen, zählt er *Videoplace,* von Myron Krueger (1970, Abb. 13, S. 49) sowie *Mandala System* der Vivid Group (1986–92, Abb. 37, S. 162). Beide seien jedoch wiederum innerhalb dieser Einteilung Vertreter völlig unterschiedlicher Positionen: Während Krueger sich bei der Erstellung seiner eigenen Hard- und Software ausdrücklich gegen die Vereinnahmung durch Systeme wie

Virtual Reality stellt und auch die Vermarktung seines Systems durch die Bestimmung der kreativen Nutzungsart ausschließt, ist das *Mandala System* von vornherein kommerziell ausgerichtet und für unterschiedliche Anwendungen auf einem Amiga Computer entwickelt worden. Beide Systeme des interaktiven Umgangs mit und in künstlicher Realität seien Beispiele für den Unterschied zwischen dem, was man als Installation bezeichnen könnte, und dem, was dem Wesenskern nach eher eine Vorführung im Sinne eines »Demos« darstelle, bei dem eigentlich nur die Möglichkeiten der Technologie aufgezeigt würden. Auch wenn hierbei das Argument fällt, die Kunst läge in der Situation, die durch das System ermöglicht werde, so erinnert dies, wie Huhtamo anmerkt, doch wieder an die Idee der sechziger Jahre und an die durch das Werk ausgelösten Aktivitäten des Publikums. Tatsächlich sei ein solcher Anspruch die pädagogische Grundlage der interaktiven Installationen der Science Center, deren Aufgabe die Vermittlung von Naturphänomenen sei.

Von diesen beiden Beispielen der »Systemkunst« unterscheidet Huhtamo Arbeiten, die deutlich der Welt der Kunst zuzurechnen sind und bei denen die künstlerische Arbeit mit »Kontexten« die treibende Kraft für die Verwendung einer interaktiven Technologie ist. Mit Verweis auf Timothy Druckreys provokative Feststellung auf der *SIGGRAPH* 1991, Computerkunst betreibe nichts als Selbstreflexion, nennt Huhtamo die Beschäftigung mit den eigenen Mitteln, Bedingungen, Umständen und Konsequenzen ein notwendiges Kriterium für eine gelungene künstlerische Auseinandersetzung.

Mit Bezug auf Jeffrey Shaw als einen Medienkünstler, dessen Werke bis heute meist mit öffentlichen Mitteln unterstützt wurden, hebt Huhtamo besonders dessen interaktive Arbeiten, ihr kritisches Potential und ihre Komplexität hervor. Die Kohärenz und Dichte beispielsweise der Arbeit *Inventer la Terre* aus dem Jahr 1986 sei charakterisiert durch eine vielschichtige multimediale Gleichzeitigkeit, die als kontinuierlicher Dialog in Vergangenheit und Gegenwart die Technologie des Sehens problematisiere und mit ihren politischen, ökonomischen und sozialpsychologischen Determinanten darstelle. Die philosophischen Reisen in seinen virtuellen Installationen erläuterten und dekonstruierten diese »Maschinen der Visionen und des Sehens« und stellten den eigenen Standpunkt der Betrachtung in Frage. Auf sehr charakteristische Weise bündle Shaw ein weites Feld von Assoziationen, die sich durch ihre Polarität auszeichneten, in eindrücklicher und komprimierter Form: überkommene versus moderne, mythische versus historische, rationelle versus mystische, reale versus virtuelle Welten. Sie würden zu philosophischen Instrumenten der Reflexion der Relativität unserer Begründungsweisen von Weltanschauung. Gleichzeitig könne seine Arbeit immer auch als eine sehr frühe Auseinandersetzung mit den Implikationen der VR-Technologie gelesen werden.

Huhtamo deutet die Interaktivität in den Werken von Jeffrey Shaw, Lynn Hershman oder Toshio Iwai folglich als »Metakommentare über Interaktivität«[391]. In diesem Sinne seien beispielsweise Shaws Arbeiten hinsichtlich der Funktion der poetischen Sprache, der ideologischen Ausrichtung der Konstruktion sowie der technologischen Natur der Kunstproduktion in Rückbezug auf die Strategien des russischen Konstruktivismus als »Metakommentare auf den russischen Konstruktivismus« zu verstehen. Die Ideen formierten sich zu »Sets von Statements«, die im Prozeß der Interaktion mit dem Betrachter ausprobiert, modifiziert und rekontextualisiert werden könnten.

In gleicher Weise interpretiert Huhtamo die Videodiskarbeiten *Lorna* aus dem Jahr 1984 (Farbtafel 9), *Deep Contact* von 1985–90 (Abb. 27, S. 122) und *A Room of One's Own* (1992–93) von Lynn Hershman als »Serien von Metakommentaren« auf das Thema der Geschlechterzugehörigkeit, Technologie und Macht. Hershman nehme dabei Bezug auf die Frauenproblematik, die sich anhand unterschiedlicher Strategien der Pseudointeraktionen des Fernsehens, der Peep-Show et cetera zeigen ließe.

Im Vergleich hierzu kennzeichne Toshio Iwai seine Arbeiten schon im Titel[392] als »andere Evolution des bewegten Bildes«, die im Grunde als eine andauernde archäologische Suche nach den Vorbildern der Technologien der bewegten Bilder aufgefaßt werden könne.[393] Seine Metakommentare entstehen dadurch, daß er die vorkinematischen Techniken der »Zoetrope« und »Flip-Books« unter Einsatz elektronischer Technologien in einem neuen Kontext verwendet, so daß diese Interrelation zwischen Vergangenheit und Zukunft, zwischen »armer« und »reicher« Technologie zum Hauptgegenstand seiner Kunst wird.

Während der 1962 geborene Toshio Iwai zu der jüngeren Generation der Medienkünstler gehört, gehen die Arbeiten von Shaw und Hershman eindeutig auf die Bewegungen der sechziger Jahre zurück. Ihre Auseinandersetzung mit Strategien der Interaktivität hatte bereits begonnen, lange bevor sie digitale Medien verwendeten. Shaws aufblasbare Arbeiten und seine Performances mit dem *Expanded Cinema* sowie Hershmans »Life Art«, eine performative Kunstform im öffentlichen Raum, wiesen trotz der Verwendung völlig anderer, untechnischer medialer Mittel bereits Kontinuitäten im Bereich der interaktiven Kunst auf. Huhtamo verweist an dieser Stelle auf die irrtümliche Annahme, man könne das Phänomen der Interaktivität allein an der Verwendung bestimmter Technologien festmachen. Das Kriterium der Technologie zur Abgrenzung der interaktiven Kunst könne insofern nicht greifen, als hier deutlich werde, daß Künstler diejenige Technologie wählten, die ihrer Denkweise und Absicht entspreche – und dies müssen im Bereich der Interaktion nicht zwangsläufig elektronische Technologien sein. Die Interaktion als intendiertes Ziel sei bei Shaw und Hershman bereits eindeutig nachzuweisen, bevor sie Computertechnologie verwendeten. Folglich betont er die Wichtigkeit der Unterscheidung zwischen kreativen Computerwissenschaftlern und Künstlern. Die Künstlerbiographie wird in seiner Auffassung zu einem Kriterium für den gerade in der interaktiven Medienkunst zum Teil heftig geführten Streit Kunst versus Medium- beziehungsweise Systemerfindung: »Interactivity is still primarily a mental and intellectual, and only secondarily a technological activity«.[394] Dies bezieht Huhtamo vor allem auch auf den Rezipienten, dem nun unterschiedliche Betrachtungsweisen zur Verfügung stehen. Ein Bild kontemplativ zu betrachten oder eine Reise auf dem VR-Painting *Five Into One* von Matt Mullican zu machen sei zwar ein großer Unterschied, doch seien die Möglichkeiten der im Werk angelegten Fragestellungen weitaus wichtiger für den Prozeß der Interaktion. Denn wenn interaktive Medienwerke die intellektuelle Faulheit dadurch förderten, daß sie allein das simple »stimulus-response-Modell« anwendeten, seien sie, so Huhtamo, weit davon entfernt, die Möglichkeiten der Demokratisierung des Wissens und Verstehens künstlerisch zu realisieren.

Interaktion als neues Phänomen

Neben der künstlerischen Erkundung von Benutzeroberflächen, sogenannten »Interfaces«, die den Betrachter in seiner Funktion als Beobachter interaktiv am Werk teilnehmen lassen, richtete Peter Weibel von 1984 bis 1995 auch das Medienkunstfestival der *ars electronica* als verantwortlicher Kurator beziehungsweise künstlerischer Leiter in Zusammenarbeit mit dem Brucknerhaus und dem ORF aus.

Die Ausstellung *Im Netz der Systeme* sollte im Jahr 1989 das Phänomen der Interaktion exemplarisch aufzeigen.[395] Anhand der Vielfalt der künstlerischen Praktiken der Partizipation von der Verwendung von Spiegeln über das Aufkommen mechanischer Objekte bis zur Entwicklung höchst komplexer elektronischer Installationen wurden die unterschiedlichen technischen Formen der interaktiven Kunst dargestellt. Der Schwerpunkt der Veranstaltung lag jedoch auf multimedialen und performativen Arbeiten, die eine neue Form der »szenischen

Interaktion« zwischen diversen Elementen und Kategorien auf elektronischer Basis darstellten.

Die »Medienopern« oder »szenischen Konzerte« bildeten seit 1986 zusammen mit der von Jürgen Claus konzipierten Ausstellung *Terminal Kunst* einen Schwerpunkt des Programms, bei dem die Besucher in verschiedenen Labors (Holographie, Laser Art, Video Art, Science Art, digitale Poesie und Telekommunikation) zu Akteuren wurden und Einblick in die Vernetzungsformen der Bereiche erhielten.[396]

Ein Jahr später traten die sogenannten »Klangparks«, interaktive Klangskulpturen in den Mittelpunkt des Programms. Auch hier war der Begriff der Interaktion weit gefaßt und bezog sich auf die natürliche Umwelt (Wind, Wasser, Sonne et cetera) und auf den menschlichen Körper.

Von den akustischen und szenischen Interaktionen unterscheidet Weibel die visuellen Interaktionen, die mit dem Medium Video arbeiten. In der Überzeugung, mit der Ausstellung *Im Netz der Systeme* einer neuen Kunstform, die sich aus dem emanzipatorischen Gebrauch der avancierten Technologie entwickelte und soziale Utopien, Risiken und Attacken thematisierte, ein Forum zu geben, subsumierte er unter dem Stichwort der Interaktion alle medialen Arbeiten und versuchte, hieraus ihre unterschiedlichen Formen abzuleiten. Die herausragenden Eigenschaften, nach denen er die Werke einteilte, waren: »telematisch und proxemisch«, »akustisch und visuell«, »environmental und publikumspartizipatorisch«, »manuell und automatisch«, »mechanisch und elektronisch«, »installativ und szenisch«. Erstmals erhielt die Interaktion eine begriffliche Konturierung.

Im Jahr 1989[397] führte der japanische Wissenschaftler und Mitherausgeber des Magazins *Leonardo*, Itsuo Sakane, fachkundig in eine der ersten Ausstellungen interaktiver Medienkunst in Japan, *Wonderland of Science Art – Invitation to Interactive Art*, ein[399]. Sakane, der sich seit den siebziger Jahren mit wahrnehmungsästhetischen Aspekten des Sehens befaßt[398], stellte die dort gezeigten Arbeiten in die Tradition der »Science Art« beziehungsweise der »Phenomena Art«.

Obgleich sich in Sakanes Ausführungen einzelne Etappen der Geschichte der interaktiven Medienkunst wiederfinden[400], deutet das Konzept der Ausstellung, Kunst als »Science Art« zu präsentieren, in eine völlig andere Richtung. Wie es für die Tradition der Science Center typisch ist, wird die Kunst wie auch ihre Geschichte hier nicht aus ästhetischen, ikonographischen oder kunsthistorisch-dokumentarischen Gründen betrachtet, sondern selektiv in speziellen funktionalen Zusammenhängen präsentiert, sofern sie das sinnliche Spektrum und damit den Erfahrungsreichtum und die sinnlichen Fähigkeiten des Menschen erweitern. Entsprechend hat Sakane sie in einen entwicklungsgeschichtlichen Kontext gestellt und befaßt sich vorwiegend mit der Entwicklung entsprechender technischer Systeme.

Die Ausstellung zeigte die neuesten Werke der als »Artists in Residence« nach Japan eingeladenen internationalen Medienkünstler, wie zum Beispiel Jeffrey Shaw, Myron Krueger, Ed Tannenbaum, Vincent John Vincent, Toshio Iwai, Paul deMarinis, Bill Parker oder Hill Branscomp. Ihre Arbeiten wurden in drei Gruppen eingeteilt: *Videoplace* von Myron Krueger (1970, Abb. 13, S. 49), das *Mandala-System* der Vivid Group (1986–92, Abb. 37, S. 162), David Rokebys *Very Nervous System* (1986–93, Abb. 26, S. 121), *Alice's Room* von Jeffrey Shaw und *3D-Space-Drawing* von Ed Tannenbaum wurden der Kategorie des Environments auf der Basis von Video- und Computertechnologie zugeordnet. Andere Kunstobjekte wurden zu den interaktiven skulpturalen Installationen gezählt, wie *Cybernetic Sculpture* von Wen-Ying Tsai (1979, Farbtafel 8), *Responsive Sound Sculptures* von Peter Vogel und *Dancing Trees* von David Durlach. Schließlich gab es eine eigene Kategorie für Arbeiten, die den Charakter von Spielen hatten: *Aerial Videomap* von Hill Branscomp, *Aura Panel* von Bill Parker, *Sym-ulation* von Ed Tannenbaum, *Man-Machine TV, No. 1–8* von Toshio Iwai, *Alien Voices* von Paul deMarinis sowie *Emerging Forms* von Hillary Kapan.

Obgleich Sakane den Begriff der Interaktion gleichfalls ausweitet und sowohl den inneren Prozeß des Künstlers als auch des Betrachters hinzuzählt, betont er die Notwendigkeit einer allgemeinen Ab- und Eingrenzung der Interaktion, wie im Kapitel *Inneres Bild: Gedankenwelt* bereits beschrieben.

Die Bedeutung der Aufgabe der klassischen hermeneutischen Interpretation des Kunstwerks, die Intention des Künstlers im Zusammenhang mit seinen sozialen, historischen und geistigen Kontexten herauszufinden, tritt immer weiter in den Hintergrund, da sich die Rollenverteilung und die Beziehungsgeflechte zwischen Betrachter, Künstler und Werk verändert haben: »[...] the starring actor is the viewer himself and the artist can be regarded as a producer in the interaction between the viewer and the work of art.«[401] Im »Metadesign«, einer Bezeichnung des Medienkunstkritikers Gene Youngblood[402], sieht Sakane eine treffende Beschreibung der Art von Gestaltung, die der Produzent interaktiver Medienwerke hervorbringt, indem er dem Betrachter statt eines statischen Kunstwerks ein Repertoire von Gestaltungsmöglichkeiten vorlegt. Diese Motivation habe ihre Wurzeln bereits in der Renaissance: Bei Leonardo da Vinci entdeckt Sakane einen der ältesten Hinweise, der die Beteiligung des Betrachters für die kreative Beobachtung betone: Dabei habe die Funktion des Beobachters darin bestanden, die Möglichkeiten erst zu generieren. Die Technik der Anamorphose betrachtet er ebenfalls als einen frühen Vorläufer der Partizipation des Beobachters, der sich den Standpunkt, von dem aus sich ihm das Bild offenbart, erst erarbeiten muß.

Eine Vielzahl unterschiedlicher Formen der Interaktion entstanden jedoch erst mit Beginn des 20. Jahrhunderts: Sakane betont in diesem Zusammenhang besonders den Einfluß der industriellen Revolution, in deren Kontext sich die Befreiung der traditionellen Künste vollzog und eine neue Welle auch der Selbstbehauptung des Menschen auslöste habe. Die Vielzahl neuer Wahrnehmungsmöglichkeiten, die aus den technischen Innovationen erwuchsen, brachten einen enormen kreativen Schub mit sich. In dieser technologischen Situation entstanden die ersten kinetischen, Licht und Bewegung als Medien nutzenden Arbeiten, die erst unter Einbeziehung der Bewegung des Betrachters vollendet wurden. Sakane wie auch Popper sehen hier den Beginn einer »Erziehung des Betrachters«, der ihn mit einer neuen Art von Kunst konfrontierte, die sich ihm erst in Abhängigkeit der Variation seines Standpunktes und seiner taktilen Sensitivität zeigte. Die Möglichkeit, ein Feedback des Betrachters in das Kunstwerk miteinzubeziehen, bestehe folglich nicht erst seit kurzem, sondern sei bereits vor 40 Jahren entdeckt und erprobt worden.

Erst mit der künstlerischen Verwendung der Technologien wie Videokamera, akustischen und optischen Sensoren, informationsverarbeitenden Benutzeroberflächen und Hochgeschwindigkeitsrechnern habe sich die Idee entwickelt, die »Antworten« des Betrachters als künstlerischen Ausdruck erscheinen zu lassen. Begriffe wie »feedback« und »cybernetic«, die aus der Informationsverarbeitung stammen, bildeten den Berührungspunkt zwischen den Künstlern und den neuen Technologien, aus denen, so Sakane, die »erste Generation interaktiver Kunstwerke« entstand. Die Interaktion der kybernetischen Skulpturen basierte auf einem wechselseitigen Effekt zwischen Umgebung und Kunstwerk und konnte sich demnach auch ohne die Einflußnahme des Betrachters vollziehen: So nennt er als Beispiel *Cybernetic Sculpture* von Nicolas Schoeffer aus den siebziger Jahren, ein Bauturm, bei dem die klimatischen Bedingungen wie Temperatur, Wind und Niederschläge die in seiner Fassade eingelassenen Farb- und Lichtsignale steuerten. Die Arbeit steht in engem Zusammenhang mit den in den sechziger Jahren entstandenen Künstlergruppen wie Experiments in Art and Technology, E.A.T. in New York oder das CAVS (Center for Advanced Visual Studies) in Massachusetts.

Mit dem Aufkommen der Personal Computer und der nachfolgenden Generation der Mikrocomputer sowie einer allgemeinen Weiterentwicklung der neuen Technologien, wie etwa der Simulation und der damit einhergehenden Relativierung der Begriffe »Realität« und »künstliche Welten« (Artificial Reality), hätten viele Künstler die neuen Technologien als Herausforderung für die Erfindung und künstlerische Umsetzung einer »neuen Art von Imagination« angesehen. Diese Tatsache sei nicht nur opportunistisch, sondern auch metaphorisch zu werten: Die Kunstwerke könnten die sozialen Implikationen freilegen und als Zeichen der Technologie fungieren oder auch nur ein Gefühl für das Dasein zwischen Realität und künstlichen Welten vermitteln: »We can take it as being a strategy for our survival in the coming information environment age, which will involve more high level diversifications and complexity, and as being a kind of intellectual and flexible wisdom.«[403] Dies gilt, so Sakane, besonders für die Aktivitäten der Architectural Machine Group unter der Führung von Nicholas Negroponte und der Mitwirkung von Scott Fisher, die sich mit der Erkundung und Entwicklung von Benutzeroberflächen beschäftigten und das *Aspen Moviemap* sowie ein *Space Data Processing System* entwickelten, das auf der Basis der Großprojektion einer interaktiven Videodisk basiert. Gleiches gilt auch für die von Scott Fisher und Ann Marion entwickelte neue Kunstform der »interaktiven Performance«, bei der der Darsteller unter Verwendung von an seinem Körper befestigten Sensoren das in Echtzeit synthetisierte elektronische Bühnenbild steuern und die choreographischen Bewegungen in Computerbilder übersetzen kann. Die »interaktive Performance« war die Vorstufe zu Fishers Arbeiten an einem Projekt bei der NASA, das heute die Basis für so unterschiedliche Anwenderwelten wie der Unterhaltungsindustrie, dem Bereich der Spiele oder der pädagogischen Verwendung in Schule und Erziehung darstellt: das Eintauchen in eine 3D-simulierte Welt mit Hilfe eines Datenhelms.

Insgesamt charakterisierte Sakane die damalige interaktive Kunst als eine von Video-, Kinetic- und Computer-Art beherrschte Gattung, die bereits angemessen dokumentiert sei – eine Einschätzung, an der sich im wesentlichen bis heute nichts geändert hat, bis auf weitere Ausdifferenzierungen und Neuerungen, wie beispielsweise formale und inhaltliche Erweiterungen um die KI-Technologie.

Erste allgemeine Kriterien einer neuen Kunstform

Mit der erstmaligen Vergabe eines Preises für interaktive Medienkunst auf der *ars electronica* 1990 gab Roger F. Malina, Herausgeber des Journals *Leonardo*[404], ein erstes Statement für eine Spezifizierung dieser

»neuen Gattung« innerhalb der Medienkunst. Es beinhaltete zum damaligen Zeitpunkt bereits alle wesentlichen Aspekte und Kriterien.

Die Einrichtung des Preises für interaktive Medienkunst war ein offizielles Signal, das den Beginn einer neuen Kunstform verkündete.[405] Die Notwendigkeit, interaktive Medienkunst auch theoretisch von der traditionellen Medienkunst abzuheben und in analytischer Weise die Kennzeichen einzelner Interaktionstypen herauszuarbeiten, sei, so Malina, offensichtlich gewesen. Als einer der ersten stellte er heraus, daß sich mit der Verwendung des Computers in der Medienkunst die Art der Interaktion beziehungsweise die Mitwirkung des Publikums an veränderbaren Skulpturen, Happenings, improvisierten Performances in Theater und Musik verändert habe – Art und Richtung der künstlerischen Untersuchung seien aufgrund der Benutzung des Computers nicht mehr dieselben gewesen wie zuvor; überdies sei das computergesteuerte Kunstwerk auf die Interaktion angewiesen und würde ohne sie nicht existieren.

Gleichzeitig jedoch betonte er, daß das Ziel der Arbeiten nicht darin bestehen solle, lediglich die Leistungsfähigkeit der neuen Technologie zu demonstrieren, sondern sie vielmehr »zu durchdringen und neue Arten künstlerischer Fragen aufzuwerfen oder die existierenden künstlerischen Anliegen auf neue Art vorzubringen«[406].

Kennzeichnend für diese neue Kunstrichtung sei jedoch nicht nur die Interaktivität an sich, sondern auch der damit verbundene neue Status des Beobachters: Die Arbeiten, die den Betrachter zum aktiven Teil des Werks werden ließen, könnten aufgrund der Interaktion zwischen Kunstwerk und Betrachter nicht wie Werke der Malerei, Bildhauerei, Musik oder Performance betrachtet werden, so daß die traditionelle Rolle des sich außerhalb befindlichen Betrachters zerbrochen werde. »Das Kunstwerk existiert nicht, bevor der Betrachter ein aktiver Mitwirkender wird.«[407]

Die vielen Möglichkeiten der Mitwirkung ließen es darüber hinaus nicht zu einem Ende kommen, das heißt es ist weitgehend von »offenem« Charakter, wie etwa die Arbeiten von Myron Krueger, Norman T. White und Jeffrey Shaw, die ohne den »Mitwirkenden«, ohne den »Betrachter« nicht existierten. Häufig werde für solche Arbeiten die Video- und Laserdisk-Technologie als Basis verwendet, da sie die Erstellung einer großen Bibliothek visueller und klanglicher Textinformation erlaube und das vom Betrachter zu erforschende oder zu durchstreifende »Material« beherberge. Die dadurch mögliche individuelle Beschäftigung mit dem Werk nehme folglich intime Züge einer Konversation an oder sie werde zur »Erforschung« von Werk und Betrachter. Dabei würden auch Erinnerungskonstruktionen und Zukunftsentwürfe offenbar, wie etwa in den Arbeiten von Jill Scott, oder es zeigten sich Strukturen einer sogenannten »objektiven Wirklichkeitswiedergabe«, beispielsweise von unterschiedlichen Berichterstattungen in den Arbeiten von Peter D'Agostino.

Eine ältere Variante der Interaktion sei, so Malina, sie lediglich als »Reaktion des Systems« oder als »Auswahl« beziehungsweise »Eingabe des Betrachters« einzusetzen, wobei die Technologie dann zugunsten einer konzeptuellen Botschaft stärker in den Hintergrund trete. Werde dabei das Interface gänzlich neu gestaltet, entstehe ein neues »Instrument«, ähnlich den Musikinstrumenten, die auf unterschiedliche Bedienungsarten, wie zum Beispiel »Fingerzeichnungen« bei Richard Grene oder Bewegungen mit Bild- oder Klangsignalen wie bei David Rokeby, reagierten. Hierzu zählt Malina auch Arbeiten, die auf der Basis von Hypertextsoftware sukzessive, unter Mitwirkung eines oder mehrerer Betrachter, eine Datenbank mit Text- und Bildmaterial entstehen lasse. Dabei werde nicht nur eine Auswahl getroffen, sondern auch Informationen hinzugefügt, weggenommen oder geändert. Malina bezeichnet diese nichtlinearen und interaktiven Texte als »Beispiel einer neuen Art von Literatur«[408], die derzeit von Künstlern entwickelt werde.

Von den Arbeiten, deren Interaktion zwischen Betrachter und Werk stattfindet, unterscheidet er solche, bei denen die Interaktion zwischen den Komponenten innerhalb des Kunstwerks oder eines Prozesses, der zum Kunstwerk führt, zum Beispiel zwischen dem Kunstwerk und dem Environment, verläuft. Hierzu zählt er Arbeiten, deren Steuerfunktionen bestimmte Parameter der Umwelt manipulieren, wie bei Waltraut Cooper, oder Arbeiten, die im eigentlichen Sinne Live-Performances sind beziehungsweise Arbeiten aus dem Bereich der »Visuellen Musik«, wobei hier der Computer miteinander verbundene Bilder und Klänge steuert.

Als weitere eigene Gruppen der interaktiven Medienkunst nennt Malina die Roboterwesen mit eigenständigem Leben, wie *Facing Out Laying Low* von Norman T. White (1977, Farbtafel 13) sowie Netzwerkarbeiten, mit denen ein großes System interagierender Teilnehmer erzeugt wird, das »ein eigenständiges Verhalten und eine Art Gemeinschaftssinn oder eigene Charakteristika entwickelt«[409].

Obgleich sich hieraus bereits Unterkategorien einer interaktiven Medienkunst ableiten ließen, sei damit noch kein Kriterienkatalog der Beurteilung aufgestellt: »Interaktive Kunst ist ein sich entwickelndes Gebiet, das sowohl bestehende Kunstformen erweitert als auch neue schafft.«[410]

Um jedoch Preise für eine neue »Kunstgattung« vergeben zu können, mußte es Auswahlkriterien geben, selbst wenn die »Natur der interaktiven Kunst« zu diesem Zeitpunkt noch umstritten war. Vor allem Arbeiten, deren Formen denen der traditionellen, nicht interaktiven Arbeiten ähnlich gewesen seien, wie zum Beispiel Multimedia-Arbeiten, die Elemente aus Literatur, Musik und visueller Kunst miteinander verbanden, seien, so Malina, nach traditioneller Art beurteilt und folglich entsprechend ihrer »Großartigkeit«[411], »Bewegbarkeit und emotionalen Anrührbarkeit«, »Konsequenz«, »Werkimmanenz« und »Schlüssigkeit« sowie des »Bezuges zu vorausgegangenen Setzungen im Sinne der historischen Stringenz«[412] eingeschätzt worden. Daneben sei auch berücksichtigt worden, ob in den Arbeiten eher soziale und ethische oder konzeptionell prozessuale Fragen im Vordergrund gestanden hätten. Interessanterweise habe sich diese konventionelle Beurteilung heute offenbar durchgesetzt und eine exaktere Vorstellung von den Dimensionen und Qualitäten der Arbeiten entwickelt.

So wurden beispielsweise die Bewertungskriterien auf dem *Interactive Media Festival* von 1995 in Los Angeles, das neben Kunstwerken auch kommerzielle Produkte auszeichnet, in kunstkritischer Manier kurz und einfach formuliert; eine internationale Jury, die über Internet kommunizierte, verständigte sich anhand der folgenden Maßstäbe: »The strength of realization of concept. The transformative power of the work. The ability of the participant to affect the performance of the work. The quality of feedback in the structure of the work.«[413] Selbst Arbeiten, welche die Darstellung einer vorhandenen oder die Entwicklung einer neuen Technologie oder eines Systems in den Mittelpunkt stellten, wurden somit berücksichtigt. Gerade aber für diesen Fall wäre und ist eine Unterscheidung notwendig, doch wurde hier bisher noch keine verbindliche Kunstkritik erarbeitet. So kann man mit Malina auch heute noch fragen, ob die aus einer Technologie resultierenden Werke Beispiele von Werkzeugen oder Medien seien oder ob sie legitimerweise die Bezeichnung »Kunstwerke« für sich in Anspruch nehmen könnten.[414]

Auf der *ars electronica* 1990 in Linz wurde sogar vorgeschlagen, die Bezeichnung »Kunst« fallenzulassen. Interessanterweise thematisierte Malina diese Frage auch vier Jahre später, als Patti Maes in Linz ihre Arbeit *ALIVE* vorstellte, eine virtuelle Umwelt, in der der Betrachter mit einem künstlichen Wesen interagieren kann (Abb. 15, S. 51), und Wolfgang Krueger die *Responsive Workbench* von 1993–94, ein computergestütztes Visualisierungssystem zeigte. Auch in diesen Fällen setzte sich die Jury lange mit dem Problem der Grenzziehung zwischen innovativen Softwarewerkzeugen und künstlerischer Arbeit auseinander, »entschied sich aber dann, daß Arbeiten dieser Art von solchem künstlerischen Interesse sind, daß ihre Einteilung in Kategorien zweitrangig ist«[415].

Eine kategoriale Einteilung wird jedoch schon zu Beginn solcher Festivals durch die genaue Kennzeichnung der jeweils einzusendenden Arbeiten in Form von Wettbewerbsbedingungen gegeben: Auf der *ars electronica* von 1990 mußten die Künstler den Computer in origineller und kreativer Weise als unverzichtbaren Bestandteil ihrer Arbeiten im Grenzbereich zwischen Kunst und Wissenschaft benutzen. Dagegen wurde fünf Jahre später auf dem *Interactive Media Festival* bereits präziser formuliert, was eingereicht werden sollte: »Open systems involving dispersed author-ship, networks, artificial life and intelligent environments. Self-contained forms in which the autorship of the work is clearly identified, such as desc-based media and installations offering a variety of interfaces, navigational pathways and databases. Significantly creative uses of the technological infrastructure.«[416]

Verglichen mit der in der Kunst üblichen medienimmanenten Beurteilung erscheint diese Strategie jedoch für den großen Rahmen der heterogenen Medienkunst wenig aussagekräftig. Nach Malina könne man zum Beispiel in der Computergrafik zu treffsichereren Kategorien kommen, wenn man sie mit den Resultaten der Fotografie oder der Malerei vergleichen würde.[417]

Entscheidend für die Einschätzung, ob die interaktive Medienkunst möglicherweise nur eine vorläufige Kategorie sei, die sich lediglich so lange halte, bis das künstlerische Werkzeug ausgereift sei, oder ob sie eine tragfähige Größe sein könne, sei die Tatsache, daß sie neue Typen von Kunstformen hervorgebracht habe, die keine direkten Vorgänger hätten. Ein Kriterienkatalog der interaktiven Medienkunst müsse sich folglich auf die Wirksamkeit und Entfaltungsintensität der einzigartigen Eigenschaften des Computers gründen. In diesem Sinne stellte Malina 1990 mit großer Weitsicht fünf essentielle Merkmale zusammen, aus denen sich seither tatsächlich verschiedene künstlerische Tendenzen herausbildeten:

»1. Die Möglichkeit, Interaktion im Real-Time-Modus durchzuführen, der den inneren Status des Computers verändert;
2. die Fähigkeit des Computers, Lernmöglichkeiten eingebaut zu bekommen, so daß der innere Status des Computers sich verändert, während die Interaktion stattfindet;
3. die Möglichkeit, den Computer über Telekommunikationsnetzwerke mit anderen Computern über weite Entfernungen zu verbinden;
4. die Fähigkeit, Signale mit einer Vielzahl von Modi zu erfassen und

zu verarbeiten, die nicht alle den menschlichen Sinnen zugänglich sind, und diese Signale synästhetisch zu verknüpfen;
5. die Fähigkeit, große Mengen von Informationen zu speichern, die wiederum leicht zugänglich gemacht werden können.«[418]

Die computerielle Dominanz und Prägung bestimmt folglich den Status des interaktiven Computerkunstwerks, der, so Malina, gänzlich neu sei. Besonders die Art der künstlerischen Reproduktion sei eine andere als im mechanischen Zeitalter, denn erstmals bedeute die Herstellung von Kopien nicht, daß die Resultate möglichst gleich sein sollten, sondern daß sie »so verschieden wie möglich voneinander sind und dennoch denselben Regeln unterliegen. Dies ist eine Art generative Reproduktion, wie die sexuelle beziehungsweise biologische Reproduktion, bei der das Ergebnis durch einen in der ›Software‹ enthaltenen ›Code‹ bestimmt wird«[419]. Die Interaktion bezieht sich hier auf die Codes mit externen Stimuli, deren Ergebnis jeweils ein spezifisches Ereignis des Prozesses der generativen Reproduktion darstellt. Folglich formen das Kunstwerk und die Stimuli des Betrachters oder der Umgebung ein System, das durch die gegenseitige Interaktion das Ergebnis bestimmt. Die Offenheit des interaktiven Kunstwerks resultiert aus der Interaktionsvielfalt, deren endgültige Formen vom Künstler nicht vorauskalkuliert werden können. Gleichzeitig existiert das Kunstwerk nicht, wenn keine Interaktion stattfindet. Die Veränderung der Rolle des Betrachters, des »Künstlerstatus« sowie der Natur des Kunstwerks selbst ist folglich auf die durch die interaktive Medienkunst mögliche »generative Reproduktion« zurückzuführen.

Mit dem Hinweis auf die spezifischen Eigenschaften der technischen Reproduktion, wie sie Walter Benjamin für die Kunst formulierte[420], leitet Malina bezüglich der generativen Reproduktion auch spezifische inhaltliche Veränderungen in der Funktion der Kunst ab: So kehre durch das persönliche, individuelle Verhältnis des Betrachters zum Kunstwerk als Prozeß eine »Intimität« zurück, die vielleicht vergleichbar sei mit einer Kunst, die im persönlichen Auftrag oder unter persönlicher Begleitung entstanden sei. Darüber hinaus ermögliche jene potentielle Veränderbarkeit durch die generative Reproduktion eine intensive Auseinandersetzung mit der Sprache der »lebenden Systeme« und der »künstlichen Lebensformen«, einer Thematik, die heute im Kontext der Gentechnologie ihre politische Aussagekraft erhalte.

Die Kriterien, die Malina 1990 zusammenstellte, haben sich weiter ausdifferenziert und sind heute auch auf die telekommunikativen Netzwerke anwendbar; zu dem variationsreichen »Kanon«, den ein einzelnes Werk bereitstellt, sind neue Möglichkeiten der Präsentation hinzugekommen, die die künstlerische Idee bis in die letzte Bastion der Medien, dem Homecomputer unter Verwendung der CD-ROM oder des Internets zu tragen scheinen.

Schlußbemerkung

Ob im Internet oder auf Festivals, ob im Museum oder auf CD-ROM – unabhängig davon, für welche Form der Präsentation die Medienwerke konzipiert werden, machen alle künstlerischen und wissenschaftlichen Beiträge der interaktiven Medienkunst deutlich, daß das Problem der Abgrenzung der Arbeiten zwischen Medium und Kunst zwar ein wichtiges Thema ist, daß es sich jedoch noch in keiner einheitlichen oder zufriedenstellenden Lösung formulieren läßt. So verlockend dies auch erscheinen mag, eine allgemeine Abgrenzung gelingt auch dann nicht, wenn lediglich das technische Medium mit seinen Möglichkeiten untersucht wird, obgleich deren Konstituenten für die Voraussetzung des ästhetischen Vergnügens eine wesentliche Rolle spielen. Besonders bei Erkki Huhtamo und Roger F. Malina zeigt sich deutlich, inwiefern die Sicht auf ein Kunstwerk unmittelbar vom Betrachter, das heißt von dessen »Einstellung« abhängt und diese wiederum von der Definition und den Konventionen eines offiziellen Kunstkanons. Weder die Anbindung der Arbeiten an die Tradition, noch die biographischen Nachweise einer Künstlerausbildung machen die Arbeiten tatsächlich zu Kunstwerken.

Bei aller Innovation der Rezeption durch die interaktiven Arbeiten besteht eine notwendige Vorbedingung doch darin, daß sie als Kunstwerke auch wahr- und ernstgenommen werden. Obgleich die Arbeiten in hohem Maße sinnlich sind und den Betrachter zunächst emotional ansprechen, ist das ästhetische Vergnügen nach wie vor von einer gleichfalls intellektuellen Resonanz beim Rezipienten abhängig, die sich in der Auseinandersetzung mit dem Werk einstellt. Nur eine Kombination aus sinnlicher und intellektueller Interaktion führt die absoluten Positionen, innerhalb derer sich die von den Künstlern und von den Theoretikern analysierten Interaktionsformen bewegen, wieder zusammen: Der Umgang mit den entstehenden inneren Bildern steht in Wechselwirkung zum sinnlichen Umgang mit dem Medienkunstsystem und ruft in diesem subtilen wechselseitigen Gefüge ein wirklich ästhetisches Vergnügen hervor. Das Werk ist weder ausschließlich sinnlich, noch allein intellektuell erfahrbar. Die Kanäle, durch die sich die einzelnen Botschaftskonstituenten mitteilen, sind ähnlich vielschichtig wie etwa die der »klassischen Skulptur«, welche diese in mehreren räumlichen und vor allem auch in »zeitlosen« Dimensionen eingelassen hat. So kehren die potentiellen Qualitäten und Möglichkeiten einer klassischen Skulptur im interaktiven Medienwerk in veränderter Form wieder: Zum einen in der Möglichkeit, in nur einem vom Künstler geschickt gewählten »Augenblick« den gesamten Ablauf einer Geschichte festhalten zu können, und zum anderen in der Möglichkeit der freien Wahl des Betrachters, einen unter vielen vom Künstler kalkulierten Blickwinkeln auswählen zu können und damit eine individuelle Erzählreihenfolge zu erzeugen.

Das künstlerisch mediale Werk ist, wie jede andere Botschaft auch, eine Frage des Bezugssystems (Bild, Skulptur et cetera) und seiner Ausdrucksmöglichkeiten in Raum und Zeit, die entweder die Proportion der Strukturierungen, und damit den Stil, oder aber die Skalierungen vorgeben. Die mediale Innovation entsteht somit meist durch die kreative Variation des Stils oder die Skalierung des Bezugssystems und daher durch die Überschreitung der charakteristischen »Medialität«. Folglich gibt es heute nicht nur den Betrachter erster, zweiter und dritter Ordnung, sondern auch das Bild oder die Skulptur erster, zweiter und dritter Ordnung.

Wenn es ein primäres künstlerisches Ziel besonders der interaktiven Medienkunst ist, unterschiedliche Prinzipien der Kommunikation und Manipulation freizulegen, muß sie sich, wie auch die Computergrafik, von der Faszination einer perfekt mimetisch-nachahmenden Illusionstechnologie befreien. Sie sollte vielmehr diese Techniken anhand geeigneter Prozesse erfahrbar beziehungsweise erkennbar machen, so daß der Betrachter sie als »Anstoß der künstlerischen Kommentierung« wahrnehmen und ernst nehmen kann.

Die vertraute künstlerische Technik hierfür ist die Verfremdung bekannter Strukturen, wie sie beispielsweise in der klassischen Moderne im »epischen Theater« Bertolt Brechts praktiziert wurde. Die interaktiven Arbeiten, die die Interaktion selbst thematisieren, bekommen sie schließlich erst dann in das Blickfeld, wenn sie die entspechende Erwartungshaltung erfolgreich hervorrufen, sie anschließend jedoch ironisch zu brechen verstehen und sich dem Vollzug der tatsächlichen Interaktion verweigern. Nicht die perfekt geplante und reibungslos durchgeführte Interaktion ruft die Reflexion der künstlerischen Idee hervor, sondern das, was der Betrachter zur Vollendung der Idee hinzufügen muß. Diese intellektuelle Leistung soll nicht eine mißlungene Interaktion zu Ende denken, sondern die intendierte Interaktion durchschauen und reflektieren.

Vor allem während des Medienkunstfestivals *MultiMediale 4* des ZKM | Zentrum für Kunst und Medientechnologie Karlsruhe im Jahr 1995 gab es in dem Bereich »neuFundland II« mit den neuesten Arbeiten von

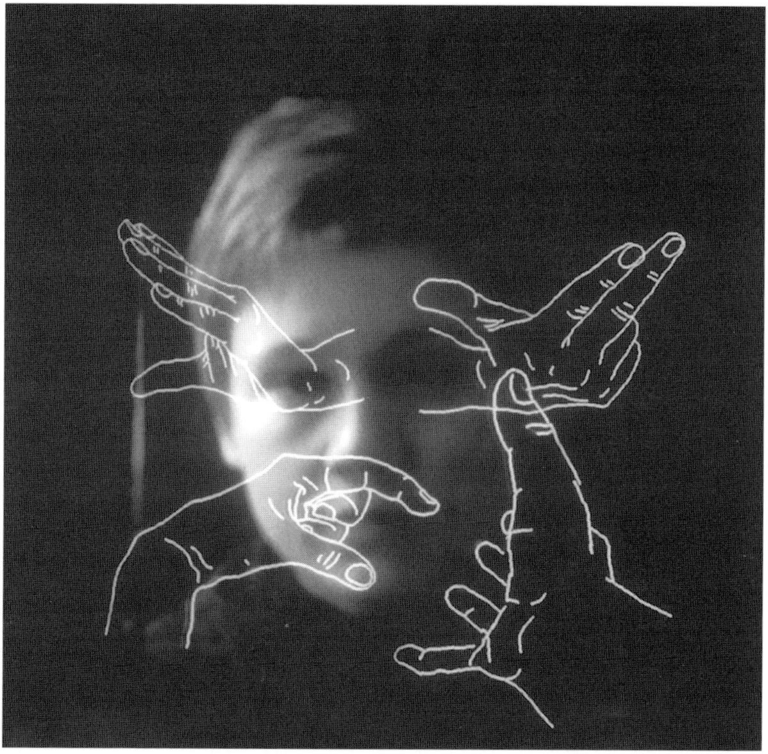

Abb. 38 Agnes Hegedüs, Between the Words, 1995

Gastkünstlern des Instituts für Bildmedien gleich eine ganze Anzahl von Systemen, die in Anwendung der unterschiedlichsten Mittel und Techniken offenbar einen solchen, eher »paradoxen Interaktionsbegriff« zu realisieren suchten.[421] Obgleich eine derart geprellte Erwartungshaltung auch die Gefahr einer Frustration des Betrachters mit sich bringt, da er sozusagen um sein »Erfolgserlebnis«, das System zu beherrschen, gebracht wird, so hatte er doch gerade deshalb immer wieder neben dem sinnlichen vor allem auch ein intellektuelles Vergnügen, das darin bestand herauszufinden, auf welche Weise seine Person im oben genannten Sinn für das System »relevant« war. Arbeiten wie *Schwerkraft und Gnade* von Yasuaki Matsumoto und Masayuki Towata, *Lovers Leap* von Miroslaw Rogala oder *Passage Sets/One Pulls Pivots at the Tip of the Tongue* von Bill Seaman, die alle im Jahr 1995 entstanden, verweigern dem Betrachter nicht nur jegliche Erzählungen, sondern fordern ihn dazu auf, selbst Geschichten zu entdecken. Gleichzeitig jedoch scheinen sie dies auch wiederum zu verhindern und machen es ihm derart schwer, daß das Resultat immer wieder von Fremdeinflüssen, zum Beispiel vom reinen Zufall, bestimmt zu sein scheint und ganz offensichtlich nicht allein das Ergebnis der Handlungen oder des Verhaltens des Betrachters ist. Am deutlichsten thematisierte die Arbeit *Between the Words* von Agnes Hegedüs (Abb. 38, S. 185) aus dem Jahr 1995 jene »Hilflosigkeit« des interaktiven Betrachters: Dieser wird zu einem Dialog mit einem anderen Besucher aufgerufen, mit dem er sich anhand eines Sets vertrauter digitalisierter Handgesten verständigen soll. Durch die Auswahl der Geste kann er seinem Gegenüber, den er gleichzeitig im Hintergrund auf seinem Bildschirm sieht, eine Botschaft übermitteln. Sein Bemühen wird jedoch von der Tatsache durchkreuzt, daß die als Strichzeichnung dargestellten Handgesten unweigerlich ineinander übergehen, sobald der Betrachter seine Wahl treffen und die gewünschte Geste auf dem Bildschirm positionieren möchte. Die Vielfalt der sich ständig verwandelnden Gesten verschlingt die vom Betrachter gewünschte Geste und zeigt sie nur in dem Moment, in dem er innehält und mehr oder weniger zufällig eine ihm als Botschaft zusagende Geste in Form eines Standbildes erzeugt. Trotz aller Vielfalt und Möglichkeiten erfährt der Betrachter, wie unzulänglich er selbst und sein Gegenüber, wie unzulänglich der Mensch innerhalb eines solchen, das Zeitalter der Kommunikation bestimmenden Systems ist, und nicht zuletzt, wie unzulänglich das System in bezug auf den Menschen ist.[422]

Nur ein Konzept der »doppelbödigen Interaktion« wie in *Between the Words*, das entweder auf »intelligenten Programmstrukturen« aufbaut oder ein solches Verhalten vortäuscht, ermöglicht die Vermittlung einer kritischen und nicht konsumierenden Haltung gegenüber den Medien, indem es sich subtil verweigert. Damit hat das interaktive Medienwerk ein Aussagepotential gewonnen, das weit über das vom Künstler kalkulierte Maß hinausgehen und für den Betrachter ein unvergeßliches Schlüsselerlebnis vermitteln kann.

Anmerkungen

1 Derrick de Kerckhove: »Common Sense« – Alt und Neu. In: BINAERA: 14 Interaktionen. Kunst und Technologie. Ausst.-Kat. Kunsthalle Wien 1993, S. 31–40. S. 35.
2 Jean-Louis Le Moigne: Schöpferische Interaktionen. Symbolische Vermittlungen. In: BINAERA. A. a. O., S. 17–22.
3 Walter Hussy: Denkpsychologie. Bd. 1 und 2. Stuttgart u. a. 1984.
4 Jean-Louis Le Moigne: Schöpferische Interaktionen. Symbolische Vermittlungen. A. a. O.
5 Charles Hirsch: Die Binäre Ära: Neue Interaktionen. In: BINAERA. A. a. O., S. 12–13.
6 Itsuo Sakane: Introduction to Interactive Art. In: Wonderland of Science Art – Invitation to Interactive Art. Sakado, Japan, 1989, S. 3–88.
7 Jean-Louis Le Moigne: Schöpferische Interaktionen. Symbolische Vermittlungen. A. a. O.
8 Valéry erfand den Begriff der subtileren Zahl aus der Notwendigkeit heraus, ein Wort für die zwischen allen Dingen, Gegebenheiten, Empfindungen, Gefühlen und Zeitläufen bestehenden Ideen und Beziehungen zu finden, das dieses Verhältnis ähnlich der Zahlenfolge der komplexen, gebrochen rationalen Zahlen angemessen bezeichnet.
9 Jean-Louis Boissier: Die Präsenz, Paradoxon des Virtuellen. In: Weltbilder Bildwelten. Computergestützte Visionen. Interface II. Symposiumsreihe der Kulturbehörde Hamburg. Hrsg. v. Klaus Peter Dencker. Hamburg 1995, S. 370–379. Sowie: Kapitel zu »Mullican« in: Media Passage. InterCommunication '93. Agnes Hegedüs. Matt Mullican. Jeffrey Shaw. Ausst.-Kat. InterCommunication Center, NTT. Tokio 1993, S. 122–140.
10 Jean-Louis Boissier: Eléments d'une esthétique de la salle. Habilitationsschrift. Universität Paris 8 1994.
11 artifices. Kurator: Jean-Louis Boissier. Ausst.-Kat. Saint-Denis 1990, 1992, 1994.
12 Jean-Louis Boissier: Die Präsenz, Paradoxon des Virtuellen. A. a. O., S. 374.
13 Söke Dinkla: Geschichte der interaktiven Kunst. Von den Anfängen der Zuschauerbeteiligung in der klassischen Avantgarde bis zur partizipativen Kunst der sechziger Jahre. In: Interferenzen. 6. Jg., Nr. 1/2 1995, S. 15.
14 Video-Skulptur retrospektiv und aktuell: 1963–1989. Hrsg. v. Wulf Herzogenrath und Edith Decker. Köln 1989, S. 266ff.
15 Norbert Wiener: Mensch und Menschmaschine. Kybernetik und Gesellschaft. Frankfurt am Main 1968, S. 65ff.
16 Video-Skulptur retrospektiv und aktuell. A. a. O., S. 114ff.
17 Ebd.
18 Ebd., S. 216ff. Sowie: Bruce Nauman. Zeichnungen 1965–1986. Ausst.-Kat. Museum für Gegenwartskunst, Basel 1986. Siehe auch: Anne Barclay Morgan: Interactivity in the Electronic Age. In: Sculpture. Special Issue: Art and Technology. May/June 1991, S. 36–44.
19 Dan Graham: Video-Architecture-Television. Hrsg. v. Benamin H. D. Buchloh. Halifax 1979, S. 64.
20 Michael Naimark: »Präsenz bei INTERFACE« oder »Woher weißt du, daß dies kein Film ist?« In: Weltbilder. Bildwelten. Computergestützte Visionen. Interface 2. Hrsg. v. Klaus Peter Dencker. Hamburg 1995, S. 364–368, S. 365.

21 Ebd.
22 Ebd., S. 364.
23 Michael Naimark. In: MultiMediale 2, Das Medienkunstfestival des ZKM | Zentrum für Kunst und Medientechnologie Karlsruhe. Ausst.-Kat. Karlsruhe 1991, S. 4ff.
24 Söke Dinkla: Interaktive computergestützte Installationen um 1990. Eine exemplarische Analyse (= unveröffentlichte Magisterarbeit. Universität Hamburg 1992), S. 26.
25 Ebd., S. 27. Siehe auch: Regina Cornwell: Interactive Storytelling. A pioneering work of high-tech video art. The Earl King incorporates the viewer into a fragment narrative of abandonment, sexuality and death. In: Art in America, Januar 1988, S. 43, 45.
26 Siehe auch: David Reisman: Telescreen as Text. Interactive Videodisc Now. In: Artscribe, Mai 1988, S. 66–70.
27 Frank Popper: High Technology Art. In: Digitaler Schein. Ästhetik der elektronischen Medien. Hrsg. v. Florian Rötzer. Frankfurt am Main 1991, S. 254.
28 Biographische Notizen. In: artintact 2. CD-ROMagazin interaktiver Kunst. ZKM | Zentrum für Kunst und Medientechnologie Karlsruhe 1995, S. 106f.
29 Im Kapitel »Gestaltung der Dialogstruktur und des Interfaces computergestützter Arbeiten« werden sie unter dem von Dinkla untersuchten Aspekt der Gestaltung der Dialogstruktur gesondert behandelt.
30 David Tafler: Der Blick und der Sprung. The Look and the Leap. Die Verschiebung der Grenzen bei der interaktiven Videodisk-Kunst. In: Ders.: Ein interaktives Kino. Einige Zeit- und Zeitformmodelle. In: Kunstforum International, Bd. 103, Sept./Okt. 1989, S. 240–245. Siehe auch: Transmission. Hrsg. v. Peter D'Agostino, New York 1985.
31 Bill Seaman: William Seaman. In: Der Prix ars electronica. Internationales Kompendium der Computerkünste. Hrsg. v. Hannes Leopoldseder; Österreichischer Rundfunk, Wien (ORF). Wien 1992, S. 110f. Siehe auch: Ders.: The Watch Detail. In: »Bitte berühren«. Interaktive Videoinstallationen. Ausst.-Kat. ZKM | Zentrum für Kunst und Medientechnologie Karlsruhe, Ostfildern 1992, S. 12f. Ders.: »The Exquisite Mechanism of Shivers«. Anmerkungen und Beobachtungen zu künstlichen Spielen. In: Künstliche Spiele. Hrsg. v. Georg Hartwagner, Stefan Iglhaut, Florian Rötzer. München 1993, S. 324–333. Siehe auch Dieter Daniels: Bill Seaman, Ex Mech. In: artintact 1. CD-ROMagazin interaktiver Kunst. ZKM | Zentrum für Kunst und Medientechnologie Karlsruhe 1994, S. 27ff.
32 Bill Seaman: The Exquisite Mechanism of Shivers. A. a. O., S. 324f.
33 artintact 1. CD-ROMagazin interaktiver Kunst. A. a. O.
34 Qualizeichen = eine Qualität, die ein Zeichen ist. Siehe: Umberto Eco: Zeichen. Einführung in einen Begriff und seine Geschichte. Frankfurt am Main 1977, S. 58.
35 Siehe: Umberto Eco: Das offene Kunstwerk. Frankfurt am Main 1977.
36 Siehe: Umberto Eco: Semiotik und Philosophie der Sprache. München 1985, S. 44 (= Supplemente Bd. 4).
37 Bill Seaman: passage sets/one pulls pivots at the tip of the tongue. In: MultiMediale 4. Das Medienkunstfestival des ZKM | Zentrum für Kunst und Medientechnologie Karlsruhe. Ausst.-Kat. Karlsruhe 1995, S. 44f.
38 Jean-Louis Boissier: Programmes Interactifs. Ausst.-Kat. Centre d'Art d'Ivry–CREDAC, Ivry-sur-Seine, 1995.

39 Frank Popper: Künstlerische Bilder und die Technowissenschaft. In: Kunstforum International, Bd. 97, Nov./Dez. 1988, S. 97–109, S. 106. Sowie: 42. Biennale Venedig, 1986. Siehe: Frank Popper: Art of the Electronic Age. New York 1993, S. 107.

40 Jean-Louis Boissier: Zwei Arten Bücher zu machen. Arbeitsnotizen zu *Flora petrinsularis*. In: artintact 1. A. a. O., S. 53–81. Boissier merkt unter anderem an, daß die Arbeit von Raymond Bellours besprochen wurde. Raymond Bellours: Avant, après. In: Trafic, Nr. 10, 1994.

41 Ebd., S. 55f.

42 Siehe: Paul Sermon: Think about the people now. In: Der Prix ars electronica. Internationales Kompendium der Computerkünste. Hrsg. v. Hannes Leopoldseder; Österreichischer Rundfunk, Wien (ORF). Wien/Linz 1991, S. 120f. Sermon bekam für seine Arbeit die Goldene Nica.

43 Siehe: Jill Scott: Machine Dreams. In: Der Prix ars electronica. Internationales Kompendium der Computerkünste. Hrsg. v. Hannes Leopoldseder; Österreichischer Rundfunk, Wien (ORF). Wien/Linz 1990, S. 188f. Dies.: Paradise Tossed. Ebd., S. 108f. Dies.: Erinnerung und multimediale Phantasie. Vortrag auf dem Symposium *The Digital Museum* der MultiMediale 4. Karlsruhe 1995. Sowie: Hans Peter Schwarz: Grenzen der Utopie (Frontiers of Utopia). In: MultiMediale 4. Das Medienkunstfestival des ZKM | Zentrum für Kunst und Medientechnologie Karlsruhe 1994, S. 62.

44 Stephen Wilsons Experimente der achtziger Jahre bereiteten den Boden für die Richtung, ein Publikum gemeinsam an einer computergesteuerten medialen Aktion interaktiv teilnehmen zu lassen, indem sie kollektive Selektionen durchzuführen hatten. Siehe Stephen Wilson: Umwelterfassende Kunstwerke und interaktive Kunstereignisse. Die Entwicklung des Mikrocomputers und ihre Auswirkungen. In: Kunstforum International, Bd. 103, Sept./Okt. 1989, S. 166–179. Siehe auch: Der Prix ars electronica. Internationales Kompendium der Computerkünste. Hrsg. v. Hannes Leopoldseder; Österreichischer Rundfunk, Wien (ORF). Wien/Linz 1991, S. 148f. Peter Krieg führt diesen Ansatz direkt am Medium Film aus. Siehe: Peter Krieg: Suspicious Minds (Die Ordnung des Chaos). A. a. O., S. 140f. Siehe auch: Versuch über Interaktion und Medien. In: Künstliche Spiele. Hrsg. v. Georg Hartwagner, Stefan Iglhaut und Florian Rötzer. A. a. O., S. 180–187.

45 Jean-Louis Boissier: Die Präsenz, Paradoxon des Virtuellen. A. a. O., S. 370–379.

46 Aleatorisch = vom Zufall abhängig.

47 Ebd., S. 375.

48 Ebd., S. 370.

49 Morphogenese = Gestaltbildung im Sinne von Ursprung und Entwicklung von Organen oder Geweben eines pflanzlichen oder tierischen Organismus.

50 Herbert W. Franke: Wechselwirkungen Kunst/Technik. Eine Bestandsaufnahme aus zehn Jahren ars electronica. In: Die ars electronica. Kunst im Zeitsprung. Hrsg. v. Karl Gerbel und Hannes Leopoldseder. Linz 1989, S. 33–49, S. 40f.

51 Edmond Couchot: La Plume. In: artifices. Ausst.-Kat. Saint-Denis 1990, S. 38f.

52 Jeffrey Shaw: The Legible City. In: Der Prix ars electronica. Internationales Kompendium der Computerkünste. Hrsg. v. Hannes Leopoldseder; Österreichischer Rundfunk, Wien (ORF). Wien/Linz 1990, S. 184–187.

53 Ders.: The Virtual Museum. In: Media Passage. InterCommunication '93. Agnes Hegedüs. Matt Mullican. Jeffrey Shaw. Ausst.-Kat. InterCommunication Center, NTT, Tokio, 1993.
54 Peter Weibel: Virtuelle Welten: Des Kaisers neue Körper. In: ars electronica 1990. Bd. II. Virtuelle Welten. Hrsg. v. Gottfried Hattinger u. a., Linz 1990, S. 9 – 39. Christa Sommerer, Laurent Mignonneau: Interactive Plant Growing. In: ars electronica '93. Genetische Kunst – künstliches Leben. Hrsg. v. Karl Gerbel und Peter Weibel. Linz 1993, S. 408 – 414.
55 Jean-Louis Boissier: Die Präsenz, Paradoxon des Virtuellen. A. a. O., S. 377.
56 Monika Fleischmann: Digitale Muse Internet? Vortrag auf dem Symposium *The Digital Museum* am 20. Mai 1995 während der MultiMediale 4 des ZKM | Zentrum für Kunst und Medientechnologie Karlsruhe 1995.
57 Jean-Louis Boissier: Die Präsenz, Paradoxon des Virtuellen. A. a. O., S. 371.
58 Ebd.
59 Ebd., S. 373.
60 Nicole Stenger: Angels. In: Machines à Communiquer. Ausst.-Kat. Cité des Sciences et de l'Industrie de La Villette. Paris 1991/92.
61 Artlab 3. Perceptual Arena. Space Paradox Interactive Environment. Ulrike Gabriel. Ausst.-Kat. Tokio 1993.
62 Jean-Louis Boissier: Die Präsenz, Paradoxon des Virtuellen. A. a. O., S. 373.
63 Ebd., S. 379.
64 Ebd.
65 Edmond Couchot: The Digital Image. In: Electra. Electricity and Electronics in the Art of the XXth Century. Ausst.-Kat. Musée d'Art Moderne de la Ville de Paris 1983/84. Paris 1983, S. 392f.
66 Ders.: Images – De l'optique au numérique. Hermes 1988.
67 Ders.: Zwischen Reellem und Virtuellem: Die Kunst der Hybridation. In: Cyberspace. Zum medialen Gesamtkunstwerk. Hrsg. v. Florian Rötzer und Peter Weibel. München 1993, S. 340 – 350.
68 Translokal = ortsverändernd.
69 Diamorph = durchdringbar.
70 Edmond Couchot: Die Spiele des Realen und des Virtuellen. A. a. O., S. 346 – 356.
71 Ebd., S. 348f.
72 Zu »erhöhten Wirklichkeiten« siehe: Paul Milgram: Merging Real and Virtual Worlds. In: Imagina 1995. Proceedings. Monte Carlo 1995, S. 218 – 230.
73 Edmond Couchot: Die Spiele des Realen und des Virtuellen. A. a. O., S. 351.
74 Jeffrey Shaw: Reisen in virtuelle Realitäten. Ein Gespräch mit Florian Rötzer. In: Parallele Kunst, 1992 (= Kunstforum International, Bd. 117), S. 286ff.
75 Ders.: Modalitäten einer interaktiven Kunstausübung. In: Im Netz der Systeme. Für eine interaktive Kunst. Dokumentation anläßlich der ars electronica, Linz, 1989. (= Kunstforum International, Bd. 103., Sept./Okt. 1989), S. 204 – 209.
76 Ders.: Reisen in virtuelle Realitäten. Ein Gespräch mit Florian Rötzer. A. a. O., S. 315.
77 Ebd., S. 326.
78 Ebd., S. 328.
79 Jeffrey Shaw: Art, Science and Interactivity. In: Interactive Media Festival. Ausst.-Kat. Los Angeles 1995, S. 39f.
80 Genetische Kunst – Künstliches Leben. Genetic Art – Artificial Life. ars electronica 1993. Hrsg. v. Karl Gerbel und Peter Weibel. Wien 1993.

81 Artificial Life. Hrsg. v. Christopher C. Langton. Kalifornien 1989. Artificial Life II. Hrsg. v. C. C. Langton, J. D. Farmer und S. Rasmunssen. New Jersey 1991. Towards A Practice of Autonomous Systems. Proceedings of the First European Conference on Artificial Life. Hrsg. v. Francisco J. Varela und Paul Bourgine. MIT, Massachusetts 1992.

82 Patti Maes: ALIVE, Artificial Life Interactive Video Environment. In: ars electronica '93. Genetische Kunst – Künstliches Leben. A. a. O., S. 128f. Dies.: Vortrag bei *Doors of Perception*, Amsterdam 1994, publiziert auf CD-ROM bei Mediamatic 1995. Designing Autonomous Agents. Theory and Practice from Biology to Engeneering and Back. Special Issues of Robotics and Autonomous Systems. Hrsg. v. Patti Maes. Cambridge, Massachusetts, 1993, 2. Aufl. (= MIT Press).

83 Naoko Tosa: Talking to the Neuro Baby. In: Genetische Kunst – Künstliches Leben. Genetic Art – Artificial Life. A. a. O., S. 353ff.

84 Karl Sims: Interaktive Evolutionen. In: ars electronica '93. Genetische Kunst – künstliches Leben. A. a. O., S. 119f.

85 Christa Sommerer und Laurent Mignonneau: Interactive Plant Growing. A. a. O., S. 408–414.

86 Ulrike Gabriel: Terrain 01. A. a. O., S. 128.

87 Patti Maes: ALIVE, Artificial Life Interactive Video Environment. A. a. O., S. 128.

88 Myron Krueger: VIDEOPLACE – Eine künstliche Realität. In: Kunstforum International, Bd. 103, Sept./Okt. 1989, S. 210–215.

89 Ders.: Artificial Reality, Reading. (= Dissertation von 1974).

90 Ders.: Artificial Reality II, Reading. Massachusetts u. a. 1991, 2. überarb. u. erw. Auflage.

91 Patti Maes: ALIVE, Artificial Life Interactive Video Environment. A. a. O., S. 128.

92 Ebd.

93 Dies.: Künstliches Leben bauen. Ebd., S. 184.

94 Paul Milgram: Merging Real and Virtual Worlds. In: Imagina 1995. Proceedings. Monte Carlo 1995, S. 218–230.

95 Ebd.

96 Ebd.

97 Peter Weibel. Interview. In: Medien. Kunst. Passagen. Telepologie Österreich – Materialien zur Medienkunst, H. 2, 1994, S. 81–92.

98 Gerhard Johann Lischka; Peter Weibel: Polylog. Für eine interaktive Kunst. In: Kunstforum International, Bd. 103, Sept./Okt. 1989, S. 65–87.

99 Ebd., S. 66.

100 Ebd., S. 70.

101 Ebd., S. 73.

102 Ebd., S. 77.

103 Ebd.

104 Ebd., S. 81.

105 Peter Weibel: Virtuelle Realität oder der Endo-Zugang zur Elektronik. In: Cyberspace. Ausflüge in virtuelle Wirklichkeiten. Hrsg. v. Manfred Waffender. Hamburg 1991, S. 15–46.

106 Homeostatische Prozeduren = Prozeduren, die im Menschen begründet sind.

107 Ebd., S. 85.

108 Ders.: Intelligente Wesen in einem intelligenten Universum. In: Intelligente Ambiente. Bd. 1. ars electronica '94. Linz 1994, S. 6–26.

109 Ebd., S. 15.
110 Ebd., S. 20.
111 Ebd., S. 7.
112 Weibel bezieht sich auf das von Christopher C. Langton 1989 herausgegebene Buch »Artifcial Life«.
113 Projekte des Instituts für Neue Medien in Frankfurt. In: Camera Austria International, Nr. 49, 1994, S. 45–55.
114 Ebd., S. 53.
115 Ebd.
116 Beschrieben in: Genetische Kunst – Künstliches Leben. Genetic Art – Artificial Life. ars electronica '93. Hrsg. v. Karl Gerbel und Peter Weibel. Wien 1993, S. 408–414.
117 Projekte des Instituts für Neue Medien in Frankfurt. A. a. O., S. 46.
118 Peter Weibel: Vom Bild zur Konstruktion kontextgesteuerter Ereigniswelten. In: Camera Austria International, Nr. 49, 1994, S. 33–45.
119 Ebd., S. 39f.
120 Ebd.
121 Ders.: ars electronica '93. A. a. O., S. 420f.
122 Ebd.
123 Ders.: Vom Bild zur Konstruktion kontextgesteuerter Ereigniswelten. A. a. O., S. 33–45, S. 41.
124 Ebd., S. 42.
125 Ebd.
126 Ebd.
127 Peter Weibel: Leben – das unvollendete Projekt. In: Genetische Kunst – Künstliches Leben. Genetic Art – Artificial Life. A. a. O., S. 9f.
128 Fred Forest: Thematisierung des Zeit-Raums als Kritische Praxis. In: Cyberspace. Zum medialen Gesamtkunstwerk. Hrsg. v. Florian Rötzer und Peter Weibel. München 1993, S. 350ff.
129 Ders.: Die Ästhetik der Kommunikation. Thematisierung der Raum-Zeit oder der Kommunikation als einer schönen Kunst. In: Digitaler Schein. Ästhetik der elektronischen Medien. A. a. O., S. 323ff.
130 Ebd., S. 325.
131 Ebd., S. 326.
132 »Marconi Galaxis« wird hier hinsichtlich des medialen Aspektes in Anlehnung an die Gutenberg-Galaxis nach dem Erfinder der Funktechnik formuliert.
133 Ebd., S. 355f.
134 Ders.: Thematisierung des Zeit-Raums als Kritische Praxis. A. a. O., S. 353f.
135 Ebd.
136 Ders.: Die Ästhetik der Kommunikation. A. a. O., S. 329.
137 Ebd.
138 Alfred Nemeczek: Art Lexikon. Warum Computer malen. In: Art 2, Februar 1993, S. 42. Roy Ascott: Kunst und Erziehung in der telematischen Kultur. In: Synthesis. Die visuellen Künste in der elektronischen Kultur. Die elektronische Kreativität. Die elektronische Akademie. Das elektronische Museum. Beiträge zum internationalen UNESCO-Seminar an der Hochschule für Gestaltung Offenbach am Main, 1987. Hrsg. v. Manfred Eisenbeis und Heide Hagebölling. Offenbach am Main 1987, S. 185–203.
139 Ders.: Die Kunst intelligenter Systeme. In: Prix ars electronica. Internationaler Wettbewerb für Computerkünste. Ausst.-Kat. Linz 1991, S. 25–33.
140 Ebd., S. 25.

141 Ebd., S. 25f.
142 Ebd., S. 26.
143 Ebd., S. 27.
144 Ebd., S. 27f.
145 Ebd., S. 29.
146 Ebd., S. 30.
147 Ebd., S. 31.
148 Ebd., S. 32.
149 Ebd., S. 34.
150 Ebd.
151 Roy Ascott: Interactive Terminology: An Interfacial Glossary. In: Interactive Media Festival. Ausst.-Kat. Los Angeles 1995, S. 43f.
152 Ders.: Gesamtdatenwerk. Konnektivität, Transformation und Transzendenz. In: Kunstforum International, Bd. 103, Sept./Okt. 1989, S. 100–109.
153 Ebd.
154 Ebd.
155 Ebd., S. 104.
156 Les Immatériaux. Eine Ausstellung unter der Leitung von Jean-François Lyotard. Centre Beaubourg, Paris, 1984/85. Siehe: »Organe et Fonction d'Alice au Pays des Merveilles« mit Videotext von Roy Ascott.
157 Electra. Electricity and Electronics in the Art of the XXth Century. Musée d'Art Moderne de la Ville de Paris. Paris 1983. »La Plissure du Texte – a Planetary Fairy Tale« von Roy Ascott. Verteilte Autorschaft unter Mitwirkung von Künstlern in vierzehn Städten Nordamerikas, Europas und Australiens.
158 Roy Ascott: Gesamtdatenwerk. Konnektivität, Transformation und Transzendenz. A. a. O., S. 106.
159 Jean-Louis Boissier: Die Präsenz, Paradoxon des Virtuellen. A. a. O., S. 370–379.
160 Ebd., S. 379.
161 Fred Forest: Die Ästhetik der Kommunikation. Thematisierung der Raum-Zeit oder der Kommunikation als einer schönen Kunst. A. a. O., S. 323–333, S. 330f.
162 Peter Weibel: Über die Grenzen des Realen. Der Blick und das Interface. In: Der entfesselte Blick. Symposion, Workshop, Ausstellung. Hrsg. v. Gerhard Johann Lischka. Bern 1993, S. 218–250, S. 242f.
163 Gerhard Johann Lischka; Peter Weibel: Polylog. Für eine interaktive Kunst. A. a. O., S. 65–86, S. 76.
164 Jeffrey Shaw: Modalitäten einer interaktiven Kunstausübung. In: Im Netz der Systeme. Für eine interaktive Kunst. Dokumentation anläßlich der ars electronica, Linz, 1989. A. a. O., S. 204–209.
165 Peter Weibel: Vom Verschwinden der Ferne. Telekommunikation und Kunst. Hrsg. v. Edith Decker und Peter Weibel, Ausst.-Kat. Köln 1990, S. 19–79.
166 Jeffrey Shaw: Art, Science and Interactivity. In: Interactive Media Festival. Ausst.-Kat. Los Angeles 1995, S. 40.
167 Jeffrey Shaw: Heaven's Gate. In: MultiMediale 4. Das Medienkunstfestival des ZKM | Zentrum für Kunst und Medientechnologie Karlsruhe. A. a. O., S. 28.
168 Myron Krueger: Kunstgeschichte der künstlichen Realität. In: Cyberspace. Zum medialen Gesamtkunstwerk. Hrsg. v. Florian Rötzer und Peter Weibel. München 1993, S. 289–305.
169 Ebd., S. 296.
170 Ders.: Vom Verschwinden der Ferne. A. a. O., S. 19–79.

171 Ebd., S. 20.
172 Ebd., S. 25.
173 Ebd., S. 24.
174 Ebd., S. 38.
175 Ebd., S. 65.
176 Ebd., S. 67.
177 Peter Weibel: Virtuelle Realität oder der Endo-Zugang zur Elektronik. In: Cyberspace. Ausflüge in virtuelle Wirklichkeiten. Hrsg. v. Manfred Waffender. Hamburg 1991, S. 15–47.
178 Peter Weibel: Virtuelle Realität oder der Endo-Zugang zur Elektronik. A. a. O., S. 18.
179 Peter Weibel: Transformationen der Techno-Ästhetik. In: Digitaler Schein. Ästhetik der elektronischen Medien. Hrsg. v. Florian Rötzer. Frankfurt am Main 1991, S. 205–246, S. 242f.
180 Peter Weibel: Vom Bild zur Konstruktion kontextgesteuerter Ereigniswelten. In: Camera Austria International. Nr. 49, 1994, S. 33–45.
181 Otto E. Rössler: Endophysik. Die Welt des inneren Beobachters. Hrsg. v. Peter Weibel. Berlin 1992.
182 Ebd., S. 35.
183 Weibel bezieht sich in einem sehr allgemeinen Sinne auf Lacans Formulierung vom Effekt des Realen, der sich im weiteren Sinne auf die Welt der Zeichen gründet.
184 Peter Weibel: Virtuelle Realität oder der Endo-Zugang zur Elektronik. A. a. O., S. 36.
185 Ebd., S. 36.
186 Ebd., S. 38–46.
187 Jean-Louis Boissier: Programmes Interactifs. Ausst.-Kat. Centre d'Art d'Ivry – CREDAC, Ivry-sur-Seine 1995.
188 Ders.: Die Präsenz, Paradoxon des Virtuellen. A. a. O., S. 370–379.
189 Ebd., S. 376.
190 Peter Weibel: Über die Grenzen des Realen. Der Blick und das Interface. A. a. O., S. 218–250.
191 Ebd., S. 244.
192 Uchronizität = Zeitlosigkeit.
193 Edmond Couchot: Die Spiele des Realen und des Virtuellen. A. a. O., S. 346–356, S. 354.
194 Ebd., S. 348.
195 Jeffrey Shaw: Modalitäten einer interaktiven Kunstausübung. A. a. O., S. 204–209; S. 204.
196 Ders.: Reisen in virtuelle Realitäten. In: Cyberspace. Zum medialen Gesamtkunstwerk. Hrsg. v. Florian Rötzer und Peter Weibel. A. a. O., S. 317–332.
197 »Code« hier im Sinne des Regelhaften, Regulierten.
198 Myron Krueger: Artificial Reality, Reading. A. a. O.
199 Fred Forest: Die Ästhetik der Kommunikation. Thematisierung der Raum-Zeit oder der Kommunikation als einer schönen Kunst. A. a. O., S. 323–333, S. 323.
200 Ebd., S. 324.
201 Ebd.
202 Ebd., S. 328.
203 Ders.: Die Ästhetik der Kommunikation. Thematisierung der Raum-Zeit oder der Kommunikation als einer schönen Kunst. A. a. O., S. 331.
204 Ebd., S. 332.

205 Ders.: Thematisierung des Zeit-Raums als Kritische Praxis. A. a. O., S. 351f.
206 Ebd.
207 Ders.: Die Ästhetik der Kommunikation. Thematisierung der Raum-Zeit oder der Kommunikation als einer schönen Kunst. A. a. O., S. 332.
208 Ders.: Thematisierung des Zeit-Raums als Kritische Praxis. A. a. O., S. 353.
209 Peter Weibel: Virtuelle Realität oder der Endo-Zugang zur Elektronik. A. a. O., S. 15–46.
210 Ebd.
211 Fred Forest: Die Ästhetik der Kommunikation. Thematisierung der Raum-Zeit oder der Kommunikation als einer schönen Kunst. A. a. O., S. 324.
212 Roy Ascott: Die Kunst intelligenter Systeme. In: Der Prix ars electronica. Internationaler Wettbewerb für Computerkünste. Ausst.-Kat. Linz 1991, S. 25–34, S. 26.
213 Myron Krueger: Kunstgeschichte der künstlichen Realität. A. a. O., S. 297.
214 Ebd.
215 Ebd.
216 Jeffrey Shaw: Reisen in virtuelle Realitäten. Ein Gespräch mit Florian Rötzer. A. a. O., S. 286–303, S. 323.
217 Ebd., S. 323.
218 artintact 1 und 2. A. a. O.
219 Heinrich Klotz: Das Museum für Gegenwartskunst. Museum aller Künste. In: Zentrum für Kunst und Medientechnologie Karlsruhe 1992, 2. Auflage 1994, S. 70–78. Siehe auch: Moving Image. Electronic Art. Ausstellung des ZKM | Zentrum für Kunst und Medientechnologie Karlsruhe in der Fundació Joan Miró, Barcelona 1992.
220 Ders.: Die Zweite Moderne – eine Diagnose der Kunst der Gegenwart. Vortrag des gleichlautenden Symposiums vom 17. Mai 1995 auf der MultiMediale 4 in Karlsruhe.
221 Ders.: Kunst im 20. Jahrhundert. Moderne. Postmoderne. Zweite Moderne. München 1994. Ders.: Medienkunst als zweite Moderne. In: Ders.: Eine neue Hochschule (für neue Künste). Schriftenreihe der Staatlichen Hochschule für Gestaltung Karlsruhe. Ostfildern 1995, S. 43–59.
222 Ebd., S. 52.
223 Ebd.
224 Ebd., S. 45
225 Begriff siehe: Peter Zec: Das Medienwerk. Ästhetische Produktion im Zeitalter der elektronischen Kommunikation. In: Digitaler Schein. Ästhetik der elektronischen Medien. Hrsg. v. Florian Rötzer. Frankfurt am Main 1991, S. 100–117.
226 Heinrich Klotz: Zur Ästhetik der elektronischen Kunst. In: Ders.: Eine neue Hochschule (für neue Künste). A. a. O., S. 59–69.
227 Ebd.
228 Ebd.
229 Ebd., S. 66.
230 Jacob Burckhardt: Die Kultur der Renaissance in Italien. Ein Versuch. Stuttgart 1987 (1. Aufl. 1860).
231 Frank Popper: Art of the Electronic Age. New York 1993. Ders.: Art, Action and Participation. London, New York 1975. Ders.: Kinetic Art. London, New York, 1968.
232 Ders.: The Artist and Advanced Technology. In: Leonardo, Vol. 28, Nr. 1, 1995, S. 27–33.

233 Ders.: Art of the Electronic Age. New York 1993, S. 172.
234 Ebd., S. 181.
235 Frank Popper: The Artist and Advanced Technology. In: Leonardo. Vol. 28, A. a. O., S. 30.
236 Frank Popper: Künstlerische Bilder und die Technowissenschaft. A. a. O., S. 97–109.
237 Siehe: Frank Popper: Kinetic Art. London, New York, 1968. Sowie: Ders.: Art, Action and Participation. London/New York 1975.
238 Ders.: Künstlerische Bilder und die Technowissenschaft. A. a. O., S. 99.
239 Ders.: High Technology Art. In: Digitaler Schein. Ästhetik der elektronischen Medien. Hrsg. v. Florian Rötzer. Frankfurt am Main 1991, S. 251.
240 Ders.: Künstlerische Bilder und die Technowissenschaft. A. a. O., S. 100.
241 Ebd., S. 102.
242 Ebd., S. 103.
243 Ebd.
244 Ebd.
245 Ebd.
246 Ders.: High Technology Art. A. a. O., S. 249–267.
247 Frank Popper: Art of the Electronic Age. New York 1993.
248 Ders.: High Technology Art. A. a. O., S. 257.
249 Ebd., S. 258.
250 Frank Popper: Art of the Electronic Age. A. a. O., S. 172.
251 Ebd.
252 Ders.: High Technology Art. A. a. O., S. 259.
253 Ebd., S. 159f.
254 Ebd., S. 263.
255 Ebd., S. 263.
256 Ebd., S. 108.
257 Ebd., S. 109.
258 Ebd.
259 Söke Dinkla: Geschichte der Interaktiven Kunst. Von den Anfängen der Zuschauerbeteiligung in der klassischen Avantgarde bis zur partizipativen Kunst der sechziger Jahre. A. a. O., S. 10–15.
260 Unter »mimetischen Strategien« versteht Dinkla das Repertoire von möglichen Interaktionsformen.
261 Filippo Tommaso Marinetti: The Variety Theatre (1913). In: Michael und Victoria Nes Kirby: Futurist Performance. New York 1968, S. 179–186.
262 Michael Kirby: Happenings. An Illustrated Anthology. New York 1965, S. 29f.
263 Söke Dinkla: Geschichte der interaktiven Kunst. A. a. O., S. 10.
264 Dinkla bezieht sich auf die Ausstellung »Exposition international du Surréalisme« in der Galerie Beaux-Arts in Paris 1938. Siehe: Michael Kirby: Happenings. An Illustrated Anthology. A. a. O., S. 39.
265 Söke Dinkla: Geschichte der interaktiven Kunst. A. a. O., S. 10.
266 Dieter Daniels: Duchamp und die anderen. Der Modellfall einer künstlerischen Wirkungsgeschichte in der Moderne. Köln 1992, S. 122f.
267 Johannes Lothar Schröder: Identität. Überschreitung/Verwandlung. Happenings, Aktionen und Performances von bildenden Künstlern. Münster 1990.
268 Erkki Huhtamo: I am interactive – therefore am I? In: Interaktiviesen taiteen näyttely. Exhibition of the Interactive Art. Galleria Otso, Helsinki 1992, S. 5.

269 Regina Cornwell: Interactive Art: Touching the »Body in the Mind«. In: Discourse. Theoretical Studies in Media and Culture. Vol. 14, Nr. 2, Spring 1992, S. 203–221. Siehe auch: Dies.: On Interactivity and Performance. O. O. 1992.
270 Söke Dinkla: Geschichte der interaktiven Kunst. A. a. O., S. 11.
271 Ebd., S. 12.
272 Norbert Wiener: Mensch und Maschine. Kybernetik und Gesellschaft. Frankfurt am Main 1968.
273 Jack Burnham: Beyond Modern Sculpture. The Effects of Sclence and Technology on the Sculpture of this Century. New York 1968, 2. Aufl. 1969, S. 340.
274 Söke Dinkla: Interaktive computergestützte Installationen um 1990. Eine exemplarische Analyse. A. a. O., S. 31.
275 Ebd., S. 29.
276 Roy Ascott: Behaviourist Art and the Cybernetic Vision. In: Cybernetica. Bd. 9, Nr. 4, 1966, S. 247–264; Bd. 10, Nr. 1, 1967, S. 25–56.
277 Söke Dinkla: Geschichte der interaktiven Kunst. A. a. O., S. 12. Sowie: Jack Burnham: Beyond Modern Sculpture. The Effects of Science and Technology on the Sculpture of this Century. A. a. O., S. 332ff., S. 356.
278 Söke Dinkla: Geschichte der interaktiven Kunst. A. a. O., S. 12.
279 Billy Klüver; Julie Martin: Four Difficult Pieces. In: Art in America. Juli 1991, S. 80–99 und 135. Etwa zeitgleich, 1967/68, wurde das »Center for Advanced Visual Studies« in Cambridge, Massachusetts, als Teil des MIT, Massachusetts Institute of Technology, von Gyorgy Kepes gegründet, zu dessen ersten Mitgliedern Otto Piene, der Kunsthistoriker Jack Burnham und der Filmemacher und Computerfilmpionier Stanley Vanderbeek gehörten.
280 Söke Dinkla: Geschichte der interaktiven Kunst. A. a. O., S. 13.
281 Zur ersten Closed-Circuit-Installation siehe Kapitel »Videobild: Closed-Circuit und Database«.
282 Söke Dinkla: Geschichte der interaktiven Kunst. A. a. O., S. 14.
283 Ebd., S. 15.
284 Ebd., S. 14f.
285 Dinkla verweist vor allem unter dem Aspekt der Beteiligung auf Bertolt Brechts »Radiotheorie«. In: Bertolt Brecht: Gesammelte Schriften, Bd. 18. Frankfurt am Main 1967, S. 119–134.
286 Söke Dinkla: The History of the Interface in Interactive Art. In: ISEA '94. The 5th International Symposium on Electronic Art. Ausst.-Kat. Helsinki 1994, S. 38.
287 Siehe Einteilungen des »Virtual Museum INTERZONE '93 ARTIST MATRIX« von Itoh Toshiharu. In: Interactive Media Art Nr. 7 – InterCommunication. A journal exploring the frontiers of art and technology. Tokio 1994.
288 Siehe: Ilka Lauchstädt und Martin Potthoff: Die interaktiven Medien und die Befreiung der Phantasie. In: Europäisches Medienkunstfestival Osnabrück, 1988.
289 Umberto Eco: Das offene Kunstwerk. A. a. O.
290 Wolfgang Kemp: Der Betrachter ist im Bild. Kunstwissenschaft und Rezeptionsästhetik. Köln 1985.
291 Erkki Huhtamo: Commentaries on Metacommentaries on Interactivity. In: Cultural Diversity in the Global Village. The Third International Symposium on Electronic Art, Sydney, Australia, 9.–13. November 1992. Hrsg. v. Alessio Callaro. The Australian Network for Art and Technologie, 1992, S. 93–98.
292 Siehe auch: Söke Dinkla: Interaktive computergestützte Installationen um 1990. Eine exemplarische Analyse. A. a. O. Zusammengefaßt in: Interactive

Computer-Supported Installations. Examples of a New Art Form. In: CAD Forum, 5th International Conference on Development and Use of Computer Systems. Mediascape. Zagreb 1994. Siehe auch: Künstlerischer Austausch. Konferenzbeiträge des 28. Internationalen Kongresses für Kunstgeschichte. Berlin 1992, S. 238–294.

293 Lynn Hershman: Art-ificial Sub-versions, Inter-action, and the New Reality. In: Camerawork. A Journal of Photographic Arts. Vol. 20, Nr. 1, 1993, S. 20–25. Siehe auch: Siemens Medienkunstpreis. Hrsg. v. ZKM | Zentrum für Kunst und Medientechnologie Karlsruhe 1995.

294 Die Motive des Erinnerns, Vergessens und Rekonstruierens, die im Medium der Videodisk per se angelegt sind, lassen sich mit der Freudschen Trias des Erinnerns, Wiederholens und Durcharbeitens vergleichen.

295 Timothy Druckrey: Revisioning Technology. In: Iterations. The New Image. Hrsg. v. Timothy Druckrey. International Center of Photography, New York. New York/Cambridge/London 1993, S. 17–38.

296 Timothy Binkley: Paradoxien der Interaktion. In: Kunstforum International, Bd. 103, Sept./Okt. 1989, S. 220–224, S. 220.

297 Siehe Kapitel »Neue Sensibilisierung: Körper und Medien«.

298 Florian Rötzer: Cyberspace. Zum medialen Gesamtkunstwerk. A. a. O., S. 11.

299 Neil Postman: Wir amüsieren uns zu Tode. Frankfurt am Main 1985. Florian Rötzer: Kunst, Spiel, Zeug. Einige unsystematische Anmerkungen. In: Künstliche Spiele. A. a. O., S. 15–38.

300 Abraham Moles: Die permutationelle Kunst und die Multiplen. In:: Kunst und Computer. Hrsg. v. Hans Ronge. Köln 1973, S. 99–136.

301 Florian Rötzer: Die Sprache der Kunst. Die Beziehung von Bild und Text in der Kunst des 20. Jahrhunderts. Hrsg. v. Eleonora Louis und Toni Stooss. Ausst.-Kat. Kunsthalle Wien 1993 und Frankfurter Kunstverein 1994. Wien/Frankfurt am Main 1993/94, S. 337–343.

302 Ebd., S. 337.

303 Ebd., S. 340.

304 Ebd.

305 Ebd., S. 341.

306 Ebd., S. 342.

307 In Anlehnung an den biologischen Begriff des Rhizoms bedeutet rhizomatisch eine eher irrational bestimmte »organische« Verzweigung von Aussagen, Gedanken und Argumenten, deren Abfolge nicht mehr den Regeln der klassischen Logik entspricht.

308 Florian Rötzer: Von Beobachtern und Bildern erster, zweiter und n-ter Ordnung. In: ars electronica 1992. Die Welt von innen – Endo & Nano. Hrsg. v. Karl Gerbel und Peter Weibel. Linz 1992, S. 22–38.

309 Ebd., S. 24.

310 Ebd., S. 26.

311 Ebd., S. 27.

312 Ebd.

313 Ebd.

314 Ders.: Vom Bild zur Umwelt. In: Weltbilder. Bildwelten. Computergestützte Visionen. Interface 2. Hrsg. v. Klaus Peter Dencker. Hamburg 1995, S. 54–67.

315 Ebd., S. 56.

316 Ebd., S. 57.

317 Ebd., S. 61.

318 Ebd.

319 Ebd., S. 65f.
320 Ebd., S. 67.
321 Peter Weibel: Transformationen der Techno-Ästhetik. A. a. O., S. 205–246.
322 Ebd., S. 219.
323 Ebd., S. 243.
324 Ebd., S. 242.
325 Ebd., S. 245.
326 Hilde Hein: Naturwissenschaft, Kunst und Wahrnehmung. Der neue Museumstyp aus San Francisco. (Dt. Übersetzung) Schriftenreihe des ZKM | Zentrum für Kunst und Medientechnologie Karlsruhe 1993.
327 Söke Dinkla: Interaktive computergestützte Installationen um 1990. Eine exemplarische Analyse. A. a. O., S. 20ff.
328 Ben F. Lapowsky: Oscillons. Electronic Abstractions. In: Leonardo Bd. 2, 1967, H. 4, S. 345–354.
329 Cynthia Goodman: Computers and Art. New York 1987, S. 18.
330 Söke Dinkla: Interaktive computergestützte Installationen um 1990. Eine exemplarische Analyse. A. a. O., S. 22. Ivan E. Sutherland: Eine am Kopf montierte Vorrichtung für dreidimensionalen Display. In: ars electronica 1990. Bd. II. Virtuelle Welten. Hrsg. v. Gottfried Hattinger u. a. Linz 1990, S. 123–138.
331 Charles Csuri: Computer Graphics and Art. In: IEE, Institute of Electrical and Electronics Engineers. Conference Proceedings, April 1974, S. 511. Zitiert nach: Söke Dinkla: Interaktive computergestützte Installationen um 1990. A. a. O., S. 22. Siehe auch: Interactive Sound and Visual Systems. College of the Arts, Columbus, Ohio. Columbus 1970.
332 Söke Dinkla: Interaktive computergestützte Installationen um 1990. A. a. O., S. 22.
333 Ebd., S. 23.
334 Ebd., S. 29ff.
335 Ebd., S. 25.
336 Ebd. Siehe auch: Cynthia Goodman: Computers and Art. A. a. O., S. 182f.
337 Söke Dinkla: Interaktive computergestützte Installationen um 1990. A. a. O., S. 27. Siehe auch: Edith Decker: Paik. Video. Köln 1988, S. 72.
338 Söke Dinkla: Interaktive computergestützte Installationen um 1990. A. a. O., S. 28.
339 Florian Rötzer: Der virtuelle Körper. Vortrag auf dem Symposium *neue medien – neue kriterien* der MultiMediale 4 des ZKM | Zentrum für Kunst und Medientechnologie Karlsruhe 1995.
340 Söke Dinkla: Interaktive computergestützte Installationen um 1990. A. a. O., S. 28. Siehe auch: Stelarc: Prothetics, Robotics and Remote Existence: Postevolutionary Strategies. In: Leonardo, Bd. 24, 1991, H. 5, S. 591–595.
341 Söke Dinkla: Interaktive computergestützte Installationen um 1990. A. a. O., S. 25.
342 Ebd., S. 28.
343 Ebd.
344 Frank Popper: High Technology Art. A. a. O., S. 249–267, S. 253ff.
345 Ebd., S. 255.
346 Ebd., S. 254.
347 Frank Popper: Art of the Electronic Age. A. a. O., S. 175.
348 Ebd., S. 177.
349 Ebd., S. 175.
350 Ebd., S. 265.

351 Ebd.
352 Ebd., S. 266.
353 Ebd.
354 Derrick de Kerckhove: Touch versus Vision: Ästhetik Neuer Technologien. In: Die Aktualität des Ästhetischen. Hrsg. v. Wolfgang Welsch. München 1993, S. 137–169.
355 Ebd., S. 137.
356 Ebd., S. 144.
357 Ebd., S. 155.
358 Ebd., S. 164.
359 Ebd., S. 166.
360 Ders.: »Common Sense« – Alt und Neu. In: BINAERA: 14 Interaktionen. Kunst und Technologie. A. a. O., S. 31 – 40.
361 Ders.: Ein neuro-kulturelles Verständnis von Kunst und Spiel. In: Künstliche Spiele. A. a. O., S. 94–111.
362 Ebd., S. 97.
363 Ebd., S. 98.
364 Brenda Laurel: Computers as Theatre. 1993.
365 Derrick de Kerckhove: Ein neuro-kulturelles Verständnis von Kunst und Spiel. A. a. O., S. 104f.
366 Siemens Medienkunstpreis 1995, Katalog des ZKM | Zentrum für Kunst und Medientechnologie Karlsruhe 1995, S. 84ff.
367 Derrick de Kerckhove: Collective Intelligence. In: Interactive Media Festival. Ausst.-Kat. Los Angeles 1995, S. 40f.
368 Ders.: Ästhetik und Epistemologie in der Kunst der neuen Technologien. In: Weltbilder Bildwelten. Computergestützte Visionen. A. a. O., S. 340–350.
369 Ebd., S. 341.
370 Ebd.
371 Derrick de Kerckhove: Virtuelle Realität für kollektive kognitive Verarbeitung. In: ars electronica 1990. Bd. II. Virtuelle Welten. A. a. O., S. 171–186, S. 172.
372 Ebd.
373 Ebd., S. 175.
374 Ebd., S. 179.
375 Ebd.
376 Ebd., S. 182.
377 Ders.: Ästhetik und Epistemologie in der Kunst der neuen Technologien. A. a. O., S. 340–350.
378 Ebd.
379 Ebd.
380 Ders.: Touch versus Vision: Ästhetik Neuer Technologien. A. a. O., S. 137–169; S. 156f.
381 Ders.: Ästhetik und Epistemologie in der Kunst der neuen Technologien. A. a. O., S. 344.
382 Ebd.
383 Ebd., S. 345.
384 Ebd., S. 349.
385 Erkki Huhtamo: Anything Interactive – But not just any Thing! In: Interactive Media Festival, San Francisco. Ausst.-Kat. San Francisco 1995, S. 36f.
386 Erstmals gezeigt auf der MultiMediale 3, 1993. Siehe auch: Ausst.-Kat. Medienkunstfestival des ZKM | Zentrum für Kunst und Medientechnologie Karlsruhe 1993, S. 60ff.

387 Erkki Huhtamo: Unter den funkelnden Sternen. Technologie, Geschichte und die Suche nach Versenkung. In: Mediagramm, Zeitung des ZKM | Zentrum für Kunst und Medientechnologie Karlsruhe, Oktober 1993, S. 6.
388 Ebd.
389 Ebd.
390 Erkki Huhtamo: It is Interactive – but is it Art? In: Visual Proceedings. The Art & Interdisciplinary Programms of SIGGRAPH '93: Machine Culture. Anaheim, Kalifornien, 1993, S. 133–135.
391 Ders.: Commentaries on Metacommentaries on Interactivity. A. a. O., S. 93–98.
392 *Copy Phenakistiscope*, 1982; *Computer Phenakistiscope*, 1983; *XY Plotter Flip-Book*, 1983; *Video Books I, II, III*, 1984.
393 Von den Ursprüngen des bewegten Bildes. Werkschau der Arbeiten von Toshio Iwai. Ausst.-Kat. ZKM | Zentrum für Kunst und Medientechnologie Karlsruhe und der Galleria Otso, Espoo, Helsinki. Karlsruhe 1994.
394 Erkki Huhtamo: It is Interactive – but is it Art? A. a. O., S. 135.
395 Peter Weibel: Momente der Interaktivität. In: Kunstforum International, Bd. 103, Sept./Okt. 1989, S. 87–99.
396 Jürgen Claus: Linz 1979–1989: Kosmos der Medien. In: ars electronica. Kunst im Zeitsprung. Hrsg. v. Karl Gerbel und Hannes Leopoldseder. Linz 1989, S. 18–33, S. 29.
397 Wonderland of Science Art – Invitation to Interactive Art. Sakado, Japan, 1989.
398 Itsuo Sakane: From Mandala-Thinking through Seeing. O. O. 1973. Ders.: The Museum of Fun Book. Bd. I und II. O. O. 1977 und 1982. Ders.: Between Science and Art. O. O. 1986. Ders.: The Labyrinth of Image. O. O. 1988.
399 Ders.: The Objective & Today's Meaning of »Interactive Art«. In: Wonderland of Science Art – Invitation to Interactive Art. A. a. O., 1989, S. 3–8.
400 Ders.: Brief History of Interactive Art. Ebd., S. 38–42.
401 Ders.: The Objective & Today's Meaning of »Interactive Art«. Ebd., S. 4.
402 Gene Youngblood: Metadesign. In: Digitaler Schein. Ästhetik der elektronischen Medien. A. a. O., S. 305–323.
403 Itsuo Sakane: The Objective & Today's Meaning of »Interactive Art«. A. a. O., S. 4f.
404 Leonardo. Hrsg. v. Roger F. Malina, International Society for the Arts, Sciences and Technology (seit 1970).
405 Roger F. Malina: Der Beginn einer neuen Kunstform. In: Prix ars electronica. Internationaler Wettbewerb für Computerkünste. Eine Ausstellung der ausgezeichneten Arbeiten. Brucknerhaus Linz. Linz 1990, S. 152–160.
406 Ebd., S. 152.
407 Ebd.
408 Ebd., S. 153.
409 Ebd.
410 Ebd., S. 154.
411 Ebd.
412 Kanon der Beurteilung traditioneller Kunst. Aufgestellt von Peter Iden im Gespräch mit Heinrich Klotz. Nachtcafé zum Symposium *Die Zweite Moderne – eine Diagnose der Kunst der Gegenwart*, während der MultiMediale 4 des ZKM | Zentrum für Kunst und Medientechnologie Karlsruhe, 17. Mai 1995.
413 In: Interactive Media Festival. Ausst.-Kat. Los Angeles 1995, S. 11.
414 Roger F. Malina: Der Beginn einer neuen Kunstform. A. a. O., S. 154.

415 Ders.: Begründung der Jury. In: Prix ars electronica. Internationaler Wettbewerb für Computerkünste. Eine Ausstellung der ausgezeichneten Arbeiten. Ebd., S. 27f.; S. 28.

416 In: Interactive Media Festival. Ausst.-Kat. Los Angeles 1995, S. 11.

417 Roger F. Malina: Der Beginn einer neuen Kunstform. A. a. O., S. 154f.

418 Ebd., S. 155.

419 Ebd., S. 156.

420 Walter Benjamin: Das Kunstwerk im Zeitalter seiner technischen Reproduzierbarkeit. Frankfurt am Main 1977.

421 MultiMediale 4. Das Medienkunstfestival des ZKM | Zentrum für Kunst und Medientechnologie Karlsruhe 1995, S. 32–56.

422 Agnes Hegedüs: Interactive Works. Ausstellungsbroschüre. Hrsg. v. ZKM | Zentrum für Kunst und Medientechnologie Karlsruhe 1995.

Bibliographie

Die ausgewählte Literatur zur interaktiven Medienkunst ist wie folgt geordnet:
Handbücher
Medienkunst – CD-ROMs
Ausstellungskataloge
Festivalkataloge
Einzelpublikationen
Sammelpublikationen
Zeitschriften
Aufsätze

Handbücher

Deutscher Kulturrat. Pressetaschenbuch. Kunst und Kulturvermittlung 1993/94. Seefeld 1993
IDEA. International Directory of Electronic Arts. Edition 95/96. Paris 1995
Künstler und Kunstvermittler im elektronischen Kunstbereich. Ein Handbuch. Hrsg. v. Wolfgang Blobel. Sekretariat für gemeinsame Kulturarbeit in NRW
Leonardo Almanach. International Ressources in Art, Science, and Technology. Hrsg. v. Craig Harris. The MIT Press, Cambridge, Massachusetts/London, England, 1993

Medienkunst – CD-ROMs

artintact 1 und 2. CD-ROMagazin interaktiver Kunst des ZKM | Zentrum für Kunst und Medientechnologie Karlsruhe. Ostfildern 1994, 1995
Doors of Perception 1, Amsterdam 1993, publiziert auf CD-ROM 1994
ICC Artists' Database. Working Research Version 1994. A Study of User Interface Design Methodologies for a Multimedia Database. InterCommunication Center, Tokio 1994
Jeffrey Shaw: Place. In: Der Klotz. Eine Kunstedition anläßlich des 60. Geburtstages von Heinrich Klotz. Ostfildern 1995
Prisma Art Galery. Internationale Computerkunst. Hrsg. v. Harald Neidhard. Digital World Edition. Hamburg 1994
Surfing on Electronic Surfaces – 15 Jahre ars electronica. Station Rose. Linz 1994
The Toy Box. 20 Interactive Art Works include the Video Positive Archive and an Interactive Guide to VP '95. Liverpool 1995
world media interactive. cd-rom art magazin. Hrsg. v. Arthur Schmidt. digital world edition, seit 1995

Ausstellungskataloge

1961 bis 1980

Bewogen – Beweging. Amsterdam 1961
Licht und Bewegung. Abteilung der Dritten Kasseler Documenta, 1964
KunstLichtKunst. Kurator: Frank Popper. Eindhoven 1966

Lumière et Mouvement. Musée d'Art Moderne, Paris. Kurator: Frank Popper. Paris 1967
Cinétisme, Spectacle, Environnement. Maison de la Culture. Grenoble 1968
The Machine as seen at the End of the Mechanical Age. Museum of Modern Art. New York 1968
Some More Beginnings – Experiments in Art and Technology. Brooklyn Museum. New York 1968
Cybernetic Serendipity. The Computer and the Arts. London Institute of Contemporary Arts. Kurator: Jasia Reichhard. London 1969
Kinetics. Hayward Gallery London. London 1970
Software, Information, Technology. It's New Meaning for Art. Jewish Museum New York. Kurator: Jack Burnham. New York 1970
Interactive Sound and Visual Systems. College of the Arts, Columbus, Ohio. Kurator: Charles Csuri. Columbus 1970
SIGGRAPH Art Show. Anaheim, Kalifornien, seit 1974
Elektronische Kunst – Kybernetische Objekte. Braunschweig 1977

1980 bis 1989

Electra. Electricity and Electronics in the Art of the XXth Century. Musée d'Art Moderne de la Ville de Paris, 1983/84. Kurator: Frank Popper. Paris 1983
Les Immatériaux. Leitung: Jean-François Lyotard. Centre Georges Pompidou. Paris 1984/85
42. Biennale Venedig. Venedig 1986
Festival des Arts Electroniques. Rennes 1986
Les Machines sentimentales (Robots-Sculptures). Villeneuve-les-Avignon 1986
Terminal Kunst. ars electronica. Linz 1986
Bruce Nauman. Zeichnungen 1965–1986. Museum für Gegenwartskunst Basel, Basel 1986
The First Silicon Valley Festival of Electronic Arts. Hrsg. v. F. Spratt. The CADRE Institute. San José 1986
Les Mécaniciens de l'Imaginaire. Cité des Sciences et de l'Industrie de La Villette. Paris 1987
Imaginaire et Technologies. Städtische Bibliothek, Bagneux. Bagneux 1987.
Walter Giers. Electronic Art. Städtisches Museum Schwäbisch Gmünd. Berlin 1987
Otto Piene und das CAVS. Badischer Kunstverein Karlsruhe. Karlsruhe 1988
artware. Kunst und Elektronik. Kuratoren: David Galloway, Christian Sabisch. Hannover Messe CeBit. Hannover 1988
Wonderland of Science Art – Invitation to Interactive Art. Sakado, Japan, 1989
Video-Skulptur retrospektiv und aktuell: 1963–1989. Hrsg. v. Wulf Herzogenrath und Edith Decker. Köln 1989
Interactive Art. Kurator: Herbert W. Franke. ars electronica. Linz 1989
Artec. Kataloge der Internationalen Biennale Nagoja, Japan. Nagoja 1989, 1991, 1993, 1995

1990 bis 1995

artifices. Kurator: Jean Louis Boissier. Saint-Denis 1990, 1992, 1994
Interconnections. Levallois-Perret 1990
Interactions. Rijksmuseum Twente. Enschede 1990
Art Futura. Barcelona 1990

Vom Verschwinden der Ferne. Telekommunikation und Kunst. Postmuseum Frankfurt. Hrsg. v. Edith Decker und Peter Weibel. Köln 1990
P.U.L.S.E. 2. University Art Museum Santa Barbara, Kalifornien, 1990
Machines à Communiquer. Cité des Sciences et de l'Industrie de La Villette. Paris 1991/92
L'ère binaire: nouvelles interactions. BINAERA. Musée d'Ixelles. Brüssel 1992
Bitte berühren. Interaktive Videoinstallationen. ZKM | Zentrum für Kunst und Medientechnologie Karlsruhe. Ostfildern 1992
Interaktiviesen taiteen näyttely. Exhibition of the Interactive Art. Galleria Otso, Espoo. Helsinki 1992
Moving Image. Electronic Art. Fundació Joan Miró, Barcelona. Barcelona 1992
Zufall als Prinzip. Spielwelt, Methode und System in der Kunst des 20. Jahrhunderts. Wilhelm-Hack-Museum, Ludwigshafen. Ludwigshafen 1992.
The Robots – Man & Machine at the End of the 20th Century. Tokio 1992
Media Passage. InterCommunication '93. Agnes Hegedüs. Matt Mullican. Jeffrey Shaw. InterCommunication Centers, NTT. Tokio 1993
Artlab 3. Perceptual Arena. Space Paradox Interactive Environment. Ulrike Gabriel. Tokio 1993
Algorithmus und Kunst. Die präzisen Vergnügen. Hamburg 1993
BINAERA: 14 Interaktionen. Kunst und Technologie. Kunsthalle Wien. Wien 1992/93
Die Sprache der Kunst. Die Beziehung von Bild und Text in der Kunst des 20. Jahrhunderts. Hrsg. v. Eleonora Louis und Toni Stooss. Kunsthalle Wien und Frankfurter Kunstverein. Wien/Frankfurt am Main 1993/94
Iterations: The New Image. Hrsg. v. Timothy Druckrey. International Center of Photography. New York 1993/94
Mediale Hamburg. Hamburg 1993
Die Sehnsucht der Elektronischen Medien nach der Natur. Gmünder Kunstverein 1993
Künstliche Spiele. Hrsg. v. Georg Hartwagner, Stefan Iglhaut und Florian Rötzer. München 1993.
Von den Ursprüngen des bewegten Bildes. Werkschau der Arbeiten von Toshio Iwai. ZKM | Zentrum für Kunst und Medientechnologie Karlsruhe und Galleria Otso, Espoo, Helsinki. Ostfildern 1994
Kunst – Chaos – Medien. Neue Arbeiten des Instituts für Neue Medien, Frankfurt am Main/Galerie der Stadt Sindelfingen. Sindelfingen 1995
Jean-Louis Boissier. Programmes Interactifs. Centre d'Art d'Ivry – CREDAC Ivry-sur-Seine 1995
Agnes Hegedüs. Interactive Works. Hrsg. v. ZKM | Zentrum für Kunst und Medientechnologie Karlsruhe. Ostfildern 1995

Festivalkataloge

Artec. Biennale. Nagoya, Japan, seit 1989
ars electronica. Kunst im Zeitsprung. Hrsg. v. Karl Gerbel und Hannes Leopoldseder. Linz 1989
ars electronica 1990. Bd. I: Digitale Träume. Bd. II: Virtuelle Welten. Hrsg. v. Gottfried Hattinger, Morgan Russel, Christine Schöpf und Peter Weibel. Linz 1990.
ars electronica 1991. Out of Control. Hrsg. v. Karl Gerbel. Linz 1991

ars electronica 1992. Die Welt von innen – Endo & Nano. Hrsg. v. Karl Gerbel und Peter Weibel. Linz 1992
ars electronica 1993. Genetische Kunst – Künstliches Leben. Genetic Art – Artificial Life. Hrsg. v. Karl Gerbel und Peter Weibel. Wien 1993
Der Prix ars electronica. Internationales Kompendium der Computerkünste. Hrsg. v. Hannes Leopoldseder. Österreichischer Rundfunk, Wien. Seit 1987
Europäisches Medienkunstfestival. Experimentalfilm Workshop e. V./ Film- und Medienbüro Niedersachsen e. V., Osnabrück. Osnabrück, seit 1988
Festival des Arts Electroniques. Rennes 1986
Interactive Media Festival. San Francisco. San Francisco 1994, 1995.
ISEA. The Electronic Media Art Festival. Utrecht 1988. Groningen 1990. Sydney 1992. Minneapolis 1993. Helsinki 1994. Montreal 1995
Medienkunstpreis. Hrsg. v. Heinrich Klotz und Michael Roßnagl. Gestiftet vom Siemens Kulturprogramm, vergeben vom ZKM | Zentrum für Kunst und Medientechnologie Karlsruhe. Ostfildern 1992, 1993, 1995
Minima Media. Medienbiennale Leipzig. Leipzig 1994
MultiMediale. Das Medienkunstfestival des ZKM | Zentrum für Kunst und Medientechnologie Karlsruhe. Stuttgart 1989, 1991, 1993, Ostfildern 1995

Einzelpublikationen

Barthes, Roland: Elemente der Semiologie. Baden-Baden 1979
Ders.: Die Lust am Text. Frankfurt am Main 1974
Ders.: Im Reich der Zeichen. Frankfurt am Main 1981
Bateson, Gregory: Ökologie des Geistes. Anthropologische, psychologische, biologische und epistemologische Perspektiven. Frankfurt am Main 1985
Ders.: Geist und Natur. Eine notwendige Einheit. Frankfurt am Main 1987
Baudrillard, Jean: Der symbolische Tausch und der Tod. München 1982
Ders.: Die fatalen Strategien. München 1985
Ders.: Von der Verführung. München 1992
Ders.: Transparenz des Bösen. Ein Essay über extreme Phänomene. Berlin 1992
Belting, Hans: Das Ende der Kunstgeschichte. Eine Revision nach zehn Jahren. München 1995
Benjamin, Walter: Das Kunstwerk im Zeitalter seiner technischen Reproduzierbarkeit. Frankfurt am Main 1977
Bense, Max: ÄSTHETICA. Einführung in die neue Ästhetik. Baden-Baden 1982, 2. erw. Aufl.
Bolter, David J.: Der digitale Faust. Schriftenreihe des ZKM | Zentrum für Kunst und Medientechnologie Karlsruhe. Stuttgart/München 1990
Bolz, Norbert: Theorie der neuen Medien. München 1990
Ders.: Eine kurze Geschichte des Scheins. München 1991
Ders.: Die Welt als Chaos und Simulation. München 1992
Ders.: Das kontrollierte Chaos. Vom Humanismus zur Medienwirklichkeit. Düsseldorf/Wien/New York/Moskau 1994
Boissier, Jean-Louis: Eléments d'une esthétique de la salle. Habilitationsschrift. Universität Paris 8, 1994
Brand, Steward: Media Lab. Computer, Kommunikation und Neue Medien. Die Erfindung der Zukunft am MIT. Hamburg 1990
Burckhardt, Jacob: Die Kultur der Renaissance in Italien. Ein Versuch. Stuttgart 1987 (1. Aufl. 1860)

Burnham, Jack: Beyond Modern Sculpture. The Effects of Science and Technology on the Sculpture of this Century. New York 1969
Cornwell, Regina: On Interactivity and Performance. O. O. 1992
D'Agostino, Peter: Transmissions. O. O. 1985
Daniels, Dieter: Duchamp und die anderen. Der Modellfall einer künstlerischen Wirkungsgeschichte in der Moderne. Köln 1992
Davis, Douglas: Vom Experiment zur Idee. Köln 1975
Decker, Edith: Paik, Video. Köln 1988
Dinkla, Söke: Interaktive computergestützte Installationen um 1990. Eine exemplarische Analyse (= unveröffentlichte Magisterarbeit). Universität Hamburg 1992
Dreyfuß, Hubert L.: Die Grenzen der künstlichen Intelligenz. Was Computer nicht können. Königstein 1985
Earnshaw, R. A.; Gigante, M. A.; Jones, H.: Virtual Reality Systems. London u. a. 1994, 2. Aufl.
Eco, Umberto: Das offene Kunstwerk. Frankfurt am Main 1977
Ders.: Zeichen. Einführung in einen Begriff und seine Geschichte. Frankfurt am Main 1977
Ders.: Semiotik und Philosophie der Sprache. München 1985 (= Supplemente Bd. 4)
Ders.: Die Grenzen der Interpretation. München 1995
Flusser, Vilém: Ins Universum der technischen Bilder. Göttingen 1990
Ders.: Gesten. Versuch einer Phänomenologie. Düsseldorf 1993, 2. erw. Aufl.
Ders.: Dinge und Undinge. Phänomenologische Skizzen. München/Wien 1993
Ders.: Lob der Oberflächlichkeit. Für eine Phänomenologie der Medien. Bensheim/ Düsseldorf 1993 (= Vilém Flusser, Schriften, Bd. 1)
Galloway, David: artware. Kunst und Elektronik. Düsseldorf 1987
Goffman, Eving: Interaktion: Spaß am Spiel/Rollendistanz. München 1973
Goodman, Cynthia: Computers and Art. New York 1987
Habermas, Jürgen; Luhmann, Niklas: Theoriediskussion. Theorie der Gesellschaft oder Sozialtechnologie – Was leistet die Systemforschung? Frankfurt am Main 1971
Hein, Hilde: Naturwissenschaft, Kunst und Wahrnehmung. Der neue Museumstyp aus San Francisco. Stuttgart 1993
Henri, Adrian: Total Art: Environments, Happenings and Performance. Praeger 1974
Hünnekens-Bertges, Annette: Simulative Bausteine technischer/technologischer Verzeichnung (= unveröffentlichte Magisterarbeit). Universität Karlsruhe 1991
Hussy, Walter: Denkpsychologie. Bd. 1 und 2. Stuttgart u. a. 1984
Imhasly, Bernhard; Marfurt, Bernhard; Portmann, Paul: Konzepte der Linguistik. Eine Einführung. Wiesbaden 1982
Kemp, Wolfgang: Der Betrachter ist im Bild. Kunstwissenschaft und Rezeptionsästhetik. Köln 1985
Kerckhove, Derrick de : The Alphabet and the Brain. The Lateralization of Writing. Heidelberg 1988
Ders.: Les Transinteractifs. Paris 1990
Ders.: Brainframes. Utrecht 1991
Kirby, Michael: Happenings. An Illustrated Anthology. New York 1965
Klotz, Heinrich: Kunst im 20. Jahrhundert. Moderne. Postmoderne. Zweite Moderne. München 1994

Koslowski, Peter: Die postmoderne Kultur. Gesellschaftlich-kulturelle Konsequenzen der technischen Entwicklung. München 1988 (= Perspektiven und Orientierungen, Bd. 2)
Krueger, Myron: Artificial Reality, Reading. Massachusetts u. a. 1983 (= Dissertation)
Ders.: Artificial Reality II, Reading. Massachusetts u. a. 1991, 2. überarb. u. erw. Aufl.
Kurzweil, Raymond: The Age of the Intelligent Machines. Massachusetts 1990
Laurel, Brenda: Computers as Theatre. Massachusetts u. a. 1993
Luhmann, Niklas: Soziale Systeme. Grundriß einer allgemeinen Theorie. Frankfurt am Main 1987
Lyotard, Jean-François: Immaterialität und Postmoderne. Berlin 1985
Ders.: Das Postmoderne Wissen. Ein Bericht. Hrsg. v. Peter Engelmann. Graz/Wien 1986
Maturana, Humberto R.; Varela, Francisco J.: Autopoiesis and Cognition. Boston Studies in the philosophy of science. Boston 1979
Dies.: Der Baum der Erkenntnis. Die biologischen Wurzeln des menschlichen Erkennens. Bern/München/Wien 1987
McDonald, Lindsay; Vince, John: Interacting with Virtual Environments. West Sussex 1994
Moles, Abraham Antoine: Informationstheorie und ästhetische Wahrnehmung. Köln 1971
Ders.: Kunst und Computer. Hrsg. v. Hans Ronge. Köln 1973
Parsloe, Eric: Interactive Video. Sigma Technical Press 1985
Parsons, Talcott: Zur Theorie der sozialen Interaktionsmedien. Hrsg. v. Stefan Jensen. Opladen 1980
Piaget, Jean: Gesammelte Werke. Bd. 1–10, 1936–1950. Stuttgart 1965
Popper, Frank: Kinetic Art. London/New York, 1968
Ders.: Art, Action and Participation. London/New York 1975
Ders.: Art of the Electronic Age. New York 1993
Postman, Neil: Wir amüsieren uns zu Tode. Frankfurt am Main 1985
Preece, Jenny, u. a.: Human-Computer Interaction. Wokingham u. a. 1994
Pritchett, James: The Music of John Cage. Cambridge 1993
Reingold, Howard: Virtuelle Welten. Reisen im Cyberspace. Hamburg 1992
Ders.: Virtuelle Gemeinschaft. Soziale Beziehungen im Zeitalter des Computers. Bonn 1994
Sakane, Itsuo: From Mandala-Thinking through seeing. O. O. 1973
Ders.: The Museum of Fun Book. Bd. I und II. O. O. 1977 und 1982
Ders.: Between Science and Art. O. O. 1986
Ders.: The Labyrinth of Image. O. O. 1988
Schröder, Johannes Lothar: Identität. Überschreitung/Verwandlung. Happenings, Aktionen und Performances von bildenden Künstlern. Münster 1990
Shannon, Claude; Weaver, Warren: The Mathematical Theory of Communication. The University of Illinois Press. Urbana 1949
Sherman, Barrie; Judkins, Phil: Virtuelle Realität. Computer kreieren synthetische Welten. Eine Technologie, die unsere Gesellschaft verändern wird. Bern/München/Wien 1993
Steller, Erwin: Computer und Kunst. Programmierte Gestaltung: Wurzeln und Tendenzen neuer Ästhetiken. Mannheim/Leipzig/Wien/Zürich 1992
Thalmann, Nadia Magnenat; Thalmann, Daniel: Artificial Life and Virtual Reality. Chichester u. a. 1994

Tomkins, Calvin: Off the Wall. Robert Rauschenberg and the Art of Our Time. Harmondsworth/Middlesex/New York 1983
Tramus, Marie Hélène: Dispositifs interactifs d'images de synthèse (= unveröffentlichte Dissertation). Universität Paris 8, 1990
Türr, Karina: Op Art. Stil, Ornament oder Experiment? Berlin 1986
Vattimo, Gianni: Das Ende der Moderne? Stuttgart 1990
Weizenbaum, Josef: Die Macht der Computer und die Ohnmacht der Vernunft. Frankfurt am Main 1977
Weibel, Peter: Die Beschleunigung der Bilder. In der Chronokratie. Reihe Um 9. Hrsg. v. Gerhard Johann Lischka. Bern 1987
Wiener, Norbert: Mensch und Menschmaschine. Kybernetik und Gesellschaft. Frankfurt am Main 1968
Ders.: Kybernetik. Regelung und Nachrichtenübertragung in Lebewesen und Maschine. Reinbek 1968
Virilio, Paul: Die Eroberung des Körpers. Vom Übermenschen zum überreizten Menschen. München/Wien 1994
Youngblood, Gene: Expanded Cinema. London 1970

Sammelpublikationen

Architekturphantasien. Von Babylon bis zur Virtuellen Architektur. Hrsg. v. Christian W. Thomsen. Köln 1995
Aufbruch in die 90er. Hrsg. v. Christian W. Thomsen. Köln 1991
Dan Graham: Video – Architecture – Television. Hrsg. v. Benjamin H. D. Buchloh. Halifax 1979
Art after Modernism: Rethinking Representation. Hrsg. v. Brian Wallis. New Museum of Contemporary Art. New York 1984
Artificial Life. Hrsg. v. Christopher C. Langton. Kalifornien 1989
Artificial Life II. Hrsg. v. C. C. Langton, J. D. Farmer, S. Rasmunssen. New Jersey 1991
Computer als Medium. Hrsg. v. Norbert Bolz u. a. München 1994
Computer Art Faszination. Hrsg. v. Gerhard Dotzler. Frankfurt 1991, 1992, 1993, 1994, 1995
Computer Art in Context. Leonardo Almanach. International Ressources in Art, Science, and Technology. Supplemental Issue. O. O. 1989
Cultural Diversity in the Global Village. The Third International Symposium on Electronic Art, Sydney, Australia, 9. – 13. November 1992. Hrsg. v. Alessio Callaro. The Australian Network for Art and Technologie. Sydney 1992
Critical Issues in Electronic Media. Hrsg. v. Simon Penny. New York 1995
Cyberarts. Exploring Art and Technology. Hrsg. v. Linda Jacobson. San Francisco 1992
Cyberspace. Ausflüge in virtuelle Wirklichkeiten. Hrsg. v. Manfred Waffender. Hamburg 1991
Cyberspace. Zum medialen Gesamtkunstwerk. Hrsg. v. Florian Rötzer und Peter Weibel. München 1993
Das Auge des Betrachters. Hrsg. v. Peter Krieg und Paul Watzlawick. München 1991
Der Diskurs des Radikalen Konstruktivismus. Hrsg. v. Siegfried J. Schmidt. Frankfurt am Main 1987
Der entfesselte Blick. Symposion, Workshop, Ausstellung. Hrsg. v. Gerhard Johann Lischka. Bern 1993

Designing Autonomous Agents. Theory and Practice from Biology to Engeneering and Back. Special Issues of Robotics and Autonomous Systems. Hrsg. v. Patti Maes. Cambridge, Massachusetts, 1993 (= MIT-Press)
Digitaler Schein. Ästhetik der elektronischen Medien. Hrsg. v. Florian Rötzer. Frankfurt am Main 1991
Einführung in den Konstruktivismus. Hrsg. v. Heinz Gumin und Armin Mohler. München 1985 (= Schriften der Carl Friedrich von Siemens Stiftung)
Electronic Art. Leonardo Almanach. International Ressources in Art, Science, and Technology. Supplemental Issue. O. O. 1988
Erlkönigs Erben – Perspektiven der Medienkunst. Kongreßdokumentation. Hrsg. v. Sabine Voggenreiter und Axel Wirths. Köln 1993
Geist und Natur. Über den Widerspruch zwischen naturwissenschaftlicher Erkenntnis und philosophischer Welterfahrung. Hrsg. v. Hans-Peter Dürr und Walter Ch. Zimmerli. Bern/München/Wien 1989
Generated Nature. Symposium der Gruppe V 2. Rotterdam 1994
Immaterialität und Postmoderne. Jean-François Lyotard mit Jacques Derrida u. a. Berlin 1985
Interface. Symposiumsreihe der Kulturbehörde Hamburg. Hrsg. v. Klaus Peter Dencker. Hamburg 1990, 1992, 1995
International Symposium on Electronic Art. Niederlande 1988, 1990, 1992, 1994
Kunst und Technologie. Bonn 1984
McLuhan e la metamorphosi dell'uomo. Hrsg. v. Derrick de Kerckhove und Iannucci. Rom 1984
Naturwissenschaft und Kunst. Kunst und Naturwissenschaft. Versuche der Begegnung. Symposium an der Universität Leipzig. Leipzig 1994.
Postmoderne: Alltag, Allegorie und Avantgarde. Hrsg. v. Christa und Peter Bürger. Frankfurt am Main 1988, 3. Aufl.
Postmoderne. Zeichen eines kulturellen Wandels. Hrsg. v. Andreas Hyssen und Klaus R. Scherpe. Hamburg 1986
Synthesis. Die visuellen Künste in der elektronischen Kultur. Die elektronische Kreativität. Die elektronische Akademie. Das elektronische Museum. Beiträge zum internationalen UNESCO-Seminar an der Hochschule für Gestaltung Offenbach am Main, 1987. Hrsg. v. Manfred Eisenbeis und Heide Hagebölling. Offenbach 1987
Towards A Practice of Autonomous Systems. Proceedings of the First European Conference on Artificial Life. Hrsg. v. Francisco J. Varela und Paul Bourgine. Cambridge, Massachusetts, 1992 (= MIT Press)
Transmission. Hrsg. v. Peter D'Agostino. New York 1985
Vers une culture de l'interactivité? Symposium in der Cité des Sciences et de l'Industrie de La Villette. Paris 1989
Wege aus der Moderne. Schlüsseltexte der Postmoderne-Diskussion. Hrsg. v. Wolfgang Welsch. Weinheim 1988
Weltbilder. Bildwelten. Computergestützte Visionen. Interface 2. Hrsg. v. Klaus Peter Dencker. Hamburg 1995
Zur Diagnose der Moderne. Hrsg. v. Heinrich Meier. München 1990 (= Schriften der Carl Friedrich von Siemens Stiftung)

Zeitschriften

Art & Cyberculture. Media Information Australia

Art and Design Magazine. Books. Academy Highlights. Exhibitions. Profile Nr. 39. Art and Technology. 1994

InterAct. European Platform for Interactive Learning. Amsterdam

interactions. New Visions of Human-Computer Interaction. New York

InterCommunication. A Journal Exploring the Frontiers of Art and Technology. Tokio

Kunstforum International, Bd. 97, Nov./Dez. 1988; Bd. 103, Sept./Okt. 1989; Bd. 117, Febr./März 1992

Kunst und Elektronik. Mitteilungsblatt der Gesellschaft für Elektronische Kunst. Bergisch Gladbach.

Leonardo. Hrsg. v. Roger F. Malina, International Society for the Arts, Sciences and Technology. San Francisco

Mediagramm. Zeitschrift des ZKM | Zentrum für Kunst und Medientechnologie Karlsruhe

Mediamatic. The European Art/Media Magazine. Red. Willem Velthoven. Amsterdam

Medien. Kunst. Passagen. Telepologie Österreich – Materialien zur Medienkunst. Vierteljahreszeitschrift. Hrsg. v. Thomas Feuerstein und Romana Schuler

The International Journal on Electronic Art (a collaboration of ISEA and Leonardo)

Aufsätze

Ascott, Roy: Behaviourist Art and the Cybernetic Vision. In: Cybernetica Bd. 9, Nr. 4, 1966, S. 247–264; Bd. 10, Nr. 1, 1967, S. 25–56

Ders.: La Plissure du texte. In: Electra. Electricity and Electronics in the Art of the XXth Century. Ausst.-Kat. Musée d'Art Moderne de la Ville de Paris, 1983/84. Paris 1983

Ders.: Kunst und Telematik. In: Art Telecommunication. Jg. 1984

Ders.: Netze und Spuren. In: Artificial Intelligence in the Arts. Jg. 1985

Ders.: Art, Technology, and Computer Science. In: 42. Biennale von Venedig 1986

Ders.: Kunst und Erziehung in der telematischen Kultur. In: Synthesis. Die visuellen Künste in der elektronischen Kultur. Die elektronische Kreativität. Die elektronische Akademie. Das elektronische Museum. Beiträge zum internationalen UNESCO-Seminar an der Hochschule für Gestaltung Offenbach am Main, 1987. Hrsg. v. Manfred Eisenbeis und Heide Hagebölling. Offenbach 1987

Ders.: Gesamtdatenwerk. Konnektivität, Transformation und Transzendenz. In: Kunstforum International, Bd. 103, Sept./Okt. 1989, S. 100–109

Ders.: Schöpfergeist und künstlerische Innovation. Das neue Selbstverständnis von Künstler und Kunstwerk. Interface I. Elektronische Medien und künstlerische Kreativität. Symposiumsreihe der Kulturbehörde Hamburg. Hrsg. v. Klaus Peter Dencker. Hamburg 1990, S. 43f.

Ders.: Art as Interaction. In: Newsletter. Int. Fed. for System Research, Nr. 3, Jg. 1990

Ders.: Das Museum – neu gedacht/In den Gärten der Hypothesen. In: UND. Das Buch zur Museumswelt und darüber hinaus. Graz 1991

Ders.: Die Kunst intelligenter Systeme. In: Prix ars electronica. Internationaler Wettbewerb für Computerkünste. Ausst.-Kat. Linz 1991, S. 25–34

Ders.: Connectivity: Art and Interactive Telecommunications. In: Leonardo. Hrsg. v. Roger F. Malina, International Society for the Arts, Sciences and Technology. San Francisco, Jg. 24, Nr. 2, 1991
Ders.: Keine einfache Materie. Der Künstler als Medienproduzent in einem Universum der komplexen Systeme. In: Interface I, Symposiumsreihe der Kulturbehörde Hamburg. Hrsg. v. Klaus Peter Dencker. Hamburg 1992, S. 75–79.
Ders.: Homo Telematicus in the Garden of a-Life. In: TighTrope. Internetzeitschrift für Wissenschaft, Philosophie und Kunst der HBK Saar, erste Druckausgabe, Saarbrücken 1995, S. 22–24
Ders.: Telematic Culture and Artificial Life. Vortrag, gehalten auf dem Symposium *The Digital Museum* der MultiMediale 4. Karlsruhe 1995
Ders.: Interactive Terminology: An Interfacial Glossary. In: Interactive Media Festival. Ausst.-Kat. Los Angeles 1995, S. 43f.
Barclay Morgan, Anne: Interactivity in the Electronic Age. In: Sculpture. Special Issue: Art and Technology. May/June 1991, S. 36–44
Bellours, Raymond: Avant, après. In: Trafic Nr. 10, 1994
Berger, René: Kunst und neue Technologien. Die Axiologische Herausforderung. In: Kunstforum International, Bd. 97, Nov./Dez. 1988, S. 110–119
Binkley, Timothy: Paradoxien der Interaktion. In: Kunstforum International, Bd. 103, Sept./Okt. 1989, S. 220–224
Ders.: The Wizard of Ethernal Pictures and Virtual Places. In: Leonardo Supplemental Issue 1989. Computer Art in Context: 1989 SIGGRAPH Art Show, S. 13–21
Böhme, Gernot: Die Natur im Zeitalter ihrer technischen Reproduzierbarkeit. In: Kunstforum International, Bd. 114 (Imitation und Mimesis), Juli/August 1991, S. 166–177
Boissier, Jean-Louis: Le Bus. In: artifices. Ausst.-Kat. Saint-Denis 1990, S. 44f.
Ders.: Zwei Arten Bücher zu machen. Arbeitsnotizen zu »Flora petrinsularis«. In: artintact 1. CD-ROMagazin interaktiver Kunst. Hrsg. v. ZKM | Zentrum für Kunst und Medientechnologie Karlsruhe. Ostfildern 1994, S. 53–81
Ders.: Die Präsenz, Paradoxon des Virtuellen. In: Weltbilder. Bildwelten. Computergestützte Visionen. Interface II. Symposiumsreihe der Kulturbehörde Hamburg. Hrsg. v. Klaus Peter Dencker. Hamburg 1995, S. 370–379
Bolz, Norbert: Sinne und Medien. In: PRISMA. Zeitschrift des Goetheinstituts. Februar 1994, S. 12–15
Braun, Paul: Art and the Information Revolution. In: Leonardo Supplemental Issue 1989. Computer Art in Context: 1989 SIGGRAPH Art Show, S. 63–67
Braun, Reinhard: Paradoxe Räume – mediale Effekte. In: Medien. Kunst. Passagen. Telepologie Österreich – Materialien zur Medienkunst, H. 2, 1994, S. 129–153
Brecht, Bertolt: Radiotheorie. In: Ders.: Gesammelte Schriften, Bd. 18. Frankfurt am Main 1967, S. 119–134
Bredekamp, Horst: Mimesis, grundlos. In: Kunstforum International, Bd. 114, Juli/Aug. 1991, S. 278–288
Brody, Florian; Veitl, Mario: ARTificial Intelligence & ARTificial ART. In: ars electronica 1990. Bd. II. Virtuelle Welten. Hrsg. v. Gottfried Hattinger u. a. Linz 1990, S. 51–57
Claus, Jürgen: Medien, Parks, Labors. In: Kunstforum International, Bd. 97, Nov./Dez. 1988, S. 75–85
Ders.: Linz 1979–1989: Kosmos der Medien. In: Die ars electronica. Kunst im Zeitsprung. Hrsg. v. Karl Gerbel und Hannes Leopoldseder. Linz 1989, S. 18–33

Cornwell, Regina: Interactive Storytelling. A Pioneering Work of High-Tech Video Art. The Earl King Incorporates the Viewer into a Fragment Narrative of Abandonment, Sexuality and Death. In: Art in America. Januar 1988, S. 43–45
Dies.: Michael Kalils Elektronischer Pavillon. Raum neu denken und neu erleben. In: Kunstforum International, Bd. 103, Sept./Okt. 1989, S. 216–219
Dies.: Interactive Art: Touching the »Body in the Mind«. In: Discourse. Theoretical Studies in Media and Culture. Vol. 14, Nr. 2, Spring 1992, S. 203–221.
Dies.: On Interactivity and Performance. O. O. 1992
Dies.: Interaktive Kunst und das Videospiel – Wie sind sie verwandt? In: Erlkönigs Erben – Perspektiven der Medienkunst. Kongreßdokumentation. Hrsg. v. Sabine Voggenreiter und Axel Wirths. Köln 1993, S. 49–55
Couchot, Edmond: The Digital Image. In: Electra. Electricity and Electronics in the Art of the XXth Century. Ausst.-Kat. A. a. O., S. 392f.
Ders.: Images – De l'optique au numérique. Hermes 1988
Ders.: »La Plume«. In: artifices. Ausst.-Kat. A. a. O., S. 38f.
Ders.: Die Spiele des Realen und des Virtuellen. In: Digitaler Schein. Ästhetik der elektronischen Medien. Hrsg. v. Florian Rötzer. Frankfurt am Main 1991, S. 346–356
Ders.: Zwischen Reellem und Virtuellem: Die Kunst der Hybridation. In: Cyberspace. Zum medialen Gesamtkunstwerk. Hrsg. v. Florian Rötzer und Peter Weibel. München 1993, S. 340–350
Courchesne, Luc: »Portrait Nr. 1«. In: artifices. Ausst.-Kat. A. a. O., S. 21f.
Cox, Donna J.: The Tao of Postmodernism: Computer Art, Scientific Visualization and Other Paradoxes. In: Leonardo Supplemental Issue 1989. Computer Art in Context: 1989 SIGGRAPH Art Show, S. 7–13
Csuri, Charles: Computer Graphics and Art. In: IEE, Institute of Electrical and Electronics Engineers. Conference Proceedings, April 1974, S. 511
D'Agostino, Peter: Double You (and X, Y, Z). Eine interaktive Videoplatte. In: Kunstforum International, Bd. 103, Sept./Okt. 1989, S. 246f.
Daniels, Dieter: Bill Seaman, Ex Mech. In: artintact 1. CD-ROMagazin interaktiver Kunst. ZKM | Zentrum für Kunst und Medientechnologie Karlsruhe. Ostfildern 1994
Decker, Edith: Künstlerlexikon. In: Video-Skulptur retrospektiv und aktuell: 1963–1989. Hrsg. v. Wulf Herzogenrath und Edith Decker. Köln 1989, S. 57–320
Dencker, Klaus Peter: Ponton European Media Art Lab oder: Die Öffnung des öffentlichen Raums. In: Medienkunstpreis. Hrsg. v. Heinrich Klotz und Michael Roßnagl. Karlsruhe 1993, S. 106–109
Dinkla, Söke: Interaktive Kunst. In: Der Prix ars electronica. Internationaler Wettbewerb für Computerkünste. Eine Ausstellung der ausgezeichneten Arbeiten. Ausst.-Kat. Brucknerhaus Linz 1987–1990. Linz 1990
Dies.: Random Access – Beliebiger Zugriff. Einige kunstsinnige Spielmodelle aus der Karlsruher Ausstellung »Bitte berühren«. In: Mediagramm, Zeitschrift des ZKM | Zentrum für Kunst und Medientechnologie Karlsruhe. Juni 1992
Dies.: Interactive Computer-Supported Installations. Examples of a New Art Form. In: CAD Forum, 5th International Conference on Development and Use of Computer Systems. Mediascape. Zagreb 1994 (Original in: Künstlerischer Austausch. Konferenzbeiträge des 28. Internationalen Kongresses für Kunstgeschichte. Berlin 1992, S. 238–294)

Dies.: The History of the Interface in Interactive Art. In: ISEA '94. The 5th International Symposium on Electronic Art. Ausst.-Kat. Helsinki 1994, S. 38

Dies.: Hintergrund. Vom simulierten Dialog zur Simulation des Lebens. Interaktive Kunst auf europäischen Medienkunstfestivals. In: Mediagramm, Zeitschrift des ZKM | Zentrum für Kunst und Medientechnologie Karlsruhe. Januar 1994

Dies.: Geschichte der Interaktiven Kunst. Von den Anfängen der Zuschauerbeteiligung in der klassischen Avantgarde bis zur partizipativen Kunst der sechziger Jahre. In: Interferenzen. 6. Jg., Nr. 1/2, 1995, S. 10–15

Ditlea, Steve: Inside Artificial Reality. In: PC Computing, November 1989

Döben-Henisch, Gerd: The Knowbotic-Interface Project. In: TighTrope. Internetzeitschrift für Wissenschaft, Philosophie und Kunst der HBK Saar, erste Druckausgabe, Saarbrücken 1995, S. 10–14

Dreher, Thomas: Après John Cage: Zeit in der Kunst der sechziger Jahre – von Fluxus-Events zu interaktiven Multi-Monitor-Installationen. In: Kunst als Grenzbeschreitung. John Cage und die Moderne. Bayerische Staatsgemäldesammlung, Neue Pinakothek. München 1991, S. 57–74

Druckrey, Timothy: Revisioning Technology. In: Iterations. The New Image. Hrsg. v. Timothy Druckrey. International Center of Photography. New York/Cambridge/London 1993, S. 17–38

Ders.: Medienkunst in den USA. Das Interactive Media Festival. In: Mediagramm, Zeitschrift des ZKM | Zentrum für Kunst und Medientechnologie Karlsruhe. Oktober 1994, S. 9

Dudesek, Karel: Die neue Eloquenz im öffentlichen Raum. In: Interface I, Symposiumsreihe der Kulturbehörde Hamburg. Hrsg. v. Klaus Peter Dencker. Hamburg 1992, S. 120ff.

Ders.: Interview. In: Medien. Kunst. Passagen. Telepologie Österreich – Materialien zur Medienkunst. H. 2, 1994, S. 45

Dunn, David; Vasulka, Woody: Digitaler Raum: Ein Forschungsvorschlag. In: ars electronica 1990. Bd. II. Virtuelle Welten. Hrsg. v. Gottfried Hattinger u. a. Linz 1990, S. 268–275

Fagone, Vittorio: Licht, Materie, Zeit: Zwischen Videoinstallationen und Videoskulpturen. In: Video-Skulptur retrospektiv und aktuell: 1963–1989. Hrsg. v. Wulf Herzogenrath und Edith Decker. Köln 1989, S. 35–39

Feingold, Ken: The Surprising Spiral. Interaktive Laserdisk-Installation. In: Europäisches Medienkunstfestival, Experimentalfilm Workshop e. V./ Film- und Medienbüro Niedersachsen e. V., Osnabrück 1991, S. 188–189

Fisher, Scott: Virtual Environments, Personalsimulation und Telepräsenz. In: ars electronica 1990. Bd. II. Virtuelle Welten. Hrsg. v. Gottfried Hattinger u. a. Linz 1990, S. 147–159

Ders.: Jenseits der Simulation. In: Prix ars electronica. Internationaler Wettbewerb für Computerkünste. Eine Ausstellung der ausgezeichneten Arbeiten. Ausst.-Kat. Brucknerhaus Linz. Linz 1993, S. 90–94

Fleischmann, Monika: Digitale Muse Internet? Vortrag auf dem Symposium *The Digital Museum* am 20. Mai 1995, MultiMediale 4 des ZKM | Zentrum für Kunst und Medientechnologie Karlsruhe 1995

Fleischmann, Monika; Strauss, Wolfgang: »Home of the Brain«. In: Der Prix ars electronica. Internationales Kompendium der Computerkünste. Hrsg. v. Hannes Leopoldseder; Österreichischer Rundfunk. Wien 1992, S. 100f.

Flusser, Vilém: Kunst und Computer. In: Ders.: Lob der Oberflächlichkeit. Für eine Phänomenologie der Medien. Bensheim/ Düsseldorf 1993 (= Vilém Flusser, Schriften, Bd. 1), S. 259–264

Frank, Georg: Virtuelle Zeit. Läßt sich subjektives Zeiterleben programmieren? In: ars electronica 1990. Bd. II. Virtuelle Welten. Hrsg. v. Gottfried Hattinger u. a. Linz 1990, S. 57–83

Franke, Herbert W.: The Expanding Medium: The Future of Computer Art. In: Leonardo. Hrsg. v. Roger F. Malina, International Society for the Arts, Sciences and Technology. San Francisco. Bd. 20, Nr. 4, 1987

Ders.: Wechselwirkungen Kunst/Technik. Eine Bestandsaufnahme aus zehn Jahren ars electronica. In: Die ars electronica. Kunst im Zeitsprung. Hrsg. v. Karl Gerbel und Hannes Leopoldseder. Linz 1989, S. 33–49

Ders.: Mathematics as an Artistic Principle. In: Leonardo Supplemental Issue 1989. Computer Art in Context: 1989 SIGGRAPH Art Show, S. 25–27

Ders.: »Künstliche Spiele«. Zellulare Automaten – Spiele der Wissenschaft. In: Künstliche Spiele. Hrsg. v. Georg Hartwagner, Stefan Iglhaut und Florian Rötzer. München 1993, S. 138–144

Ders.: Der Automat und die Kunst. In: Interface II: Algorithmus und Kunst. »Die präzisen Vergnügen«. Hrsg. v. Frieder Nake und Diethelm Stoller. Ausst.-Kat. Hamburg 1993, S. 9–15

Friis-Hansen, Dana: Text, Sound and Image. The Videotapes of Bill Seaman. In: Art New England, September 1986

Forest, Fred: Kommunikationsästhetik, Bewußtsein und Sinnlichkeit. In: Synthesis. Die visuellen Künste in der elektronischen Kultur. Die elektronische Kreativität. Die elektronische Akademie. Das elektronische Museum. Beiträge zum internationalen UNESCO-Seminar an der Hochschule für Gestaltung Offenbach 1987. Hrsg. v. Manfred Eisenbeis und Heide Hagebölling. Offenbach am Main 1987, S. 115–113

Ders.: Die Ästhetik der Kommunikation. Thematisierung der Raum-Zeit oder der Kommunikation als einer schönen Kunst. In: Digitaler Schein. Ästhetik der elektronischen Medien. Hrsg. v. Florian Rötzer. Frankfurt am Main 1991, S. 323–333

Ders.: Im Gespräch mit Paul Virilio über die Ästhetik des Verschwindens. In: Digitaler Schein. Ästhetik der elektronischen Medien. Hrsg. v. Florian Rötzer. Frankfurt am Main 1991, S. 334–342

Ders.: Thematisierung des Zeit-Raums als Kritische Praxis. In: Cyberspace. Zum medialen Gesamtkunstwerk. Hrsg. v. Florian Rötzer und Peter Weibel. München 1993, S. 350–357

Gabriel, Ulrike: »Terrain 01«. In: Genetische Kunst – Künstliches Leben. Genetic Art – Artificial Life. ars electronica '93. Hrsg. v. Karl Gerbel und Peter Weibel. Wien 1993, S. 350–352

Gacon, Claude: »Gacon schafft Ordnung, 1–99«. In: artifices. Ausst.-Kat. Saint-Denis 1994, S. 26f.

Gagnon, Jean: Blind Date im Cyberspace oder die sprechende Figur. In: artintact 2. CD-ROMagazin interaktiver Kunst. ZKM | Zentrum für Kunst und Medientechnologie Karlsruhe. Ostfildern 1995, S. 28–52

Galloway, Kit; Rabinowitz, Sherry: Welcome to »Electronic Café International«: A Nice Place for Hot Coffee, Iced Tea, & Virtual Space. In: Cyberarts. Exploring Art and Technology. Hrsg. v. Linda Jacobson. San Francisco 1992, S. 255–264

Gullichsen, Eric: Virtuelle Wirklichkeit – ein Überblick. In: ars electronica 1990. Bd. II. Virtuelle Welten. Hrsg. v. Gottfried Hattinger u. a. Linz 1990, S. 305ff.

Handgrätinger, Marion: CD-ROM. Kunst und Interaktion. A real »new point of view«? In: Mediagramm, Zeitschrift des ZKM | Zentrum für Kunst und Medientechnologie Karlsruhe, Nr. 18, Januar 1995
Heim, Michael: Nature and Cyberspace. Beitrag zur Konferenz *Doors of Perception 1*, Amsterdam 1993, publiziert auf CD-ROM 1994
Hershman, Lynn: Die Fantasie außer Kontrolle. The Fantasy beyond Control. In: Kunstforum International, Bd. 103, Sept./Okt. 1989, S. 232–239
Dies.: Art-ificial Sub-versions, Inter-action, and the New Reality. In: Camerawork. A Journal of Photographic Arts. Vol. 20, Nr. 1, 1993, S. 20–25
Dies.: The Fantasy beyond Control. In: Art and Design Magazine. Books. Academy Highlights. Exhibitions. Profile Nr. 39. Art and Technology, 1994, S. 33–37
Dies.: Einleitende Bemerkungen. In: Medienkunstpreis. Hrsg. v. Heinrich Klotz und Michael Roßnagl. Karlsruhe 1995, S. 44–52
Herzogenrath, Wulf: Die Closed-Circuit-Installationen oder Die eigenen Erfahrungen mit dem Doppelgänger. In: Video-Skulptur retrospektiv und aktuell 1963–1989. Hrsg. v. Wulf Herzogenrath und Edith Decker. Köln 1989, S. 39–51
Ders.: Vier Elemente. Das Gleiche im Wandel – Vom Materiellen zum Immateriellen. In: Ausst.-Kat. Mediale Hamburg. Hamburg 1993, S. 53
Higgins, Dick: Intermedia. In: intermedia 69. Heidelberg 1969, o. S.
Hirsch, Charles: Die Binäre Ära: Neue Interaktionen. In: BINAERA: 14 Interaktionen. Kunst und Technologie. Ausst.-Kat. Kunsthalle Wien. Wien 1993, S. 11–15
Hünnekens, Annette: Das Medienmuseum im ZKM. Gedanken zu einer neuen Konzeption. In: Mediagramm, Zeitschrift des ZKM | Zentrum für Kunst und Medientechnologie Karlsruhe, Nr. 8, Juni 1992
Dies.: Selbstverständlich »medienhandeln« – handeln mit Medien und zeigen, wie Medien historisch handeln. In: Tacho Nr. 3, Medien, Kunst, Kommunikation. Karlsruhe 1992, S. 134–143
Dies.: Heaven's Gate. Geschichte und Realität der Augentäuschung. In: Mediagramm, Zeitschrift des ZKM | Zentrum für Kunst und Medientechnologie Karlsruhe, Nr. 11, März 1993
Dies.: Medientheoretische Spiegelkabinette. Stand der Forschung. In: Zentrum für Kunst und Medientechnologie. Das Medienmuseum. Geschichte. Theorie. Konzepte. Karlsruhe 1993. Auszug überarbeitet in: TighTrope, elektronisches Journal für Medienkunst und Medienphilosophie, erste Druckausgabe, Saarbrücken 1995, S. 26f.
Dies.: Herkunft und Sinnlichkeit elektronischer Welten. Das Medienmuseum im Zentrum für Kunst und Medientechnologie in Karlsruhe. In: Neues Museum Nr. 3, 4. Wien 1993, S. 16–19
Dies.: Walter Giers: aussicht (1993), art – statement – art (1991), Gebetsmühle (1980). Texte zu Exponaten der Ausstellungen des ZKM. In: MultiMediale 3, Das Medienkunstfestival des ZKM Karlsruhe. Ausst.-Kat. Ostfildern 1993
Dies.: Künstlerportrait. Manipulation und Zufall. Im Labyrinth der Elektronik: Walter Giers. In: Mediagramm, Zeitschrift des ZKM | Zentrum für Kunst und Medientechnologie Karlsruhe, Nr. 14, Januar 1994
Dies.: Zeit-Zeichen. Von der Ablösung der Zeit. In: Tacho Nr. 4, Körper, Kunst, Geschwindigkeit. Karlsruhe 1994, S. 100–108
Dies.: Formen und Schritte der virtuellen Realität. Modell und Wirklichkeit. Vortrag im Rahmen des Medienseminars *Lernen in vernetzter Wirklichkeit* der Evangelischen Medienakademie. Berlin 1994

Dies.: Mienenspiele der Kulturgeschichte. Ein Streifzug. In: »Mienenspiele«. Ausst.-Kat. ZKM Medienmuseum. Ostfildern 1994, S. 23–44
Dies.: Die Neuen Medien – museumsreif? Zum Symposium *Ein Konzept wird Form,* Karlsruhe 1994. In: Mediagramm, Zeitschrift des ZKM | Zentrum für Kunst und Medientechnologie Karlsruhe, Nr. 16, Juli 1994
Dies.: Ankunft, Herkunft und Zukunft der Neuen Medien im ZKM Medienmuseum In: Karlsruher Schriften zur Besucherforschung Nr. 6. Sonderheft: Medien. Karlsruhe 1995, S. 105–118
Dies.: »Kunst macht Natur«. Fallbeispiele der Sprache elektronischer Medienkunst. Vortrag zum Internationalen Semiotik-Kongreß *Semiotics of the Media,* Kassel 1995. In: TighTrope, elektronisches Journal für Medienkunst und Medienphilosophie, Herbst 1995
Dies.: Die Zweite Moderne – Diagnose der Kunst der Gegenwart. Zum Symposium der MultiMediale 4. In: Mediagramm, Zeitschrift des ZKM | Zentrum für Kunst und Medientechnologie Karlsruhe, Nr. 20, Juli 1995
Dies.: Neue Medien – Neue Kriterien. Fallbeispiele. Zum Symposium der Multi-Mediale 4. In: Mediagramm, Zeitschrift des ZKM | Zentrum für Kunst und Medientechnologie Karlsruhe, Nr. 20, Juli 1995
Hünnekens, Ludger: Simulation und Imagination. In: Living. Das Kulturmagazin, 1/1993, S. 62f.
Ders.: Funktionelle Ästhetik elektronischer Kunst. Walter Giers. In: Praxis Computer, Nr. 5, 1993, S. 48–52
Huhtamo, Erkki: Commentaries on Metacommentaries on Interactivity. In: Cultural Diversity in the Global Village. The Third International Symposium on Electronic Art, Sydney, Australia, 9.–13. November 1992. Hrsg. v. Alessio Callaro. The Australian Network for Art and Technology, 1992, S. 93–98
Ders.: I am interactive – Therefore am I? In: Interaktiviesen taiteen näyttely. Exhibition of the Interactive Art. Galleria Otso, Helsinki 1992, S. 5–7
Ders.: It is Interactive – but is it Art? In: Visual Proceedings. The Art & Interdisciplinary Programs of SIGGRAPH '93: Machine Culture. Anaheim, Kalifornien, 1993, S. 133–135
Ders.: Unter den funkelnden Sternen. Technologie, Geschichte und die Suche nach Versenkung. In: Mediagramm, Zeitschrift des ZKM | Zentrum für Kunst und Medientechnologie Karlsruhe, Oktober 1993
Ders.: Phantom Train to Technopia. In: ISEA '94. The 5th International Symposium on Electronic Art. Ausst.-Kat. Helsinki 1994, S. 206f.
Ders.: Encapsulated Bodies in Motion: Simulators and the Quest for Total Immersion. In: Critical Issues in Electronic Media. Hrsg. v. Simon Penny. New York 1995
Idensen, Heiko; Krohn, Matthias: Kunst-Netzwerke: Ideen als Objekte. In: Digitaler Schein. Ästhetik der elektronischen Medien. Hrsg. v. Florian Rötzer. Frankfurt am Main 1991, S. 371–397
Jones, Beverley: Computer Imagery: Imitation and Representation of Realities. In: Leonardo Supplemental Issue 1989. Computer Art in Context: 1989 SIGGRAPH Art Show, S. 31–39
Kerckhove, Derrick de: Der neue Mensch: die veränderte Rolle der Museen im Licht der elektronischen Künste und Technologien. In: Synthesis. Die visuellen Künste in der elektronischen Kultur. Die elektronische Kreativität. Die elektronische Akademie. Das elektronische Museum. Beiträge zum internationalen UNESCO-Seminar an der Hochschule für Gestaltung Offenbach 1987. Hrsg. v. Manfred Eisenbeis und Heide Hagebölling. Offenbach am Main 1987, S. 275–295

Ders.: A New Kind of Man: Redifining the Role of Museums in the Light of Electronic Art and Technologies. In: Synthesis. Die visuellen Künste in der elektronischen Kultur. Hrsg. v. Manfred Eisenbeis und Heide Hagebölling. Offenbach am Main 1989

Ders.: Virtuelle Realität für kollektive kognitive Verarbeitung. In: ars electronica 1990. Bd. II. Virtuelle Welten. Hrsg. v. Gottfried Hattinger u. a. Linz 1990, S. 171–186

Ders.: »Common Sense« – Alt und Neu. In: BINAERA: 14 Interaktionen. Kunst und Technologie. Ausst.-Kat. Kunsthalle Wien. Wien 1993, S. 31–40

Ders.: Touch versus Vision: Ästhetik Neuer Technologien. In: Die Aktualität des Ästhetischen. Hrsg. v. Wolfgang Welsch. München 1993, S. 137–169

Ders.: Ein neuro-kulturelles Verständnis von Kunst und Spiel. In: Künstliche Spiele. Hrsg. v. Georg Hartwagner, Stefan Iglhaut und Florian Rötzer. München 1993, S. 94–111

Ders.: Ästhetik und Epistemologie in der Kunst der neuen Technologien. In: Weltbilder. Bildwelten. Computergestützte Visionen. Interface II. Symposiumsreihe der Kulturbehörde Hamburg. Hrsg. v. Klaus Peter Dencker. Hamburg 1995, S. 340–350

Kittler, Friedrich: Geschichte der Kommunikationsmedien. In: On Line. Kunst im Netz. Steierische Kulturinitiative, Graz 1993, S. 66–81

Klaus, Petra; Danner, Gary; Rose, Elisa: Station Rose. In: Kunstforum International, Bd. 103, Sept./Okt. 1989, S. 124–127

Klotz, Heinrich: Das Museum für Gegenwartskunst. Museum aller Künste. In: Zentrum für Kunst und Medientechnologie Karlsruhe. Karlsruhe 1992, 2. Aufl. 1995, S. 70–78

Ders.: Medienkunst als zweite Moderne. In: Eine neue Hochschule (für neue Künste). Schriftenreihe der Staatlichen Hochschule für Gestaltung Karlsruhe. Ostfildern 1995, S. 43–59.

Ders.: Zur Ästhetik der elektronischen Kunst. Ebd., S. 59–69

Ders.: die zweite moderne – eine diagnose der kunst der gegenwart. Vortrag des gleichlautenden Symposiums vom 17. Mai 1995 auf der MultiMediale 4 in Karlsruhe

Klüver, Billy: Theatre and Engineering. An Experiment, 1. Notes by an Engineer. In: Artforum, Bd. 5, Nr. 6, Februar 1967, S. 31–33

Ders.; Martin, Julie: Four Difficult Pieces. In: Art in America. Juli 1991, S. 80–99 und 135

Krieg, Peter: Suspicious Minds (Die Ordnung des Chaos). In: Der Prix ars electronica. Internationales Kompendium der Computerkünste. Hrsg. v. Hannes Leopoldseder; Österreichischer Rundfunk, Wien (ORF). Wien/Linz 1991, S. 140f.

Ders.: Versuch über Interaktion und Medien. In: Künstliche Spiele. Hrsg. v. Georg Hartwagner, Stefan Iglhaut und Florian Rötzer. München 1993, S. 180–187

Krueger, Myron: VIDEOPLACE: A Report from the Artificial Reality Laboratory. In: Leonardo 18, 1985, S. 145–151

Ders.: VIDEOPLACE – Eine künstliche Realität. In: Kunstforum International, Bd. 103, Sept./Okt. 1989, S. 210–215

Ders.: Über *Videoplace* (1970–1990), Goldene Nica der interaktiven Medienkunst. In: Der Prix ars electronica. Internationales Kompendium der Computerkünste. Hrsg. v. Hannes Leopoldseder; Österreichischer Rundfunk, Wien/Linz 1990, S. 172

Ders.: The »Art« in Artificial Reality: VIDEOPLACE and Other New Forms of Human Experience. In: Cyberarts. Exploring Art and Technology. Hrsg. v. Linda Jacobson. San Francisco 1992, S. 245–255

Ders.: Kunstgeschichte der künstlichen Realität (a. d. Englischen übersetzt von Nikolaus Schneider). In: Cyberspace. Zum medialen Gesamtkunstwerk. Hrsg. v. Florian Rötzer und Peter Weibel. München 1993, S. 289 – 305
Lanier, Jaron: Virtual Reality: A Status Report. In: Cyberarts. Exploring Art and Technology. Hrsg. v. Linda Jacobson. San Francisco 1992, S. 272 – 280
Lapowsky, Ben F.: Oscillons. Electronic Abstractions. In: Leonardo, Bd. 2, H. 4, 1967, S. 345 – 354
Lauchstädt, Ilka; Potthoff, Martin: Die interaktiven Medien und die Befreiung der Phantasie. In: Europäisches Medienkunstfestival Osnabrück. Osnabrück 1988
Le Moigne, Jean-Louis: Schöpferische Interaktionen. Symbolische Vermittlungen. In: BINAERA: 14 Interaktionen. Kunst und Technologie. Ausst.-Kat. Kunsthalle Wien. Wien 1993, S. 17 – 22
Levy, Pierre: Toward Superlanguage. In: ISEA '94. The 5th International Symposium on Electronic Art. Ausst.-Kat. Helsinki 1994, S. 10 – 17
Lippman, Andrew: Movie-Maps. An Application of the Optical Videodisc to Computer Graphics. In: Computer Graphics 14 (3), 1980
Lipton, L.: Sensorama. In: Popular Photography. July 1964
Lischka, Gerhard Johann; Weibel, Peter: Polylog. Für eine interaktive Kunst. In: Kunstforum International, Bd. 103, Sept./Okt. 1989, S. 65 – 86
Loeffler, Carl Eugene: Electronic Networking and the Arts. In: First International Symposium on the Electronic Art. 1988
Ders.: Telecomputing und die digitale Kultur. In: Kunstforum International, Bd. 103, Sept./Okt. 1989, S. 128 – 133
Ders.: Virtual Reality and the Interactive Contemporary Art. In: Second International Symposium on Electronic Art. 1990
Ders.: Roy Ascott, Chronology and Working Survey of Select Telecommunication Activity. In: Leonardo, Bd. 24, 1991, H. 2, S. 236 – 240
Ders.: Interaktive Computerkunst. In: Interface I, Symposium der Kulturbehörde Hamburg. Hrsg. v. Klaus Peter Dencker. Hamburg 1992, S. 65 – 69
Luhmann, Niklas: Das Kunstwerk und die Selbstreproduktion der Kunst. In: Gumbrecht, H. U.; Pfeiffer, K. L.: Stil. Frankfurt am Main 1986
Ders.: Die Kunst intelligenter Systeme. In: Der Prix ars electronica. Internationaler Wettbewerb für Computerkünste. Eine Ausstellung der ausgezeichneten Arbeiten. Ausst.-Kat. Brucknerhaus Linz. Linz 1991, S. 25 – 33
Machover, Car, u. a.: Is It Technology or Is It Art? In: Cyberarts. Exploring Art and Technology. Hrsg. v. Linda Jacobson. San Francisco 1992, S. 39 – 46
Maes, Patti: ALIVE, Artificial Life Interactive Video Environment. In: ars electronica '93. Genetische Kunst – Künstliches Leben. Hrsg. v. Karl Gerbel und Peter Weibel. Linz 1993, S. 128f.
Dies.: Vortrag bei *Doors of Perception*, Amsterdam 1994, publiziert auf CD-ROM bei Mediamatic 1995
Malina, Roger F.: Computer Art in the Context in the Journal Leonardo. In: Leonardo Supplemental Issue 1989. Computer Art in Context: 1989 SIGGRAPH Art Show, S. 67 – 71
Ders.: Der Beginn einer neuen Kunstform. In: Prix ars electronica. Internationaler Wettbewerb für Computerkünste. Eine Ausstellung der ausgezeichneten Arbeiten. Ausst.-Kat. Brucknerhaus Linz, Linz 1990, S. 152–160
Begründung der Jury. In: Der Prix Ars Electronica. Internationaler Wettbewerb für Computerkünste. Eine Ausstellung der ausgezeichneten Arbeiten. Ausst.-Kat. Brucknerhaus Linz 1991, S. 118f.; 1992, S. 98f.; 1993, S. 95f.; 1994, S. 27f.

Malsch, Friedemann: Das Verschwinden des Künstlers? Überlegungen zum Verhältnis von Performance und Videoinstallation. In: Video-Skulptur retrospektiv und aktuell: 1963–1989. Hrsg. v. Wulf Herzogenrath und Edith Decker. Köln 1989, S. 25–34

Mandelbrot, Benoît: Fractals and an Art for the Sake of Science. In: Leonardo Supplemental Issue 1989. Computer Art in Context: 1989 SIGGRAPH Art Show, S. 21–25

Marinetti, Filippo Tommaso: The Variety Theatre (1913). In: Kirby, Michael; Nes, Victoria: Futurist Performance. New York 1968, S. 179–186

Mayhew, B. H., u. a.: The Behavior of Interaction Systems. In: General Systems, Vol. 16, 1971

Milgram, Paul: Merging Real and Virtual Worlds. In: Imagina 1995. Proceedings. Monte Carlo 1995, S. 218–230

Nadin, Mihai: Emergent Aesthetics – Aesthetic Issues in Computer Art. In: Leonardo Supplemental Issue 1989. Computer Art in Context: 1989 SIGGRAPH Art Show, S. 43–49

Naimark, Michael: »Präsenz bei INTERFACE« oder »Woher weißt du, daß dies kein Film ist?« In: Weltbilder. Bildwelten. Computergestützte Visionen. Interface 2. Hrsg. v. Klaus Peter Dencker. Hamburg 1995, S. 364–368

Naschold, Frieder: Kommunikationstheorien. In: Gesellschaftliche Kommunikation und Information, Bd. 1. Hrsg. v. Jörg Auermann, Hans Bohrmann und Rolf Sülzer. Frankfurt am Main 1973, S. 11–48

Nemeczek, Alfred: Art Lexikon. Warum Computer malen. In: Art 2, Febr. 1993, S. 40ff.

Popper, Frank: Einführung. In: Electra. Electricity and Electronics in the Art of the XXth Century. Ausst.-Kat. Musée d'Art Moderne de la Ville de Paris, 1983/84. Paris 1983, S. 17–78

Ders.: Künstlerische Bilder und die Technowissenschaft. In: Kunstforum International, Bd. 97, Nov./Dez. 1988, S. 97–109

Ders.: L'Art high-tech et l'esthétique de l'interactivité. In: Les Transinteractifs. Hrsg. v. Derrick de Kerckhove und Christian Sevette. L'espace SNVB, 1990, S. 42–45

Ders.: High Technology Art. In: Digitaler Schein. Ästhetik der elektronischen Medien. Hrsg. v. Florian Rötzer. Frankfurt am Main 1991, S. 249–267

Ders.: The Artist and Advanced Technology. In: Leonardo. Vol. 28, Nr. 1, 1995, S. 27–33

Preikschad, Wolfgang: The Vasulkas. Vom Videofeedback zur hybriden Interaktion. In: Kunstforum International, Bd. 117, 1992, S. 184–193.

Prince, Patric: The Aesthetics of Exhibition: A Discussion of Recent American Computer Art Shows. In: Leonardo, Electronic Art. Supplemental Issue 1988, S. 81–88

Ders.: A Brief History of SIGGRAPH Art Exhibitions: Brave New Worlds. In: Leonardo Supplemental Issue 1989. Computer Art in Context: 1989 SIGGRAPH Art Show, S. 3–7

Recki, Birgit: Mimesis: Nachahmung der Natur. Kleine Apologie eines mißverstandenen Leitbegriffs. In: Kunstforum International, Bd. 114, 1991, S. 116–126

Reisman, David: Telescreen as Text. Interactive Videodisc Now. In: Artscribe, Mai 1988, S. 66–70

Rheingold, Howard: New Tools for Thought: Mind-Extending Technologies and the Virtual Communities. In: The Computer Revolution and the Arts. University of South Florida Press. Tampa 1989

Rössler, Otto E.: Endophysik. Die Welt des inneren Beobachters. Hrsg. v. Peter Weibel. Berlin 1992

Rötzer, Florian: Von Beobachtern und Bildern erster, zweiter und n-ter Ordnung. In: ars electronica 1992. Die Welt von innen – Endo & Nano. Hrsg. v. Karl Gerbel und Peter Weibel. Linz 1992, S. 22–38

Ders.: Kunst, Spiel, Zeug. Einige unsystematische Anmerkungen. In: Künstliche Spiele. Hrsg. v. Georg Hartwagner, Stefan Iglhaut und Florian Rötzer. München 1993, S. 15–38

Ders.: Interaktion und Spiel. In: Erlkönigs Erben – Perspektiven der Medienkunst. Kongreßdokumentation. Hrsg. v. Sabine Voggenreiter und Axel Wirths. Köln 1993, S. 93–48

Ders.: The Legible City. In: Die Sprache der Kunst. Die Beziehung von Bild und Text in der Kunst des 20. Jahrhunderts. Hrsg. v. Eleonora Louis und Toni Stooss. Ausst.-Kat. Kunsthalle Wien 1993 und Frankfurter Kunstverein 1994. Wien/ Frankfurt am Main 1993/94, S. 337–343

Ders.: Images Within Images, or: From the Image to the Virtual World. In: Iterations: The New Image. Hrsg. v. Timothy Druckrey. Ausst.-Kat. International Center of Photography, New York 1993/94, S. 61–77

Ders.: Vom Bild zur Umwelt. In: Weltbilder. Bildwelten. Computergestützte Visionen. Interface 2. Hrsg. v. Klaus Peter Dencker. Hamburg 1995, S. 54–67

Ders.: Der virtuelle Körper. Vortrag auf dem Symposium *Neue Medien – Neue Kriterien* der MultiMediale 4 des ZKM | Zentrum für Kunst und Medientechnologie Karlsruhe 1995

Rokeby, David: The Harmonics of Interaction. In: Musicworks 46, Frühjahr 1990, S. 24–26

Ders.: Transforming Mirrors: Subjektivity and Control in Interactive Media. In: Critical Issues in Electronic Media. Hrsg. v. Simon Penny. New York 1995

Sakane, Itsuo: Introduction to Interactive Art. In: Wonderland of Science Art – Invitation to Interactive Art. Sakado, Japan, 1989, S. 3–88

Sarkis, Mona: Interactivity means Interpassivity. In: Art & Cyberculture. Media Information Australia, No. 69, August 1993, S. 13–17

Schmidt, Siegfried J.: Über die Funktion von Sprache im Kunstsystem. In: Die Sprache der Kunst. Die Beziehung von Bild und Text in der Kunst des 20. Jahrhunderts. Hrsg. v. Eleonora Louis und Toni Stooss. Ausst.-Kat. Kunsthalle Wien 1993 und Frankfurter Kunstverein 1994. Wien/Frankfurt am Main 1993/94, S. 77–97

Schwarz, Hans Peter: Grenzen der Utopie (Frontiers of Utopia). In: Ausst.-Kat. MultiMediale 4. Das Medienkunstfestival des ZKM | Zentrum für Kunst und Medientechnologie Karlsruhe. Ostfildern 1995, S. 62

Scott, Jill.: Machine Dreams. In: Der Prix ars electronica. Internationales Kompendium der Computerkünste. Hrsg. v. Hannes Leopoldseder; Österreichischer Rundfunk, Wien (ORF). Wien/ Linz 1990, S. 188f.

Dies.: Paradise Tossed. Ebd., S. 108f.

Dies.: Erinnerung und multimediale Phantasie. Vortrag auf dem Symposium *The Digital Museum* der MultiMediale 4 des ZKM | Zentrum für Kunst und Medientechnologie Karlsruhe 1995

Seaman, Bill: William Seaman. In: Der Prix ars electronica. Internationales Kompendium der Computerkünste. Hrsg. v. Hannes Leopoldseder; Österreichischer Rundfunk, Wien (ORF). Wien/ Linz 1992, S. 110f.

Ders.: The Watch Detail. In: Bitte berühren. Interaktive Videoinstallationen. Ausst.-Kat. ZKM | Zentrum für Kunst und Medientechnologie Karlsruhe 1992, S. 12f.
Ders.: The Exquisite Mechanism of Shivers. Anmerkungen und Beobachtungen zu künstlichen Spielen. In: Künstliche Spiele. Hrsg. v. Georg Hartwagner u. a. München 1993, S. 324–333
Ders.: The Exquisite Mechanism of Shivers. In: artintact 1. CD-ROMagazin interaktiver Kunst. ZKM | Zentrum für Kunst und Medientechnologie Karlsruhe. Ostfildern 1994
Ders.: passage sets/one pulls pivots at the tip of the tongue. In: Ausst.-Kat. MultiMediale 4. Das Medienkunstfestival des ZKM | Zentrum für Kunst und Medientechnologie Karlsruhe. Ostfildern 1995, S. 44f.
Sermon, Paul: Think about the people now. In: Der Prix ars electronica. Internationales Kompendium der Computerkünste. Hrsg. v. Hannes Leopoldseder; Österreichischer Rundfunk, Wien (ORF). Wien/Linz 1991, S. 120f.
Shaw, Jeffrey: Modalitäten einer interaktiven Kunstausübung. In: Kunstforum International, Bd. 103. Sept./Okt.1989, S. 204–209
Ders.: Das Zimmer von Alice. In: ars electronica 1990. Bd. II. Virtuelle Welten. Hrsg. v. Gottfried Hattinger u. a. Linz 1990, S. 319–321
Ders.: Auszeichnung für *The Legible City* (1989/90). In: Der Prix ars electronica. Internationales Kompendium der Computerkünste. Hrsg. v. Hannes Leopoldseder; Österreichischer Rundfunk, Wien 1990, S. 184–187
Ders.: The Legible City. In: artifices. Ausst.-Kat. Saint-Denis 1990, S. 42f.
Ders.: Reisen in virtuelle Realitäten. Ein Gespräch mit Florian Rötzer. In: Kunstforum International, Bd. 117, 1992, S. 286–303
Ders.: Moving Image. Electronic Art. Ausstellung des ZKM | Zentrum für Kunst und Medientechnologie Karlsruhe, Fundació Joan Miró, Barcelona 1992, S. 147–149
Ders.: Media Passage. InterCommunication '93. Agnes Hegedüs. Matt Mullican. Jeffrey Shaw. Ausst.-Kat. InterCommunication Center, NTT. Tokio 1993
Ders.: Reisen in virtuelle Realitäten. In: Cyberspace. Zum medialen Gesamtkunstwerk. Hrsg. v. Florian Rötzer und Peter Weibel. München 1993, S. 317–332
Ders.: Entdeckungsreisen im digitalen Terrain. In: Ausst.-Kat. MultiMediale 3. Das Medienkunstfestival des ZKM | Zentrum für Kunst und Medientechnologie Karlsruhe. Ostfildern 1993. Ebd.: The Royal Road (1993), S. 54; Disappearance (1992), S. 55; The Forest (1993), S. 58; EVE – Extended Virtual Environment; The Virtual Museum (1992/93)
Ders.: The Virtual Museum 1992, Televirtuelle Plauderei 1993. In: Künstliche Spiele. Hrsg. v. Georg Hartwagner, Stefan Iglhaut und Florian Rötzer. München 1993, S. 334–342
Ders.: The Center for Art and Media, Karlsruhe. An Interview by Johan Pijnappel. In: Art and Design Magazine. Books. Academy Highlights. Exhibitions. Profile, Nr. 39. Art and Technology. 1994, S. 71–79
Ders.: Art, Science and Interactivity. In: Interactive Media Festival. Ausst.-Kat. Los Angeles 1995, S. 39f.
Shiphorst, Stephen: The Choreography Machine: A Design Tool for Character & Human Movement. In: Cyberarts. Exploring Art and Technology. Hrsg. v. Linda Jacobson. San Francisco 1992, S. 147–157
Simens, Christof: Der schöne Schein von Null und Eins. In: Die Zeit, 3. 3. 1995
Sims, Karl: Interaktive Evolutionen. In: ars electronica '93. Genetische Kunst – künstliches Leben. Hrsg. v. Karl Gerbel und Peter Weibel. Linz 1993, S. 119–120

Sommerer, Christa; Mignonneau, Laurent: Interactive Plant Growing. In: ars electronica '93. Genetische Kunst – künstliches Leben. Hrsg. v. Karl Gerbel und Peter Weibel. Linz 1993, S. 408–414
Stelarc: Prothetics, Robotics and Remote Existence: Postevolutionary Strategies. In: Leonardo, Bd. 24, 1991, H. 5, S. 591–595
Sutherland, Ivan E.: Head-Mounted Three-Dimensional Display. Proceedings of the Fall Joint Computer Conference, Vol. 33, o. J., S. 757–764
Ders.: Eine am Kopf montierte Vorrichtung für dreidimensionalen Display. In: ars electronica 1990. Bd. II. Virtuelle Welten. Hrsg. v. Gottfried Hattinger u. a. Linz 1990, S. 123–138
Tafler, David: Der Blick und der Sprung. The Look and the Leap. Die Verschiebung der Grenzen bei der interaktiven Videodisk-Kunst. In: Kunstforum International, Bd. 103, Sept./Okt. 1989, S. 240–245
Thomsen, Christian W.; Krewani, Angela: Virtuelle Realitäten/Virtual Realities. In: Daidalos, Bd. 41, 1991, S. 118–129
Thomsen, Christian W.; Großmann, Rolf: Zum Stand der elektronischen Künste. Die ars electronica in Linz. In: Parnass, H. 1, 1992, S. 58–66
Thomsen, Christian W.: Stadt und die Poesie der Technik und der neuen Medien. In: Risz, Zeitschrift für Architektur 1, H. 2, 1993, S. 10–15
Ders.: Medienarchitektur (II). Licht als immaterielle Dimension. In: VFA-Profil 6, H. 4, 1993, S. 66–72
Ders.: Medienarchitektur (III). In: VFA-Profil 6, H. 5, 1993, S. 54–58
Ders.: Thesen zur Medienarchitektur in der Multimedialen Stadt. Visionen auf dem Weg ins nächste Jahrhundert. In: Multimediale Stadt. Entwicklungen, Trends, Visionen auf dem Weg ins nächste Jahrhundert (Sekretariat für Zukunftsforschung, Werkstadtbericht 6). Hrsg. v. Ingrid Stoppa-Sehlbach. Gelsenkirchen 1993, S. 51–63
Ders.: Das Universum der technischen Bilder oder Die totale Entropie des Realen? Anmerkungen zum Verhältnis Philosophie – Medienkunst – Technologie am Beispiel von Werken der Medienkünstler Roy Ascott, Dieter Jung, Fabrizio Plessi und Jeffrey Shaw. In: CULTEC, 1993
Ders.: Virtuelle Architektur. In: Christian W. Thomsen: Architekturphantasien. Von Babylon bis zur Virtuellen Architektur. Köln 1995
Tice, Steve; Laurel, Brenda: The Art of Building Virtual Realities. In: Cyberarts. Exploring Art and Technology. Hrsg. v. Linda Jacobson. San Francisco 1992, S. 280–292
Tosa, Naoko: Talking to the Neuro Baby. In: Genetische Kunst – Künstliches Leben. Genetic Art – Artificial Life. ars electronica '93. Hrsg. v. Karl Gerbel und Peter Weibel. Wien 1993, S. 353ff.
Turing, Alan: Computing Machines and Intelligence. Mind 59, Nr. 236, 1950
Vasulka, Woody; Dunn, David: Das Theater Hybrider Automaten. Vortrag und Performance. In: ars electronica 1990. Bd. II. Virtuelle Welten. Hrsg. v. Gottfried Hattinger u. a. Linz 1990, S. 265–267
Dies.: Digitaler Raum.: Ein Forschungsvorschlag. In: ars electronica 1990. Bd. II. Virtuelle Welten. Hrsg. v. Gottfried Hattinger u. a. Linz 1990, S. 268–275
Vince, John: Commander: A Real-Time Interactive Leisure Simulator. Imagina '93 Proceedings, Bry-sur-Marne: INA, 1993, S. 189–189
Vincent, Vincent John: Das Mandala System. In: ars electronica 1990. Bd. II. Virtuelle Welten. Hrsg. v. Gottfried Hattinger u. a. Linz 1990, S. 307ff.

Ders.: The Mandala System: An Alternative Approach to Virtual Reality. In: Cyberarts. Exploring Art and Technology. Hrsg. v. Linda Jacobson. San Francisco 1992, S. 264–272
Viola, Bill; Machover, Tod; Sellars, Peter: Kiss Your Tired Aesthetics Good-bye. In: Cyberarts. Exploring Art and Technology. Hrsg. v. Linda Jacobson. San Francisco 1992, S. 3–11
Vogel, Peter: Kybernetische Räume. In: Kunstreport 1980, H. 1, S. 19–21
Weibel, Peter: Die Medien und der erweiterte Werkbegriff. In: Zur Definition eines neuen Werkbegriffs. Innsbruck 1979, S. 21ff.
Ders.: Momente der Interaktivität. In: Kunstforum International, Bd. 103, Sept./Okt. 1989, S. 87–99
Ders.: Vom Verschwinden der Ferne. Telekommunikation und Kunst. In: Vom Verschwinden der Ferne. Telekommunikation und Kunst. Hrsg. v. Edith Decker und Peter Weibel. Ausst.-Kat. Köln 1990, S. 19–79
Ders.: Virtuelle Welten. Des Kaisers neue Körper. In: ars electronica 1990. Bd. II. Virtuelle Welten. Hrsg. v. Gottfried Hattinger u. a. Linz 1990, S. 9–39
Ders.: Transformationen der Techno-Ästhetik. In: Digitaler Schein. Ästhetik der elektronischen Medien. Hrsg. v. Florian Rötzer. Frankfurt am Main 1991, S. 205–246
Ders.: Virtuelle Realität oder der Endo-Zugang zur Elektronik. In: Cyberspace. Ausflüge in virtuelle Wirklichkeiten. Hrsg. v. Manfred Waffender. Hamburg 1991, S. 15–46
Ders.: Leben – das unvollendete Projekt. In: Genetische Kunst – Künstliches Leben. Genetic Art – Artificial Life. ars electronica '93. Hrsg. v. Karl Gerbel und Peter Weibel. Wien 1993; S. 9f.
Ders.: Über genetische Kunst. Ebd., S. 420f.
Ders.: Über die Grenzen des Realen. Der Blick und das Interface. In: Der entfesselte Blick. Symposion, Workshop, Ausstellung. Hrsg. v. Gerhard Johann Lischka. Bern 1993, S. 218–250
Ders.: Interview. In: Medien. Kunst. Passagen. Telepologie Österreich – Materialien zur Medienkunst, H. 2, 1994, S. 81–92
Ders.: Statement zu einer Kunst im Netzwerk. Ebd., S. 153–160
Ders.: Vom Bild zur Konstruktion kontextgesteuerter Ereigniswelten. In: Camera Austria International, Nr. 49, 1994, S. 33–45
Ders.: Intelligente Wesen in einem intelligenten Universum. In: Intelligente Ambiente. Bd. 1, ars electronica '94. Linz 1994, S. 6–26
Ders.: ars electronica. An Interview by Johan Pijnappel. In: Art and Design Magazine. Books. Academy Highlights. Exhibitions. Profile Nr. 39. Art and Technology. 1994, S. 27–31
Weinbren, Grahame: Ein interaktives Kino. Einige Zeit- und Zeitformmodelle. In: Kunstforum International, Bd. 103, Sept./Okt. 1989, S. 225–231
Ders.: Ein interaktives Kino. In: Interface I, Symposium der Kulturbehörde Hamburg. Hrsg. v. Klaus Peter Dencker. Hamburg 1992, S. 58–64
Weizenbaum, Joseph: ELIZA – A Computer Program for the Study of Natural Language Communication Between Man and Machine. In: Communications of the Association for Computing Machinery, 9, 1969, S. 36–45
Welsch, Wolfgang: Das Ästhetische – Eine Schlüsselkategorie unserer Zeit? In: Die Aktualität des Ästhetischen. Hrsg. v. Wolfgang Welsch. München 1993, S. 13–48
Ders.: Künstliche Paradiese? Elektronische Medien und andere Welten. In: Universitas, Nr. 584, Februar 1995, S. 108f.

Whitman, Simone: Theatre and Engineering. An Experiment.
1. Notes by a Participant. In: Artforum, Bd. 5, Nr. 6, Februar 1967
Wiener, Oswald: Turings Test. Vom dialektischen zum binären Denken.
In: Kursbuch 75: Computerkultur, März 1984, S. 12–38
Ders.: Über das Ziel der Erkenntnistheorie, Maschinen zu bauen, die lügen können.
In: Die fatalen Strategien. Hrsg. v. Jean Baudrillard. München 1985, S. 235–250
Ders.: Probleme der Künstlichen Intelligenz. In: Perspektiven der Technokultur.
Hrsg. v. Peter Weibel. Institut für Neue Medien an der Städelschule,
Frankfurt am Main. Frankfurt am Main 1990
Wilson, Stephen: Computer Art: Artificial Intelligence and the Arts.
In: Leonardo, Jg. 16, Nr. 15, 1983
Ders.: Umwelterfassende Kunstwerke und interaktive Kunstereignisse.
Die Entwicklung des Mikrocomputers und ihre Auswirkungen. In:
Kunstforum International, Bd. 103, Sept./Okt. 1989, S. 166–179
Ders.: Interactive Art and Cultural Change. In: Leonardo, Jg. 23, Nr. 2 und 3,
1990, S. 255ff.
Wirths, Axel: Artistic Electronic Networking. Experiences with the first Mobile
Electronic Café International, Casino Container. In: ISEA '94.
The 5th International Symposium on Electronic Art.
Ausst.-Kat. Helsinki 1994, S. 172
de Witt, Tom: Dataism. In: Leonardo Supplemental Issue 1989. Computer Art
in Context: 1989 SIGGRAPH Art Show, S. 57–63
Wright, Richard: The Image in Art and Computer Art. In: Leonardo Supplemental
Issue 1989. Computer Art in Context: 1989 SIGGRAPH Art Show, S. 49–55
Youngblood, Gene: Cinema and the Code. In: Leonardo Supplemental Issue 1989.
Computer Art in Context: 1989 SIGGRAPH Art Show, S. 27–31
Ders.: Metadesign. In: Digitaler Schein. Ästhetik der elektronischen Medien.
Hrsg. v. Florian Rötzer. Frankfurt am Main 1991, S. 305–323
Zec, Peter: Das Medienwerk. Ästhetische Produktion im Zeitalter der elektronischen
Kommunikation. In: Digitaler Schein. Ästhetik der elektronischen Medien.
Hrsg. v. Florian Rötzer. Frankfurt am Main 1991, S. 100–117

Copyright und Fotonachweis

Farbtafeln

1 Matt Mullican;
Foto: Barbara Gladstone
2 Les Levine
3 Bill Seaman
4a Jeffrey Shaw
4b Jeffrey Shaw
5 Nicole Stenger
6 Monika Fleischmann;
Foto: Fleischmann, Strauss 1992
7 Ulrike Gabriel
8 Wen-Ying Tsai
9 Lynn Hershman
10 Christa Sommerer und Laurent Mignonneau; VG Bild-Kunst, Bonn 1997
11 Agnes Hegedüs
12 Joachim Sauter und Dirk Lüsebrink
13 Norman T. White
14 Paul Sermon
15 Knowbotic Research KR + cF
16 Jill Scott

sw Abbildungen

Abb. 1 Matt Mullican
Abb. 2 Frank Gillette und Ira Schneider;
Foto: Frank Allen, New York
Abb. 3 Bruce Nauman;
VG Bild-Kunst, Bonn 1997
Abb. 4 Peter Campus;
Foto: Friedrich Rosenstiel, Köln
Abb. 5 Dan Graham
Abb. 6 Michael Naimark;
Foto: Courtesy of the Exploratorium, San Francisco 1980
Abb. 7 Bill Seaman
Abb. 8 Jean-Louis Boissier
Abb. 9 Jeffrey Shaw
Abb. 10 Scott Fisher;
Foto: key
Abb. 11 Monika Fleischmann;
Foto: Fleischmann, Strauss
Abb. 12 Edmond Couchot, Michel Bret, Marie Hélène Tramus
Abb. 13 Myron Krueger
Abb. 14 Myron Krueger
Abb. 15 Patti Maes, ALIVE;
Flavia Sparacino MIT Media Lab 1995, courtesy of the MIT Media Laboratory 1993
Abb. 16, 17, 18 Peter Weibel, courtesy Klemens Gasser und Tanja Grunert; Foto: Alistair Overbruck
Abb. 19 Kit Galloway und Sherrie Rabinowitz
Abb. 20 Roy Ascott
Abb. 21 Roy Ascott
Abb. 22 Walter Giers
Abb. 23 Yaakov Agam
Abb. 24 Piotr Kowalski
Abb. 25 Marcel Duchamp;
VG Bild-Kunst, Bonn 1997
Abb. 26 David Rokeby
Abb. 27 Lynn Hershman
Abb. 28 Ken Feingold
Abb. 29 Christa Sommerer und Laurent Mignonneau
Abb. 30 Ulrike Gabriel;
Foto: argum
Abb. 31 Karl Sims;
Foto: Jaritz & Raidel
Abb. 32 Karl Sims
Abb. 33 Agnes Hegedüs
Abb. 34 Nam June Paik;
Foto: Edith Decker, Bonn
Abb. 35 Tom de Witt
Abb. 36 Nelson Max; University of California, Lawrence Livermore National Lab.; The Department of Energy 1981
Abb. 37 Vivid Group
Abb. 38 Agnes Hegedüs;
Foto: Markus Hauser, Hamburg

Nicht in allen Fällen war es möglich, die Rechteinhaber der Abbildungen ausfindig zu machen. Berechtigte Ansprüche werden selbstverständlich im Rahmen der üblichen Vereinbarungen abgegolten.

Namensregister

Kursiv gesetzte Seitenzahlen deuten auf sw Abbildungen im Textteil.

In der Reihe **WIENAND. MEDIEN**

Jürgen Claus – SonnenMeer
Projekte einer ökologischen Kunst
Hrsg. von Heiner Stachelhaus
Mit Beiträgen von H. Bayer, O. Bihalji-Merin, J. Claus, T. Feuerstein, H. Hass, H. Neidel, O. Piene, F. Popper, M. Ragon, J. Serpan und P. Spielmann
128 Seiten mit 40 farbigen und 70 s/w Abbildungen
ISBN 3-87909-426-8

Platons Höhle
Das Museum und die elektronischen Medien
Hrsg. von Michael Fehr, Clemens Krümmel und Markus Müller
Mit Beiträgen von C. Asendorf, N. Bolz, O. Breidbach, B. Brock, R. Brock, A. Engelbert, L. S. Geisler, W. Pircher, F. Rötzer, S. J. Schmidt, O. Wiener und V. Worth
256 Seiten mit 93 s/w Abbildungen
ISBN 3-87909-434-9

Dieter Jung
Bilder – Zeichnungen – Hologramme
Mit Beiträgen von M. Fehr, S. Gassert, G. Horn, O. Piene und E. Roters
192 Seiten mit 118 farbigen und 5 s/w Abbildungen
ISBN 3-87909-222-2

7/97